Lesões não Intencionais em Crianças e Adolescentes

Causas, Consequências e Prevenção

Série Atualizações Pediátricas

- **Cuidados Paliativos Pediátricos – auxílio na atuação do pediatra** *(2024)*
- **Desafios Atuais para a Saúde e Bem-estar dos Adolescentes** *(2024)*
- **Pediatria e Saúde Mental – implicações frente às mudanças do século XXI** *(2024)*
- **Situações clínicas em neonatologia: bases para o diagnóstico e conduta** *(2023)*
- **Casos clínicos e gastroenterologia pediátrica: diagnóstico e terapia** *(2023)*
- **Nutrição na consulta pediátrica: como conduzir** *(2022)*
- **Oftalmologia pediátrica e os desafios mais frequentes** *(2022)*
- **Hematologia e hemoterapia pediátrica: um guia prático** *(2022)*
- **Aleitamento materno na era moderna – vencendo desafios** *(2021)*
- **O dia a dia do pediatra** *(2021)*
- **Cuidados paliativos na prática pediátrica** *(2019)*
- **Dermatologia pediátrica no consultório** *(2019)*
- **Infectologia nas emergências pediátricas** *(2019)*
- **Medicina do sono** *(2019)*
- **Pneumologia pediátrica no consultório** *(2019)*
- **Puericultura passo a passo** *(2019)*
- **Da queixa clínica à reumatologia pediátrica** *(2019)*
- **Adolescência e sexualidade – visão atual** *(2016)*
- **Atualização em alergia e imunologia pediátrica: da evidência à prática** *(2016)*
- **Do pediatra ao endocrinologista pediátrico: quando encaminhar** *(2016)*
- **Pediatria ambulatorial: da teoria à prática** *(2016)*
- **A saúde mental na atenção à criança e ao adolescente: os desafios da prática pediátrica** *(2016)*
- **Atualizações em terapia intensiva pediátrica – 2ª edição** *(2014)*
- **Doenças pulmonares em pediatria: atualização clínica e terapêutica** *(2014)*
- **Hematologia e hemoterapia pediátrica** *(2013)*
- **Obesidade no paciente pediátrico: da prevenção ao tratamento** *(2013)*
- **Otorrinolaringologia para o pediatra – 2ª edição** *(2013)*
- **Odontopediatria para o pediatra** *(2013)*
- **Imunizações em pediatria** *(2013)*
- **Oncologia para o pediatra** *(2012)*
- **Gastroenterologia e hepatologia na prática pediátrica – 2ª edição** *(2012)*
- **O recém-nascido de muito baixo peso – 2ª edição** *(2010)*
- **Oftalmologia para o pediatra** *(2010)*
- **Emergências pediátricas – 2ª edição – revisada e ampliada** *(2010)*
- **Atualidades em doenças infecciosas – manejo e prevenção** *(2009)*

O presente livro passou por criterioso processo de revisão científica e gramatical pelos coordenadores, editores e produtores. No entanto, ainda assim, está exposto a erros. Caso haja dúvida, solicitamos ao leitor entrar em contato com a Sociedade de Pediatria de São Paulo (SPSP).

Sociedade de Pediatria de São Paulo

Departamento Científico de Segurança da Criança e do Adolescente

Série Atualizações Pediátricas

Lesões não Intencionais em Crianças e Adolescentes

Causas, Consequências e Prevenção

Coordenadoras

Tania M. R. Zamataro

Renata D. Waksman

Atheneu

Rio de Janeiro • São Paulo

2024

EDITORA ATHENEU

São Paulo — Rua Maria Paula, 123 – 13º andar – Conjuntos 133 e 134
Tel.: (11) 2858-8750
E-mail: atheneu@atheneu.com.br

Rio de Janeiro — Rua Bambina, 74
Tel.: (21) 3094-1295
E-mail: atheneu@atheneu.com.br

Produção Editorial: *Know-How Desenvolvimento Editorial*
Capa: *Paulo Verardo*

CIP-BRASIL. CATALOGAÇÃO NA PUBLICAÇÃO
SINDICATO NACIONAL DOS EDITORES DE LIVROS, RJ

L63

Lesões não intencionais em crianças e adolescentes : causas, consequências e prevenção / coordenadoras Tania M. R. Zamataro, Renata D. Waksman. - 1. ed. - Rio de Janeiro : Atheneu, 2024.
232 p. ; 24 cm. (Atualizações pediátricas)

Inclui bibliografia e índice
ISBN 978-65-5586-797-8

1. Acidentes domésticos - Prevenção. 2. Crianças - Acidentes - Prevenção. 3. Crianças - Ferimentos e lesões. 4. Adolescentes - Acidentes - Prevenção. 5. Adolescentes - Ferimentos e lesões. I. Zamataro, Tania M. R. II. Waksman, Renata D. III. Série.

24-87848 CDD: 617.10083
CDU: 616-053.2-001

Meri Gleice Rodrigues de Souza - Bibliotecária - CRB-7/6439
15/01/2024 18/01/2024

ZAMATARO, T. M. R.; WAKSMAN, R. D.
Lesões não Intencionais em Crianças e Adolescentes: Causas, Consequências e Prevenção – SPSP.

Coordenadoras

Tania M. R. Zamataro

Presidente do Departamento Científico de Segurança da Criança e do Adolescente da Sociedade de Pediatria de São Paulo (SPSP). Membro da Sociedade Brasileira de Pediatria (SBP) – Grupo Educação é Saúde. Médica do Corpo Clínico do Hospital Israelita Albert Einstein (HIAE).

Renata D. Waksman

Doutora em Pediatria pela Faculdade de Medicina da Universidade de São Paulo (FMUSP). Presidente da Sociedade de Pediatria de São Paulo (SPSP) – gestão 2022 a 2025. Membro do Departamento Científico de Segurança da Criança e do Adolescente da SPSP. Coordenadora dos Blogs Pediatra Orienta (SPSP) e Pediatria para Famílias (SBP). Membro do Departamento Materno-Infantil do Hospital Israelita Albert Einstein (HIAE).

Colaboradores

Alexandre Massashi Hirata

Médico Pediatra e Hebiatra. Especialista em Pediatria e na Área de Atuação em Medicina do Adolescente pela Sociedade Brasileira de Pediatria (SBP) e Associação Médica Brasileira (AMB). Mestre e Doutorando do Programa de Pós-Graduação em Pediatria e Ciências Aplicadas à Pediatria da Escola Paulista de Medicina da Universidade Federal de São Paulo (EPM/Unifesp). Professor da Disciplina de Hebiatria do Centro Universitário Faculdade de Medicina do ABC (FMABC). Professor da Unidade Curricular Saúde da Criança da Universidade Municipal de São Caetano do Sul (USCS), Campus São Caetano do Sul, e do Módulo de Pediatria da Universidade Nove de Julho (Uninove), Campus Vergueiro. Médico Socorrista da Unidade de Internação de Pediatria do Hospital de Urgências (HU) de São Bernardo do Campo. Secretário-Geral dos Departamentos Científicos de Adolescência e de Segurança da Criança e do Adolescente da Sociedade de Pediatria de São Paulo (SPSP).

Andréa de Melo Alexandre Fraga

Médica pela Pontifícia Universidade Católica de Campinas (PUC-Campinas). Residência de Pediatria pela Unicamp. Especialização em Emergência Pediátrica pela Unidade de Emergência Pediátrica do Hospital das Clínicas da Universidade Estadual de Campinas (Unicamp). Mestrado, Doutorado e Livre-Docência pela Unicamp. Felow na Unidade de Cirurgia e Queimados na Universidade da Califórnia (UCSD), em San Diego, EUA. Docente, após concurso público, na Unicamp.

Bianca Seixas Soares Sgambatti

Pediatra Geral pela Faculdade de Medicina da Universidade de São Paulo (FMUSP), com especialização em Urgências e Emergências em Pediatria pelo Instituto da Criança da FMUSP. Médica Pediatra do Corpo Clínico do Hospital Israelita Albert Einstein (HIAE) atuando em consultório. Membro do Departamento de Prevenção de Acidentes em Crianças e Adolescentes da Sociedade de Pediatria de São Paulo (SPSP).

Carlos Roberto de Medeiros

Médico pela Faculdade de Medicina da Universidade de São Paulo (FMUSP). Residência Médica em Clínica Médica e Imunologia Clínica/Alergia pelo Hospital das Clínicas da Faculdade de Medicina da Universidade de São Paulo (HC-FMUSP). Doutorado em Ciências pela FMUSP. Médico e Pesquisador do Laboratório de Ecologia e Evolução do Instituto Butantan. Analista em Saúde. Médico do Núcleo de Doenças Transmitidas por Vetores e Zoonoses da Covisa, Prefeitura do Município de São Paulo. Gerente Médico do Centro de Informação e Assistência Toxicológica do Instituto da Criança e do Adolescentes do HC-FMUSP.

Cristina Quagio Grassiotto

Título de Especialista em Emergência Pediátrica pela Sociedade Brasileira de Pediatria (SBP). Médica da Enfermaria de Pediatria do Instituto da Criança do Hospital das Clínicas da Faculdade de Medicina da Universidade de São Paulo (ICr-HC-FMUSP).

David Szpilman

Secretário-Geral da Sociedade Brasileira de Salvamento Aquático (SOBRASA). Tenente-Coronel BM Médico do Corpo de Bombeiros Militar do Rio de Janeiro. Médico do Município do Rio de Janeiro. Membro Fundador do International Drowning Research Alliance (IDRA). Membro da Comissão de Prevenção e Médica da International Lifesaving Federation (ILS).

Fernando Belluomini

Título de especialista em Pediatria e Emergência Pediátrica pela Sociedade Brasileira de Pediatria (SBP). Médico Assistente do Departamento de Pediatria da Faculdade de Ciências Médicas da Universidade Estadual de Campinas (Unicamp). Chefe da Unidade de Emergência Pediátrica do Hospital de Clínicas da Unicamp. Professor da Faculdade de Medicina São Leopoldo Mandic. Membro do Departamento de Emergências da Sociedade de Pediatria de São Paulo (SPSP). Membro do Departamento de Segurança da SPSP.

Luciana Jardim Issa

Médica Pediatra do Departamento de Segurança da Criança e do Adolescente da Sociedade de Pediatria de São Paulo (SPSP). Médica do Corpo Clínico do Hospital Israelita Albert Einstein (HIAE).

Mário Roberto Hirschheimer

Membro do Departamento Científico de Bioética da Sociedade Brasileira de Pediatria (SBP). Membro do Departamento Científico de Endocrinologia da Sociedade de Pediatria de São Paulo (SPSP). Membro dos Núcleos de Estudos de Bioética, dos Direitos de Crianças e Adolescentes e de Violência contra Crianças e Adolescentes da SPSP.

Muriel Waksman

Doutoranda em Direito Comercial pela Faculdade de Direito da Universidade de São Paulo (FDUSP). LL.M. pela Universidade de Chicago. Mestre em Direito Comercial pela FDUSP. Bacharel pela Escola de Direito de São Paulo – FGV Direito SP. Advogada em São Paulo e Sócia do Escritório Tognetti Advocacia.

Regina Sílvia Costa Carnaúba

Faculdade de Medicina da Universidade de São Paulo (FMUSP). Residência em Pediatria pela FMUSP. Especialização em Psicossomática pelo Instituto Sedes Sapientiae.

Sarah Saul

Médica Pediatra. Vice-Presidente do Departamento de Segurança da Sociedade de Pediatria de São Paulo (SPSP). Membro do Departamento de Causas Externas da Sociedade Brasileira de Pediatria (SBP).

Sulim Abramovici

Médico Pediatra Emergencista pela Sociedade Brasileira de Pediatria (SBP). Vice-Presidente da Sociedade de Pediatria de São Paulo (SPSP). Secretário do Departamento de Emergências da SPSP. Médico Pediatra do Hospital Israelita Albert Einstein (HIAE).

Yves Alessandro Russo Zamataro

Advogado. Especialista em Direito de Família e Sucessões e em Direito Processual Civil pelo Centro Universitário das Faculdades Metropolitanas Unidas (FMU). Membro do Grupo de Trabalho e Pesquisa "Direito de Autor, Família, Grupos Sociais e Informação". Vinculado ao Curso de Mestrado em Direito da FMU.

Agradecimentos

É com grande satisfação que anunciamos o livro *Lesões não Intencionais em Crianças e Adolescentes* – causas, consequências e prevenção.

Nosso primeiro cuidado é não cometer omissões nos agradecimentos. Inicialmente, queremos registrar nosso apreço e reconhecimento mediante os esforços e colaboração de muitas pessoas, em especial dos autores, médicos pediatras, não pediatras e advogados, que se empenharam e se dedicaram com afinco à produção de textos impecáveis.

A trajetória deste livro, desde o início do processo até sua efetivação, passou por importantes etapas – sonho/idealização, elaboração/criatividade, execução/concretização –, as quais envolveram profissionais interessados na segurança da criança e do adolescente.

O sonho e a idealização, ao querer transmitir conhecimento das causas, consequências e principalmente da prevenção dos chamados "acidentes", que representam, há mais de 20 anos, as principais razões de morte em nossas crianças a partir de um ano de idade.

A criatividade na abordagem do tema, no intuito de atrair a atenção para a importância e impacto dos "acidentes" nas vidas de nossas crianças e adolescentes, reforçando que a segurança e as medidas de prevenção são a melhor forma de agir na luta contra essa epidemia: as ações não são caras e nem difíceis de ser transmitidas, têm respaldo científico e impactam diretamente na redução das mortes e na soma dos anos perdidos por incapacidade e nas sequelas físicas e psicológicas.

A execução contou com o real interesse, empenho e conhecimento dos autores dos capítulos, inclusive no cumprimento dos prazos. Nosso reconhecimento a todos que participaram, além dos autores, da Diretoria de Publicações da SPSP, dos revisores e da Editora Atheneu, que tornou possível e valorizou, ao longo de todo o processo, esta iniciativa de fazer chegar aos pediatras e a outras especialidades médicas as informações aqui contidas.

Nossos sinceros agradecimentos aos membros do Departamento Científico de Segurança da Criança e do Adolescente e à Diretoria de Publicações da SPSP, cujo trabalho e apoio foram decisivos na trajetória e efetivação deste livro.

Tania M. R. Zamataro
Renata D. Waksman
Coordenadoras

Prefácio

O Departamento de Segurança da Criança e do Adolescente da Sociedade de Pediatria de São Paulo sempre teve um papel de liderança e inovação na educação permanente dos pediatras brasileiros acerca de sua responsabilidade e de seu potencial no controle dos agravos à saúde causados pelos chamados acidentes e as várias formas de violência. Trabalho árduo e infindo – diga-se de passagem, até para reforçar seu mérito –, já que tais agravos, em virtude de sua intrincada multicausalidade sobretudo socioeconômico-cultural, constituem uma questão de saúde coletiva que transcende o poder de ação do médico no âmbito clínico, ainda que sempre concernente à sua atenção aos determinantes estruturais da saúde/doença e ao seu comprometimento com intervenções comunitárias.

Assim, é com grande entusiasmo que se vê esse diligente grupo em boa hora lançar este novo volume da série Atualizações Pediátricas. Só que, desta feita – 20 anos depois da publicação do livro *Segurança na Infância e Adolescência*, nessa mesma série, então sob a coordenação de Renata D. Waksman e Regina Maria Catucci Gikas –, o foco se afasta das violências e se concentra nas injúrias não intencionais. E, levando-se em conta que o público-alvo principal é o pediatra, na sua alçada de atuação clínica, o mais importante é o enfoque de caráter preventivo que permeia todos os capítulos!

Em tempo, é de extrema importância lembrar que a entidade nosológica dos agravos/injúrias por causas externas – ainda que multifacetada, já que inclui toda sorte de danos que forças que vêm de fora do corpo impingem à sua integridade física e mental, como os traumatismos no trânsito e por quedas, as asfixias e os afogamentos por submersão, as queimaduras, os envenenamentos e as hetero e autoagressões – responde por praticamente metade das mortes de crianças e jovens brasileiros de 1 a 19 anos. Pois, como se vê na tabela com as estatísticas de mortalidade desse intervalo de idade, mesmo se excluirmos os traumas intencionais – isto é, suicídios e agressões –, as demais injúrias por causas externas ainda ceifam mais vidas do que cânceres, doenças respiratórias e infeções juntos. E, já que estamos olhando a tabela, vale ressaltar que, embora o primeiro ano de vida costume ficar de fora dessa discussão, em vista da enorme preponderância da mortalidade por afecções do período neonatal e malformações congênitas, ainda assim são mais de mil bebezinhos que morrem dessa tal "doença" de causação externa a cada ano no Brasil, sobretudo asfixiados, traumatizados no trânsito ou por quedas e afogados.

Mortalidade de crianças e jovens brasileiros por causas selecionadas – período 2022																		
	< 1 ano			*1 a 4 anos*			*5 a 9 anos*			*10 a 14 anos*			*15 a 19 anos*			*1 a 19 anos*		
	n	*n/ 100.000*	*%*	*n*	*n/ 100.000*	*%*	*n*	*n/ 100.000*	*%*	*n*	*n/ 100.000*	*%*	*n*	*n/ 100.000*	*%*	*n*	*n/ 100.000*	*%*
Doenças infectoparasitárias	1.612	56	5	683	6	11	288	2	9	301	2	7	516	3	4	1.788	3	6
Neoplasias	122	4	0	495	4	8	518	4	16	533	4	13	718	5	5	2.264	4	8
Doenças respiratórias	1.575	54	5	1.229	10	20	315	2	10	297	2	7	506	3	4	2.347	4	8
Afecções do período perinatal	17.873	617	55	38	0	1	11	0	0	12	0	0	16	0	0	77	0	0
Malformações congênitas	7.344	253	23	760	6	12	251	2	8	175	1	4	209	1	1	1.395	2	5
Injúrias por causas externas	1.169	40	4	1.196	10	19	707	5	22	1.302	9	32	9.623	63	67	12.828	23	46
Transporte	78	3	0	197	2	3	222	2	7	316	2	8	1.922	13	13	2.657	5	10
Quedas	35	1	0	39	0	1	26	0	1	19	0	0	36	0	0	120	0	0
Afogamento	29	1	0	449	4	7	139	1	0	173	1	4	408	3	3	1.169	2	4
Asfixia	744	26	2	124	1	2	53	0	2	39	0	1	60	0	0	276	0	1
Queimaduras	2	0	0	23	0	0	21	0	1	11	0	0	19	0	0	74	0	0
Envenenamento	5	0	0	15	0	0	1	0	0	8	0	0	31	0	0	55	0	0
Suicídio	0	0	0	0	0	0	4	0	0	190	1	5	1.005	7	7	1.199	2	4
Agressões	56	2	0	77	1	1	61	0	2	271	2	7	4.663	30	32	5.072	9	18
Total	32.211	1.112	100	6.275	53	100	3.236	22	100	4.042	28	100	14.397	94	100	27.950	50	100

Fonte: MS/SVS/DASIS – Sistema de Informações sobre Mortalidade (SIM) – Disponível em: http://tabnet.datasus.gov.br/cgi/deftohtm.exe?sim/cnv/obt10uf.def.

Por outro lado, se os números da mortalidade já são horripilantes, não nos esqueçamos de que para cada uma das mais de 10 mil crianças brasileiras que morrem todo ano por trauma, ocorrem entre 20 e 50 hospitalizações e até mil atendimentos ambulatoriais, que deixam cerca de 200 mil jovens com deficiências físicas e psicológicas para o resto da vida.

Enfim, mesmo que a morbimortalidade por causas externas venha diminuindo gradativamente, ainda assim se trata de um problema pediátrico de peso, e é por isso que referi acima ser em boa hora que o Departamento de Segurança da Criança e do Adolescente da Sociedade de Pediatria de São Paulo volta à série Atualizações Pediátricas, agora com este texto sob a coordenação de Renata D. Waksman e Tania M. R. Zamataro.

A estrutura do livro tem uma concepção atraente: depois da introdução, que repassa os fundamentos conceituais e epidemiológicos dos chamados acidentes, com destaque à sua prevenção e às suas consequências traumáticas (incluindo o olhar moderno e oportuno aos determinantes sociais), as outras três partes que se seguem trazem perspectivas bem diferentes, mas complementares. Na primeira, à atualização tradicional do grupo dos mais relevantes agravos por causas externas não intencionais – desde os mais letais, como traumatismos no trânsito, afogamentos, asfixias e quedas, até aqueles cuja morbidade é típica, como intoxicações, queimaduras, mordidas e picadas, aspiração e ingestão de corpos estranhos – juntam-se dois temas menos comuns na perspectiva das injúrias ditas acidentais, que são o da morte súbita do lactente e o dos ferimentos inopinados causados por disparos de armas de fogo. Este último tópico, a propósito, é de particular interesse do pediatra brasileiro, em vista das alterações recentes na legislação que facilitam o acesso de crianças a armas de fogo, sem as necessárias campanhas de conscientização da sociedade. Em cada um desses capítulos nota-se o cuidado especial em abordar a faceta epidemiológica de cada tipo de risco, correlacionando-a com as devidas medidas preventivas de eventos traumáticos, sobretudo aquelas mais afeitas à prática clínica pediátrica.

Na segunda parte do livro vem a descrição de como tornar mais seguro cada um dos variados tipos de ambiente em que crianças e jovens vivem, brincam, interagem com as pessoas do seu ecossistema e florescem, desenvolvendo – para o bem e para o mal – os seus hábitos de segurança. A abordagem da prevenção em ambientes específicos é muito conveniente, pois permite diferençar bem aquelas intrincadas questões que extrapolam o alcance do aconselhamento antecipatório típico da prática clínica pediátrica (como a segurança no transporte, nos *playgrounds* e, de certo modo, nos ambientes aquáticos, esportivos e na escola) daquelas de abordagem mais fácil e direta com as famílias (como a segurança da casa, dos brinquedos, do sono e do uso da internet).

De qualquer forma, a linha mestra da prevenção de eventos traumáticos em qualquer ambiente será sempre a noção de que as medidas de proteção passiva (que protegem automaticamente, prescindindo de qualquer ação, conhecimento ou colaboração das pessoas envolvidas) são muito mais efetivas, pois independem dos fatores individuais. Aí é importante ressaltar que, ainda que tais medidas costumem ser implementadas por meio de leis que normatizem as condições de segurança dos produtos ou que obriguem as pessoas a modificarem certos tipos de comportamento (p. ex., obrigatoriedade legal do assento de segurança infantil), a prevenção de muitos tipos de injúrias exige a aplicação de estratégias preventivas que não se enquadram exatamente como ativas ou passivas. As quedas de andares altos, por exemplo, podem ser efetivamente prevenidas com a instalação de redes nas janelas; a rede instalada constitui proteção passiva, mas o ato e as despesas de instalação representam medidas ativas. Por outro lado, já que equipar a sociedade com medidas de proteção passiva em número condizente com todos os riscos potenciais depende de um amadurecimento social e de um grau de progresso econômico consideráveis – o que demanda um tempo que a criança em desenvolvimento não pode esperar –, o pediatra tem obrigação mínima de orientar a adoção de tais medidas no âmbito familiar (p. ex., armários para medicamentos chaveados, coberturas de tomadas elétricas, colocação de grades ou redes em janelas, escadas e piscinas, eliminação de objetos passíveis de aspiração, brinquedos inseguros e plantas tóxicas do ambiente). É evidente que quando não existirem formas passivas de proteção para certos riscos (p. ex., não deixar a criança desassistida sobre o trocador, traumatismos durante brincadeiras no recreio) o pediatra também deverá se apropriar das melhores técnicas disponíveis de educação para a adoção de medidas de proteção ativa, mas sempre com a noção de que a supervisão deve ser estimulada com senso crítico e de que a modificação ambiental deve receber toda a ênfase. Aliás, aos críticos da incorporação da orientação sobre segurança no âmbito da atenção primária, vale recomendar a leitura do trabalho de Zonfrillo e colaboradores, que mostra evidências de que ela é capaz de modificar o comportamento das famílias no sentido de hábitos mais seguros e de, pela lógica, levar à diminuição dos traumas.

A terceira parte do livro é um interessante *pout pourri* de perguntas e respostas acerca de direitos das crianças – com foco particular na sua segurança, incluindo questões de legislação –, dos quais todo pediatra precisa se inteirar. Nesse sentido, a abordagem se aproxima do olhar mais moderno dos acidentes (eventos potencialmente traumáticos não intencionais) e os agravos à saúde que eles acarretam (injúrias físicas e emocionais), o que contempla os chamados modelos socioecológicos de prevenção. Um avanço engenhoso e hodierno desse tipo de modelo, digno de nota, foi proposto recentemente por Kendi e Macy, adicionando a equidade como um sexto elemento às cinco tradicionais abordagens-chave (os cinco "Es") do controle dos agravos por causas externas: *engineering* (produtos mais seguros); *enforcement* (cumprimento das leis e normas de segurança); *education* (educação para a segurança); *environment* (construção do ambiente seguro); *emergency* (atendimento de emergência); e, agora, *equity* (aplicação equânime das medidas de proteção). Esse modelo, denominado *The Injury Equity Framework*, cujo esquema se vê na figura, fornece aos médicos, além de pesquisadores e responsáveis por políticas públicas, uma base teórica para analisar sob uma lente de equidade os fatores que influenciam quem é vítima de trauma, a gravidade e o desfecho das injúrias. Destaca cinco fatores que podem exacerbar ou mitigar o risco e a gravidade de agravos de causação externa, os contribuidores e contramedidas (ambiente construído e natural, educação, leis e políticas governamentais, equipamentos e tecnologia, tratamento e recuperação), e os lista nas fases do evento potencialmente traumático em que são mais relevantes.

Modelo da equidade no trauma

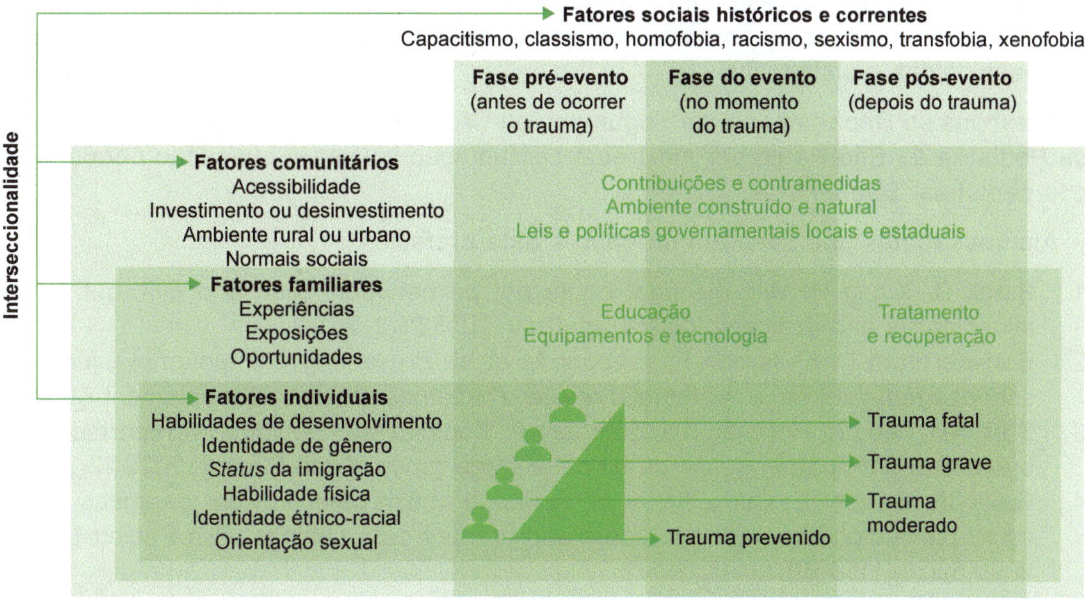

Fonte: Adaptada de Kendi S, Nancy ML. The injuri equity framework – establishing a unified approach for addressing inequities. N Engl Med. 2023;388:744-776.

Por fim, como contribuição pessoal deste prefaciador a esta mais do que oportuna obra, já que ela se dirige ao pediatra, vai um decálogo da orientação preventiva no âmbito clínico:

1. Registrar as orientações no prontuário médico.
2. Iniciar cedo (se possível, no pré-natal).
3. Incluir a criança na conversa.
4. Recomendar fontes confiáveis de informação adicional.
5. Fazer sempre o diagnóstico de riscos contextuais.
6. Ensinar a priorização das regras de proteção passiva.
7. Instruir sobre a revista da casa sob a ótica preventiva (listas de checagem).
8. Dar destaque às regras de segurança no trânsito.
9. Orientar a preparação para emergências.
10. Abusar das doses de reforço periódicas de orientação, sempre antecipatórias.

E, a propósito, nos dias de hoje é importante destacar que, ao conversar sobre segurança com as crianças, jovens e suas famílias, o pediatra não precisa ter medo de usar a palavra acidente, pois, como afirmou a pesquisadora Deborah Girasek numa publicação muito recente, várias evidências científicas corroboram de forma bastante consistente – ao longo de décadas e continentes – a noção de que as pessoas acreditam que a maioria das injúrias por causas externas são preveníveis e que tal percepção de evitabilidade não muda com a palavra usada na conversa, seja acidente, injúria, lesão, traumatismo ou qualquer outra. Segundo a autora, as pessoas compreendem o que estamos falando, e as tentativas acadêmicas persistentes de evitar o uso comum da palavra acidente representam, na verdade, uma oportunidade perdida de explicar ao público leigo a ótica moderna da prevenção de injúrias, com todas as suas nuances socioecológicas e sistêmicas.

Parabéns ao Departamento de Segurança da Criança e do Adolescente da Sociedade de Pediatria de São Paulo por mais esta contribuição valiosa à educação permanente dos pediatras. Boa leitura!

Algumas fontes que serviram de base a este prefácio:

1. Blank D, Xiang H. Will the final battle not be between good and evil, but rather injuriologists and accidentologists? Inj Prev. 2015;21(3):211-2.
2. Bou-Karroum L, El-Jardali F, Jabbour M et al. Preventing unintentional injuries in school-aged children: a systematic review. Pediatrics. 2022;149(Supplement 6).
3. Burr WH, Lee LK, Hoffman BD, Somberg C, Zonfrillo MR. Pediatrician-reported injury prevention anticipatory guidance by patient age group. Acad Pediatr. 2023;23(3):610.
4. Gaw CE, Berthet E, Curry AE et al. Pediatric health care provider perspectives on injury prevention counseling in acute and primary care settings. Clin Pediatr (Phila). 2020;59(13):1150-60.
5. Giles A, Bauer MEE, Jull J. Equity as the fourth 'E' in the 3 E's' approach to injury prevention. Inj Prev. 2020;26(1):82-4.
6. Girasek DC, Hargarten S. Prevention of and emergency response to drowning. N Engl J Med. 2022;387(14):1303-8.
7. Girasek DC. Does scientific evidence support a ban on using the word "accident"? Am J Lifestyle Med. 2023;0(0):15598276231198048.
8. Kendi S, Macy ML. The Injury Equity Framework – Establishing a unified approach for addressing inequities. N Engl J Med. 2023;388(9):774-6.
9. Lennon NH, Carmichael AE, Qualters JR. Health equity guiding frameworks and indices in injury: A review of the literature. J Safety Res. 2022;82:469-81.
10. Moore M, Conrick KM, Fuentes M et al. Research on injury disparities: a scoping review. Health Equity. 2019;3(1):504-11.
11. Rivara FP, Joseph SGJ. Leadership award address: the role of structural racism in injuries to children and adolescents. Pediatrics. 2021;149(1).
12. Zonfrillo MR, Gittelman MA, Quinlan KP, Pomerantz WJ. Outcomes after injury prevention counselling in a paediatric office setting: a 25-year review. BMJ Paediatr Open. 2018;2(1):e000300.

Danilo Blank

Professor Titular do Departamento de Pediatria da Faculdade de Medicina da Universidade Federal do Rio Grande do Sul (UFRGS).

Apresentação da Presidência

A série Atualizações Pediátricas começou em 2000, com o objetivo principal de produzir material científico consistente e facilitar o acesso dos pediatras à informação mais atual.

Agora, pouco mais de vinte anos após ter sido lançado o volume *Segurança na Infância e Adolescência* (2003), chega o *Lesões não Intencionais em Crianças e Adolescentes* – causas, consequências e prevenção, direcionado ao pediatra e outras especialidades médicas que trabalham e exercem o caráter preventivo e praticam a segurança.

A importância dos temas tratados se justifica pelos altos índices de morbimortalidade por acidentes, que respondem por mais mortes de crianças brasileiras maiores de um ano do que as principais doenças somadas.

Sabemos que essas ocorrências têm múltiplas causas, entre elas econômicas, ambientais, sociais e culturais. Este livro vem para trazer um olhar atual, moderno e de conscientização da importância da prevenção dos acidentes e de suas medidas de segurança.

É bem sabido que a eficácia da prevenção se baseia numa combinação de cinco abordagens-chave, a saber: alterações na engenharia dos produtos; aplicação de legislação e regulamentação mais rigorosas e abrangentes; educação em segurança do profissional e da comunidade leiga; atendimento médico rápido e capacitado; e melhorias ambientais. Além deles, estão os incentivos econômicos, o fortalecimento das comunidades e, mais recentemente, a equidade – melhor explicada no brilhante prefácio escrito pelo Dr. Danilo Blank (RS).

Este livro foi construído de forma muito especial, ao abordar os acidentes de forma fácil, prática e atualizada, tendo sido dividido em quatro partes, começando pela **INTRODUÇÃO**, que explica a importância dos temas, seguida da seção **ENTENDA**, que aborda os nove acidentes mais relevantes e duas situações especiais: a morte súbita do lactente; e ferimentos por armas de fogo.

A seguir vem a seção **PROTEJA**, que enfoca os ambientes onde a criança e o adolescente vivem, crescem e se desenvolvem e, a última seção, mas não menos importante, **CONHEÇA**, que se concentra na nossa legislação, nos direitos e na segurança das crianças e adolescentes, no nosso Código de Defesa do Consumidor (CDC) e na interface tão sutil entre os eventos não intencionais (acidentes) e os intencionais (violências), assim como deve ser o atendimento médico frente à suspeita deles.

Aproveito esta oportunidade para lembrar de homenagear três extraordinários pediatras que muito investiram na formação de pediatras e, em especial, na segurança de nossas crianças e adolescentes – incansáveis em seu trabalho de transmitir a todos a mentalidade da prevenção e da segurança em relação aos acidentes.

Aos caríssimos professores Samuel Schvartsman (SP), Wilson Maciel (SP) e José Américo de Campos (MG) (*in memoriam),* todo o meu apreço e gratidão.

Tudo o que é previsível pode ser prevenido.
Samuel Schvartsman

O futuro é das crianças, que devem ter o direito de viver protegidas, num mundo melhor que o atual.
Wilson Maciel

É na família que se devem concentrar as ações de segurança e saúde.
José Américo de Campos

Renata D. Waksman
Presidente da Sociedade de Pediatria de São Paulo

Apresentação da Diretoria de Publicações

Os livros da série Atualizações Pediátricas, produzidos pelos Departamentos Científicos, Grupos de Trabalho e Núcleos de Estudo da Sociedade de Pediatria de São Paulo desde 2000, têm se caracterizado pela abordagem de temas atuais de uma forma prática e objetiva, tendo como base situações clínicas frequentes em crianças e adolescentes na atenção pediátrica.

Essa série foi enriquecida com a produção, pelo Departamento de Segurança da Criança e do Adolescente, do livro *Lesões não Intencionais em Crianças e Adolescentes* – causas, consequências e prevenção, no qual são discutidas as diversas causas das lesões, como Acidentes automobilísticos, Aspiração de corpo estranho, Queimaduras, Quedas em crianças, Afogamento, Choque elétrico, entre muitas outras, além das respectivas condutas e legislação, apoiadas em situações clínicas frequentes nos Serviços de Emergência Pediátricos.

Nesse contexto, a segunda parte do livro, cujo título é "Proteja", é dedicada à prevenção desses acidentes, que ainda constituem situações frequentes em casas, escolas e áreas públicas, como *playgrounds*. Além disso, eles estão entre as causas de morte e de evolução com sequelas em crianças e adolescentes.

Por todos esses motivos, é necessário que pediatras, pais e todos os profissionais que atuam com crianças e adolescentes em diversos ambientes e situações tenham conhecimento das orientações referentes a como devem ser as casas, o transporte, a prática de esportes, as escolas, os *playgrounds* e os brinquedos, para que sejam seguros.

Prevenir acidentes na Infância e Adolescência é dever de todos, como os autores deste livro enfatizam ao longo desta publicação!

Profa. Dra. Cléa Rodrigues Leone
Diretora de Publicações da SPSP

Apresentação das Coordenadoras

Este livro foi desenvolvido de forma consistente pelos pediatras do Departamento Científico de Segurança da Criança e do Adolescente da SPSP, além de contar também com profissionais de outras especialidades e outras áreas, que vieram contribuir com seu conhecimento para ampliar a qualidade do conteúdo apresentado.

Procuramos construir um instrumento que seja de fácil consulta, prático, dinâmico e atualizado, para que os pediatras e médicos de outras especialidades encontrem tudo o que estiverem buscando, com as informações organizadas de maneira sistematizada.

A estrutura que apresentamos para o leitor começa pela **INTRODUÇÃO**, onde são descritas, de forma sucinta, as características das lesões não intencionais na faixa etária pediátrica, seu impacto em relação à morbimortalidade e a história e as características da prevenção. A seguir, abordamos, na seção **ENTENDA**, o grupo dos onze acidentes mais relevantes, desde aqueles que mais causam mortes – trânsito, afogamento, queimaduras, quedas, intoxicações, choque elétrico, aspiração – até os que contribuem com grande morbidade – picadas, ingestão de corpo estranho –, além de dois temas menos comuns, mas que não puderam ser esquecidos – morte súbita do lactente e ferimentos por armas de fogo. Todos os capítulos dessa seção encontram-se divididos em tópicos, para facilitar a leitura e sua compreensão: **introdução**, com a caracterização do acidente, onde é mais frequente, como está inserido na vida das crianças ou adolescentes e sua importância epidemiológica; **o tamanho do problema**, com a apresentação de casos clínicos, evolução, condutas e desfechos; **a solução**, que traz a enorme importância da prevenção, além de medidas complementares que sejam pertinentes ao assunto abordado, contando com bibliografia de apoio atualizada.

A seção que se segue, **PROTEJA**, trata dos ambientes onde a criança e o adolescente vivem, crescem e se desenvolvem, como em casa, na escola, em seu transporte, nos esportes, ao brincar, nos parques, na água, quando dormem e acessam a *web*. O pediatra encontra as principais medidas de segurança nesses ambientes e situações, podendo utilizá-las e replicá-las em sua prática clínica: orientar antes que os eventos e traumas se apresentem, educando pais e responsáveis quanto às medidas de proteção ativa que, ao lado da supervisão atenta e da modificação ambiental, são os pontos-chave para o sucesso das medidas de prevenção.

A terceira seção, **CONHEÇA**, concentra-se nos direitos e na segurança das crianças e adolescentes, baseados na nossa legislação, no Código de Defesa do Consumidor, na responsabilização civil e criminal quanto a esses eventos. Essa seção aborda também a interface sutil entre os acidentes e os eventos intencionais (violências), orientando qual conduta o médico deverá tomar ao atender casos de suspeita de negligência (omissão do cuidar) e desafios perigosos (na internet).

Esperamos que este livro proporcione ao leitor a conscientização da importância da prevenção dos acidentes e divulgue as medidas de segurança, por meio de um olhar moderno, que contempla as múltiplas causas sociais, culturais, econômicas e ambientais, dentro dos modelos socioecológicos de prevenção.

Tania M. R. Zamataro
Renata D. Waksman
Coordenadoras

Sumário

Introdução

Tania M. R. Zamataro

A saúde das crianças mudou significativamente nos últimos 50 anos. A mortalidade infantil global caiu de 18,2%, em 1960, para 4,3% em 2015, resultado em grande parte das melhorias na nutrição, no acesso à saúde e nos avanços na Medicina, do aperfeiçoamento na vigilância e monitorização de doenças, do aumento nos níveis de educação e da elevação nos padrões de vida.[1]

Com isso, um novo "vilão" se consolidou como maior responsável pela morte e incapacitação de crianças acima de 1 ano, no mundo: trauma/lesões.

Definem-se lesões como danos físicos decorrentes da submissão do corpo humano a quantidades de energia (cinética/mecânica, térmica, elétrica, química, irradiação) de forma súbita, excedendo seu limiar fisiológico ou quando há privação de elementos vitais como o oxigênio.[2] As lesões infantis podem ser classificadas por intenção (não intencional ou intencional) e por mecanismo/causa.[1] Lesões de trânsito, queimaduras, lesões esportivas, quedas, afogamentos, asfixia e envenenamentos são causas comuns de lesões não intencionais. Lesões resultantes de agressão, violência autoinfligida (p. ex., suicídio) e guerra são classificadas como intencionais. A maioria das lesões em crianças é **não intencional** (LNI) e representa a principal causa de morbimortalidade em maiores de 1 ano, adolescentes e jovens adultos no mundo.[1] LNI graves causam a morte de quase 2 mil crianças menores de 14 anos todos os dias, no mundo.[3] Geram um enorme prejuízo financeiro, emocional e social para crianças e adolescentes, suas famílias e à sociedade como um todo.[2] A Organização Mundial da Saúde (OMS), o Fundo das Nações Unidas para a Infância (UNICEF) e muitos parceiros decidiram tornar as LNI uma prioridade para a saúde pública global. A ciência, então, volta-se para melhor entender a incidência das LNI, seus fatores de risco e medidas de prevenção para diminuir sua ocorrência.

História

A visão tradicional de considerar LNI como "acidentes" ("eventos imprevisíveis e aleatórios, causados pelo destino") resultou na negligência histórica de projeção e implementação de medidas preventivas em Saúde Pública.[1]

A conceituação de LNI como um problema evitável ganhou credibilidade nas últimas décadas, à medida que foram instituídas medidas eficazes para sua prevenção, como assentos de segurança para crianças, capacetes de bicicleta e detectores de fumaça.

Esforços modestos para lidar com LNI começaram nas décadas de 1940 e 1950.[1] No Brasil, em 1951, trabalhos pioneiros de Orlando Orlandi e Elisa Almeida já se destacavam por considerar os "acidentes" eventos previsíveis e passíveis de prevenção.[8] Na década de 1960, principalmente nos Estados Unidos, iniciou-se a implementação de melhores práticas por meio da coleta e de uso de dados e de políticas voltadas à prevenção.

Nessa época, William Haddon Jr. defendeu uma abordagem científica para o controle das lesões na estrutura de Saúde Pública, conceituando-as como resultantes de interações entre o hospedeiro, o agente e o ambiente. Haddon desenvolveu um esquema (Haddon matrix) para aplicar os princípios de Saúde Pública aos problemas de segurança no trânsito. Desde então, a matriz tem sido usada como modelo para novas ideias na prevenção de LNI. Consiste em 12 células, organizadas em uma tabela de quatro colunas relacionadas ao hospedeiro (vítima), agente (veículo), ambiente físico e ambiente social, e de três linhas: antes do evento, durante e pós-evento (prevenção primária, secundária e terciária). Haddon descreveu 10 estratégias, contramedidas de prevenção para acompanhar a matriz. As lesões passam a ser vistas como passíveis de controle impedindo que o evento traumático aconteça, através do bloqueio da transmissão de energia além do limite de tolerância da vítima, da eficiência do atendimento de urgência e dos cuidados hospitalares ou pela reabilitação mais efetiva.[6]

Quadro I – Fatores de Haddon para prevenção de LNI por disparo de arma de fogo.

	Fatores ligados ao hospedeiro	*Fatores ligados ao agente*	*Ambiente físico*	*Ambiente social*
Pré-lesão (antes do tiro) **Prevenção primária**	• Treinamento de segurança de armas • Aconselhamento de armazenamento seguro da arma para os pais • Ensinar os riscos para as crianças • Triagem para doenças mentais	• Providenciar cofres seguros para armas e incentivar seu uso • Armazenar a arma e a munição em locais separados • Desenvolvimento de dispositivos inteligentes para armas	• Recursos de segurança	• Educar e incentivar médicos a aconselhar famílias sobre armas
Lesão (quando do disparo) **Prevenção secundária**	• Parar o sangramento, treinamento de leigos	• Tornar a munição menos letal (p. ex., menores calibres) • Dispositivos para armas	• Sistemas de alarme que acionam o serviço de emergência ao som do disparo	
Pós-lesão (após o disparo) **Prevenção terciária**	• Triagem e atendimento pré-hospitalar adequados	• Retirar amas de casa com crianças ou pessoas com problemas mentais	• Desenvolver sistema de trauma • Rápido acesso ao serviço de emergência	• Responsabilizar o proprietário da arma de fogo que não foi armazenada adequadamente (de forma segura)

Fonte: Adaptado de Blank. Epidemiologia das injúrias/agravos por violências e acidentes. Tratado de pediatria, 2014.

Grandes progressos foram feitos para melhorar a sobrevida infantil no século XX, com a prevenção passando a ser reconhecida como campo de ciência, com sua própria estruturação teórica e campo de pesquisa.

Em 1992, nos Estados Unidos, surge o Centro Nacional de Prevenção e Controle de Lesões (NCIPC), responsável pelas pesquisas e programas científicos dos Centros de Controle e Prevenção de Doenças (CDC) para prevenir lesões e violência e reduzir suas consequências.

Em 2008, o Relatório Mundial conjunto da OMS/UNICEF sobre Prevenção de Lesões Infantis forneceu uma visão geral da magnitude do problema em todo o mundo e apresentou as evidências sobre a eficácia de diferentes intervenções para evitá-las. O Relatório mostrou claramente que a implementação de estratégias como sistemas de retenção para crianças em veículos, cercas de isolamento de piscinas, leis sobre alarmes de fumaça, mecanismos que limitam a temperatura da água quente das torneiras, protetores de janela e embalagens (de medicamentos e de venenos) resistentes a crianças foi associada com reduções dramáticas e sustentadas nas lesões infantis em muitos países.

Em 2011, a 64ª Assembleia Mundial da Saúde adotou uma resolução sobre a prevenção de lesões infantis que acolheu favoravelmente o Relatório supramencionado e a suas recomendações.[4]

Lesões não intencionais (LNI)

A infância é uma construção social, cujos limites mudam com o tempo e o lugar, o que implica a vulnerabilidade às lesões.[2] Os mecanismos primários das lesões dependem do desenvolvimento e da idade [6] e são influenciados pela cultura e região, entre outros.

Lesões intencionais (LI) e LNI são responsáveis por 950 mil mortes de crianças por ano no mundo, sendo as LNI responsáveis por 90% dos casos.[2] Em 2016, a OMS estimou que mais de 644.855 crianças com menos de 15 anos morreram por causa de lesões. Entre 10 e 30 milhões sofrem lesões não fatais a cada ano que as levam ao setor de emergência, a hospitalizações e até à incapacidade temporária ou permanente, necessitando de cuidados e de reabilitação física e mental a longo prazo.[1]

Entre as LNI, acidentes de trânsito são a principal causa de morte em jovens de 15 a 19 anos e a segunda causa de morte de indivíduos de 10 a 14 anos.[2,7] Quedas são a principal causa de lesão não fatal em crianças nos setores de emergência dos Estados Unidos[7] e no Brasil.[12]

Muitos fatores de risco resultam em LNI. A pobreza é um dos principais, contribuindo para elevada incidência, mesmo em países de elevada renda *per capta*. No geral, mais de 95% das mortes ocorrem em países de baixa e de média renda. Apesar desses números, o reconhecimento de que as LNI são um problema nesses países é recente: a melhoria em outras áreas de saúde infantil e melhores métodos de coleta de dados propiciaram determinar que o trauma é uma das principais causas de morbimortalidade.

A urbanização em grande parte não planejada e com poucos recursos acelera a exposição de crianças ao risco, principalmente por formação de favelas e acampamentos ilegais. É geralmente seguida de "motorização" e o consequente aumento das lesões de trânsito, quando não há uma boa infraestrutura e organização viárias. A motorização que acompanhou a urbanização na China aumentou a taxa de mortes de 3,9 para 7,6 por 100 mil habitantes em 2005.[10]

As mudanças climáticas também trouxeram maiores perigos às crianças em razão de inundações, ciclones, desabamentos, secas.

Os padrões de LNI variam substancialmente dentro das populações e entre os países. São melhor representadas como uma pirâmide, estando o menor grupo (o de morte) no pico, as lesões que requerem hospitalização no meio e as que não necessitam de hospitalização, na base.

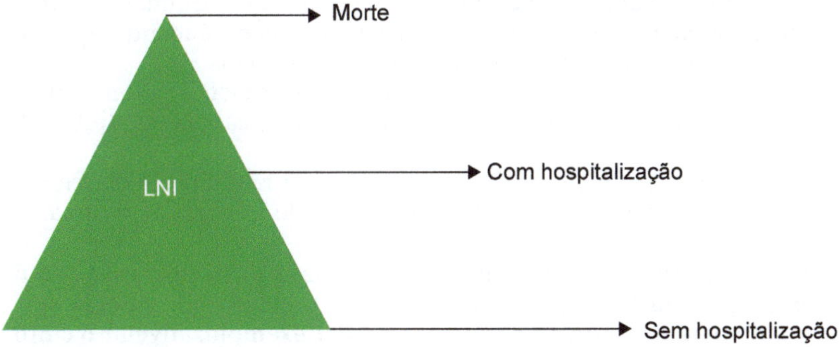

Figura I. Pirâmide representando as LNI.
Fonte: Desenvolvida pela autoria do capítulo.

As características das crianças que as tornam suscetíveis às LNI variam com a idade, sexo, raça e o *status* econômico. Existe uma correlação entre a idade da criança e o ambiente físico: as crianças menores sofrem acidentes dentro ou nas proximidades da casa, enquanto as maiores sofrem mais acidentes longe de casa.[8]

O físico, as habilidades cognitivas, o grau de dependência, as atividades e os comportamentos de risco da criança mudam à medida que esta cresce.

De forma geral, a principal causa de morte por LNI em crianças menores de 1 ano é por asfixia; de 1 a 5 anos é o afogamento; de 5 a 9 anos, afogamento, lesões de trânsito; 10 a 17 anos, lesões de trânsito, principalmente.

Com relação ao sexo, os meninos tendem a ter lesões mais frequentemente e mais graves do que as meninas, diferença que começa a aparecer após 1 ano de vida. Morrem mais meninos do que meninas em quase todas as categorias, com exceção de incêndios/queimaduras. Na maioria dos países, a diferença de gênero para lesões fatais aumenta com a idade:

a) **Menores de 1 ano e entre 1 ano e 4 anos:** a mortalidade entre meninos e entre meninas se iguala.
b) **De 5 a 9 anos:** a mortalidade entre os meninos é um terço acima da entre as meninas.
c) **De 10 a 14 anos:** a mortalidade entre os meninos é 60% acima da entre meninas.
d) **De 15 a 17 anos:** a mortalidade entre os meninos representa 86% de toda a mortalidade.

Observa-se também as maiores taxas de LNI em algumas minorias raciais. Nos Estados Unidos e na Austrália, a mortalidade por LNI na população indígena chega a ser três vezes maior do que na população não indígena. As disparidades raciais/étnicas variam de acordo com a idade e o ambiente.

Uma análise do CDC de dados de afogamento de 1999 a 2010 revelou que as taxas desse evento entre crianças negras de 5 a 19 anos em piscinas eram 5,5 vezes maiores do que entre crianças brancas da mesma idade, mas, nas idades de 11 a 12 anos, a taxa entre crianças negras era 10 vezes maior que entre as brancas.[7]

A maior parte das LNI ocorre em países de baixa e de média renda. Nesses países, as crianças mais pobres (principalmente as que vivem em pobreza crônica) são as mais afetadas.

Uma ampla gama de fatores socioeconômicos está associada ao risco de LNI, como rendimento familiar, idade e escolaridade materna, número de ocupantes do domicílio, número de filhos, tipo de moradia, nível de superlotação e características do bairro.[2,12]

Prevenção

O termo "prevenção" é usado para se referir às ações para reduzir o risco de gravidade das lesões. Isso pode ser conseguido antevendo-se e impedindo-se eventos ou alterando-se as circunstâncias ou o impacto do evento causador da lesão. O termo "tratamento" é usado para se referir aos esforços após o evento, visando melhorar os efeitos da lesão por meio de cuidados agudos e reabilitação.

As estratégias de prevenção são divididas em primárias, secundárias e terciárias:[4]

a) **Primária:** consiste em esforços para prevenir a ocorrência do evento. Por exemplo, protetores de janela para prevenir quedas de edifícios.
b) **Secundária:** visa modificar as consequências de situações potencialmente produtoras de lesões, reduzindo sua gravidade. Por exemplo, capacetes de bicicleta, capacetes de motocicletas.
c) **Terciária:** contempla o cuidado médico agudo e a reabilitação direcionados ao retorno de um paciente funcional à sociedade. Por exemplo, centros de trauma.

As estratégias de prevenção também podem ser descritas como ativas ou passivas:

a) **Ativas:** requerem uma mudança de comportamento que deverá ser repetitivo ou sustentado para implementar a estratégia. Por exemplo, afivelar o cinto de segurança no automóvel.
b) **Passivas:** requerem pouca ou nenhuma ação individual para proporcionar proteção. Por exemplo, *airbags*.

Em geral, estratégias passivas são mais efetivas por gerar proteção automática a grandes grupos populacionais.[9]

A importância crítica da prevenção de lesões é destacada pelo simples fato de que mais de metade das mortes pediátricas relacionadas ao trauma ocorre poucos minutos após a lesão e não existem intervenções clínicas que possam melhorar a sobrevivência desses pacientes.[5]

Os melhores programas de prevenção utilizam os três "Es" da língua inglesa - *education* (educação), *engineering* (modificação de produtos) e *enforcement* (aplicação da legislação) - associados à avaliação.[4]

- **Legislação e aplicação de leis:** ferramenta importante na prevenção, uma vez que há evidências de que ela aumenta a adoção de medidas, diminuindo o número de LNI em várias áreas.[2] Uma revisão sistemática da legislação sobre o uso de capacetes ao andar de bicicleta demonstrou o aumento do uso deste, particularmente nas faixas etárias mais jovens, com menor incidência de traumatismo cranioencefálico (TCE) grave.

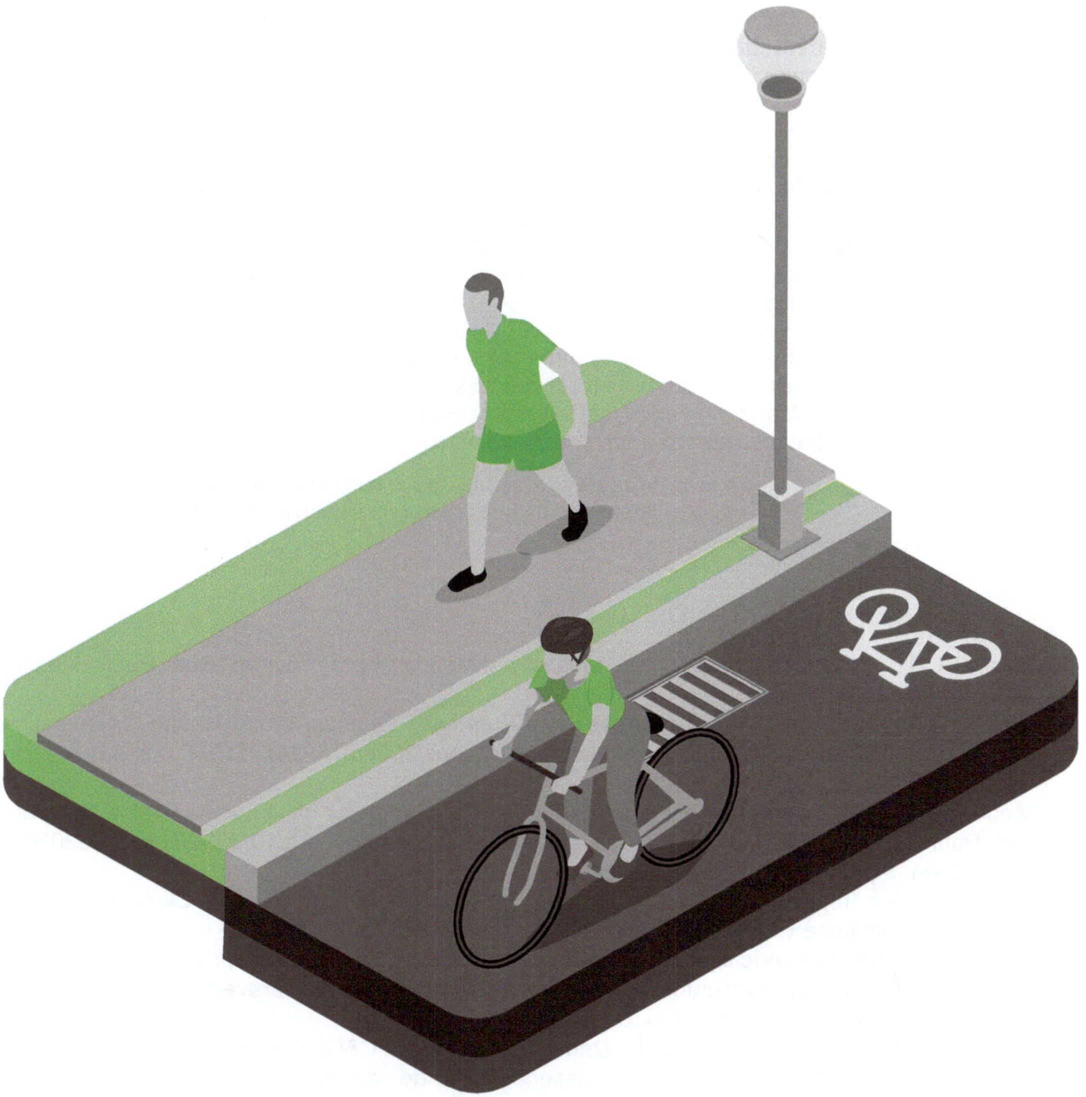

Figura II. Modificação do ambiente: separação nas vias para pedestres, ciclistas, automóveis.
Fonte: Desenvolvida pela autoria do capítulo.

- **Modificação do produto:** alterar o *design* e a fabricação de alguns produtos pode diminuir o risco de lesões. Como exemplo, há as tampas de medicamentos à prova de crianças.
- **Modificação do ambiente:** a engenharia pode diminuir a taxa de lesões no trânsito pela modificação do ambiente, separando pedestres, ciclistas e automóveis na estrada.
- **Educação:** a educação individual mostrou-se pouco eficaz e pouco duradoura. O foco da educação deve se estender além dos cuidadores imediatos da criança, incluindo profissionais de saúde, políticos, profissionais de comunicação e comunidade empresarial. O fortalecimento das comunidades é uma abordagem adotada por muitas organizações que trabalham com segurança, demonstrando ser eficaz e mais duradouro.

Como ocorreu com outros problemas na saúde, a ênfase mudou do indivíduo para o contexto ambiental, com a percepção de que a explicação única para lesão era incompleta, sendo necessário o uso dos modelos multicausais. A experiência de países com melhores registros de segurança mostra que uma liderança positiva associada a esforços multissetoriais pode ajudar a diminuir a morbimortalidade associada às lesões.[2,5]

Várias agências em todo o mundo desenvolveram políticas, estratégias e/ou planos de ação nacionais de prevenção de lesões infantis. Por exemplo, a OMS com documentos como o *Relatório Mundial sobre Prevenção de Lesões Rodoviárias, Relatório Mundial sobre Violência e Saúde* e *Relatório Mundial sobre Prevenção de Lesões em Crianças.*

Muitas medidas de prevenção comprovadamente eficazes não são implementadas em países em desenvolvimento por questões econômicas, técnicas e políticas.

É importante que haja para toda essa população de crianças e adolescentes lesionados sistemas bem coordenados de triagem, cuidados médicos de emergência e cuidados intensivos. Porém, mesmo sendo necessário esse esquema de atendimento ao trauma, evitar que a lesão ocorra gerará economia de recursos gastos em tratamento agudo e em reabilitação, além da diminuição dos problemas sociais e emocionais envolvidos.

Há escassez de desenhos de estudo robustos para avaliar os programas em países em desenvolvimento. Os estudos de avaliação econômica da saúde (p. ex., análise de custo-eficácia) podem fornecer informações sobre quais as intervenções bem-sucedidas em países desenvolvidos maximizam os recursos disponíveis para melhorar os resultados de saúde.[13] Testar sua aplicabilidade em países em desenvolvimento pode ser uma solução.

A hora de agir é agora. Que futuro melhor podemos oferecer às crianças do mundo do que crescerem saudáveis, sem a ameaça de lesões?
David A. Sleet

Referências bibliográficas

1. Sleet DA. The global challenge of child injury prevention; Int. J. Environ. Res. Public Health. 2018;15(9),1921.
2. WHO. World report on child injury prevention: Summary. Geneva: World Health Organisation 2008. Disponível em: http://whqlibdoc.who.int/publications/2008/9789241563574_eng.pdf. Acesso em: 5 jul. 2023.
3. Meddings D. Child injury prevention: an overlooked challenge for child survival. Int. J. Environ. Res Public Health. 2013;10,568-570. Disponível em: https://doi.org/10.3390/ijerph10020568. Acesso em: 5 jul. 2023.
4. Knapp JF. The Importance of pediatric Injury prevention to trauma care. Clinical Pediatric Emergency Medicine v. 2, Issue 1, March 2001, p. 13-22.
5. Gill AC, Kelly NR. Pediatric injury prevention: epidemiology, history, and application. UpToDate. Disponível em: https://www.uptodate.com/contents/pediatric-injury-prevention-epidemiology-history-and-application. Acesso em: 5 jul. 2023.
6. Blank D, Waksman RD. Segurança. In: Deutsch AD, Oliveira CAC, Schvartsman C, Daniel FDA, Troster EJ, Pires EMSG et al. Pediatria essencial. Rio de Janeiro: Atheneu; 2022. p. 121-36.
7. Lao Z, Gifford M, Dalal K. Economic cost of childhood unintentional injuries. Int J Prev Med. 2012;3(5):303-12.

8. Blank D. Conceitos básicos e aspectos preventivos gerais. In: Comitê de acidentes na infância. Manual de acidentes na infância e adolescência. São Paulo (SP): Sociedade Brasileira de Pediatria; 1994.
9. Deal LW, Gomby DS, Zippinoli L, Behrman RE. Unintentional injuries in childhood: analysis and recommendations. The future of children v. 10, n. 1, Unintentional Injuries in Childhood (Spring – Summer, 2000), p. 4-22.
10. Coggan C, Patterson P, Brewin M, Hooper R, Robinson E. Evaluation of the waitakere community injury prevention project. Inj Prev. 2000 Jun;6(2):130-4.
11. Huang Y, Wu Y, Schwebel DC, Zhou L, Hu G. Disparities in under-five child injury mortality between developing and developed countries: 1990-2013. Int J Environ Res Public Health. 2016 Jul 7;13(7):653.
12. Rede Nacional Primeira Infância. Plano Nacional da Primeira Infância – Projeto Observatório Nacional da Primeira Infância. Mapeamento da Ação Finalística Evitando Acidentes na Primeira Infância. 2014. Disponível em: http://primeirainfancia.org.br/wp-content/uploads/2015/01/RELATORIO-DEMAPEAMENTO-EVITANDO-ACIDENTES-versao-4-solteiras.pdf. Acesso em: 2 jul. 2023.
13. Mahalingam M, Peterson C, Bergen G. Systematic review of unintentional injury prevention economic evaluations 2010-2019 and comparison to 1998-2009. Accident Analysis & Prevention. v. 146, October 2020.

Seção 1

Entenda

Capítulo 1

Acidentes automobilísticos

Renata D. Waksman
Sarah Saul

Introdução

Os traumatismos no trânsito representam um dos mais sérios problemas de saúde em todo o mundo e um enorme desafio global, o que pode ser atribuído ao aumento progressivo do número de automóveis circulantes, más condições das vias, crescimento populacional e falta de cultura voltada para a segurança.

As crianças têm mais chances de morrer em países de baixa e de média renda que respondem por mais de 90% das mortes no trânsito; e, em cada país, as crianças mais pobres estão em maior risco.[1,2]

O termo "usuário vulnerável" refere-se às pessoas que circulam pelo ambiente de tráfego, que não são protegidas por um escudo externo, estando suscetíveis a um risco maior de sofrerem lesões em qualquer colisão contra um veículo automotor. Especificamente, os mais vulneráveis entram com mais da metade das mortes no trânsito.[3]

No Brasil, é muito frequente a rede viária ter sido construída sem considerar as crianças e adolescentes, que utilizam as vias como pedestres, ciclistas, motociclistas e ocupantes de veículos. Elas podem morar perto de uma estrada, brincar ou até mesmo trabalhar nas ruas. Todas essas interações, juntamente com uma série de outros fatores de risco associados à infância e à adolescência, aumentam a suscetibilidade dessa população às lesões causadas pelo trânsito.[4]

Os acidentes de trânsito não precisam ser o preço que as crianças, adolescentes e suas famílias tenham de pagar pelo aumento da mobilidade e da independência à medida que as crianças crescem. Existem medidas de comprovada eficácia que podem ser efetuadas para reduzir seus riscos ao mínimo.

A Assembleia Geral da Organização das Nações Unidas (ONU) estabeleceu uma meta ambiciosa de, até 2030, reduzir pela metade o número global de mortes e lesões causadas por acidentes de trânsito.[5-7] A década alinha-se também com a Agenda 2030 para o Desenvolvimento Sustentável, adotada pela ONU em setembro de 2015, por meio da Resolução A/RES/70/1.[7]

O problema

Em todo o mundo, aproximadamente 220 mil crianças e adolescentes de 0 a 19 anos morrem anualmente em decorrência de lesões no trânsito. São mais de 600 mortes evitáveis entre crianças e jovens todos os dias – ou uma morte quase a cada 2 minutos. Centenas sobrevivem, mas com lesões incapacitantes e permanentes.[1,6,8-10]

Segundo dados do Datasus, no Brasil, em 2021, mais de 30 mil crianças e adolescentes até 19 anos foram internados por terem sofrido acidentes automobilísticos e, nesse mesmo ano, quase 3 mil indivíduos dessa faixa etária faleceram por essas causas, o que representa 5% de todos os óbitos de 0 a 19 anos. Na faixa etária de 15 a 19 anos, é a primeira causa de morte, representando 13,6% de todos os óbitos.[11,12] É mais provável que crianças até os 9 anos se desloquem acompanhadas pelos pais, enquanto as maiores o fazem de forma mais independente, como pedestres, ciclistas, motociclistas e, finalmente, condutores. As maiores taxas de lesões entre os maiores de 10 anos são resultado disso.

Fortes evidências comprovam que motoristas que dirigem alcoolizados e adolescentes são os que causam mais acidentes de trânsito.[1-3]

Caso clínico 1

Uma menina de 2 anos foi atropelada por um vizinho que estava dando ré no carro na entrada da garagem. A criança foi rapidamente transportada pelo Samu para o hospital mais próximo. Na sala de emergência, a avaliação primária mostrou que suas vias aéreas estavam patentes, mas a saturação de oxigênio estava em 91%, frequência cardíaca de 148 bpm, frequência respiratória de 48 mpm e com pressão arterial de 85 × 45 mmHg. Administrado oxigênio por máscara facial com reservatório, a oxigenação subiu para 96%. Como a perfusão periférica estava de 4 segundos, associada à taquicardia, foi realizado bólus intravenoso de 20 mL/kg de solução cristaloide. Observou-se que a criança apresentava erupção petequial generalizada e sufusões hemorrágicas na face, pescoço, região superior do tórax e hematomas no abdome. Seu escore de gravidade da lesão (ISS – *injury severity score*) foi de 26. Realizado e-FAST, o resultado foi negativo. Após estabilização hemodinâmica, realizada tomografia computadorizada do tórax e de abdome, que revelou fratura de arcos costais (10º, 11º e 12º), evidências de contusão pulmonar, ruptura capsular do baço, contusão na 2ª porção do duodeno e lacerações superficiais no fígado. Internada na unidade de terapia intensiva (UTI) pediátrica, foi intubada eletivamente e ficou em ventilação mecânica, recebeu analgesia intravenosa, antibióticos de amplo espectro, fisioterapia na região torácica e alimentação enteral por sonda nasogástrica. Foi acompanhada também pela equipe cirúrgica e realizou ultrassons em série, que demonstraram resolução das lesões intra-abdominais. Ela foi extubada após 6 dias e teve alta para casa após 17 dias, com reabilitação motora e respiratória.[13]

Atropelamentos representam importante causa de morte por trauma em crianças e adolescentes nos países em desenvolvimento e de baixa renda, especialmente na faixa etária entre 5 e 14 anos.[1-6]

Do ponto de vista epidemiológico, sabemos que:

1. A maioria ocorre durante o dia.
2. 30% dos atropelamentos ocorrem enquanto as vítimas atravessam a via na faixa de segurança.
3. O risco é maior em vias de muito trânsito ou com circulação de veículos acima de 40 km/h.
4. Falta de locais para as crianças brincarem perto de suas casas, aglomerados familiares, baixo nível socioeconômico, distrações, como estar conversando ou usando o celular também são fatores de risco.[1,2,6,8-10]

A fase do desenvolvimento em que a criança se encontra é fator relevante: a depender dessa fase, a criança corre em direção à rua, tem pouca habilidade para julgar a distância e a velocidade dos veículos e distrai-se facilmente com seus pares ou com outros estímulos do ambiente.[1,8-10]

Caso clínico 2

No fim da tarde de um dia de semana, uma criança de 7 anos, ao sair de bicicleta pelo portão da escola que frequentava, foi atropelada por um veículo que passava em alta velocidade. A criança não usava dispositivos de segurança e no local não havia nenhum adulto responsável pela segurança de todos que por lá circulavam. Ela faleceu no local.

Crianças andando de bicicleta representam 2% a 8% das vítimas de todas as mortes no trânsito no mundo; em alguns países da Ásia, esses índices alcançam 33% e os veículos motorizados de duas rodas são a principal causa de morte entre adolescentes.[4]

O uso adequado do capacete reduz o risco de lesão craniana em até 85% e de lesões faciais em cerca de 65% entre os ciclistas.[9]

Caso clínico 3

Um garoto de 4 anos foi admitido na sala de emergência depois de sofrer uma lesão grave no tórax. Sentado "solto" no banco de trás do carro de seu pai, sem estar num assento de segurança, ele abriu a porta traseira, caiu do carro e foi atropelado enquanto seu pai estava manobrando na garagem. A tomografia computadorizada (TC) do tórax revelou fraturas da 2ª e 5ª costelas do lado direito, pequeno hemopneumotórax à direita e contusão pulmonar do lobo superior direito. A TC abdominal estava normal e o escore de gravidade da lesão ISS foi de 11. O tratamento incluiu a inserção de um dreno no tórax, fisioterapia, antibiótico intravenoso de amplo espectro e analgesia com opioide. Ele permaneceu hemodinamicamente estável e recebeu alta para casa após 3 dias, tendo recuperação completa.[13]

O transporte seguro de crianças em veículos a motor – quando dispositivos de retenção (DR) como assento de segurança, dispositivos elevatórios (*boosters*) e cintos de segurança tenham sido usados e instalados de forma adequada – pode reduzir 71% das mortes em menores de 1 ano, 54% para crianças de 1 a 4 anos, 74,3% em crianças de 5 a 8 e até 67% de lesões graves.[1-4,8-10,14-17]

Os principais fatores de risco que aumentam a frequência e a gravidade das lesões encontram-se no Quadro 1.1.[1-5,8-10,14-18]

Quadro 1.1 – Principais fatores de risco relacionados aos acidentes automobilísticos.

- Falta de supervisão adequada em menores de 10 anos enquanto circulam pelas ruas
- Taxas muito baixas de uso de cinto de segurança em adolescentes e adultos jovens – a redução do risco de morte entre motoristas e ocupantes do banco dianteiro com o uso do cinto de segurança é de 45% a 50%, e do risco de morte e de lesões graves entre os ocupantes do banco traseiro é de 25%
- Falta ou uso inadequado de dispositivos de segurança (assentos) em crianças – seu uso adequado pode evitar mortes em 60%
- Baixa utilização de capacetes entre ciclistas, motociclistas e seus caronas, causando um número significativo de lesões na cabeça ou morte em caso de colisão com veículo a motor
- Ciclistas que não usam roupas reflexivas
- Ciclovias indisponíveis ou em más condições para separar ciclistas dos veículos a motor
- Velocidade: o aumento na velocidade média está diretamente relacionado tanto à probabilidade de ocorrência de um acidente como à gravidade das lesões. A iniciativa #*slowdown*, implementada em 2017, preconiza que, com a diminuição da velocidade e a observação dos limites de velocidade adequados, as ruas e as estradas tornam-se mais seguras para todos
- Motoristas jovens correm maior risco em função da idade e por adotarem comportamentos perigosos, incluindo ingerir bebida alcoólica, fadiga, excesso de velocidade e distrações ao dirigir
- Uso de celular ao volante causa desatenção e aumenta em quatro vezes a chance de um acidente por diminuir o tempo de reação (especialmente de frenagem, mas também a reação aos sinais de trânsito), dificultar a manutenção na faixa correta e avaliar mal as distâncias. O uso de viva-voz também não confere segurança e o envio de mensagens de texto aumenta consideravelmente o risco de acidente
- Falha de atendimento imediato. A recuperação de lesões causadas pelo trânsito depende da disponibilidade, acessibilidade e qualidade dos serviços de atendimento ao trauma, serviço de reabilitação adequado também é um requisito importante
- Outros importantes fatores de risco: projetos inadequados dos veículos; ambiente da rua ou estrada com grande volume de tráfego; malha viária sem planejamento; falta de calçadas e de sinalização para todos; falta de parques infantis; calçadas e ciclovias próximas do trânsito de veículos; transporte público ineficiente e inseguro; e ausência de redutores de velocidade

A solução - medidas preventivas

Para facilitar a compreensão e auxiliar no conhecimento das principais medidas de prevenção, as crianças e os adolescentes expostos aos perigos do trânsito são divididas em três categorias: pedestres; ciclistas; e ocupantes de veículos a motor.

Pedestres

Medidas com comprovação científica de eficácia na proteção do pedestre encontram-se descritas no Quadro 1.2.[1,2,5,6,8,9,14-16]

Quadro 1.2 – Medidas comprovadas de prevenção contra os atropelamentos.
• Menores de 10 anos sempre acompanhados por um adulto atento
• Ambiente planejado para a segurança do pedestre
• Ruas sinalizadas com faixa de segurança e farol para pedestres
• Medidas de engenharia para separar pedestres e ciclistas dos veículos
• *Playgrounds* cercados e afastados de ruas movimentadas
• Cercas impedindo o cruzamento de vias mais movimentadas
• Calçadas limpas e próprias para uso em toda a sua extensão
• Tráfego de automóveis desviado da proximidade de escolas
• Ruas com mão única e com estacionamento restrito
• Limites baixos de velocidade e controlados efetivamente por leis bem aplicadas
• Controladores eletrônicos de velocidade e/ou quebra-molas
• Controle efetivo de beber e dirigir na sequência
• Transporte público adequado e acessível
• Pedestres com vestimentas mais visíveis
• *Design* de veículos para a proteção do pedestre

Ciclistas

No Quadro 1.3, estão descritas as principais orientações para se evitarem eventos traumáticos em ciclistas.[1,2,6,16]

Quadro 1.3 – Medidas de segurança para proteção dos ciclistas.
• Uso obrigatório, em crianças, de capacete próprio para bicicletas
• Andar pela direita, no mesmo sentido do trânsito, usando ciclovia se estiver disponível
• Respeitar regras básicas do trânsito como parar e olhar para os dois lados antes de circular pela rua, parar nos cruzamentos, respeitar semáforos e os sinais de parada, sinalizar com as mãos antes de fazer curvas e olhar em todas as direções
• Só pedalar quando está claro e com luz do dia
• Usar roupas de cores claras ou reflexivas para aumentar sua visibilidade
• Evitar distrações, como falar ao celular, enviar mensagens de texto ou comer
• Antes de sair, verificar a pressão dos pneus, os freios, a altura do assento e do guidão

Características do capacete:

- Deve ser confeccionado de espuma rígida e deformável, ter forro de poliestireno firme e ser coberto por uma fina camada plástica.
- Deve ser colocado diretamente no topo da cabeça, cobrindo a parte superior da região frontal (tem de estar paralelo ao chão).
- Deve se encaixar bem, não se mover ao redor da cabeça nem deslizar para baixo sobre os olhos, quando empurrado ou puxado.
- A criança deve experimentar capacetes para encontrar aquele com melhor ajuste.

Ocupantes de veículo automotor

As principais orientações para o transporte seguro de crianças e adolescentes em veículos a motor encontram-se na Seção 2 – Proteja.

Outras informações importantes

- O uso isolado do cinto de segurança de três pontos do veículo em crianças que não tenham 1,45 m tem sido associado a um risco maior de lesões causadas pelas faixas do cinto – fraturas da coluna lombar e lesões abdominais. Faixas dos ombros do cinto de segurança posicionadas atrás da criança ou embaixo de seus braços não conferem proteção e podem aumentar o risco de lesões graves.
- Menores de 13 anos devem ser transportados nos bancos traseiros dos veículos.
- DR não deve se mover mais de 2,5 cm de um lado para outro quando estiver fixo – um dedo de espaço entre o arnês e o corpo da criança.
- O clipe que une os arnês da cadeirinha ou do bebê conforto deve estar no nível das axilas.
- Os assentos devem estar voltados para trás o maior tempo possível.
- Os assentos têm data de validade.
- O DR que estava em um acidente grave deve ser descartado.
- Ficar atento a *recalls.*
- Levar o DR em transportes de taxi, aplicativos ou quando estiverem "de carona".

No Quadro 1.4, estão descritas as principais intervenções e a estimativa da efetividade do *Guia do UNICEF de Orientação Técnica para Segurança Rodoviária Infantil e Adolescente* (publicado em novembro de 2022).[9]

Quadro 1.4 – Correlação entre as intervenções e as estimativas de efetividade do Guia UNICEF.

Intervenções	***Estimativa de efetividade***
30 km/h em zonas de velocidade	• Redução de 70% em lesões fatais em crianças pedestres
Calçadas e locais para caminhar	• 40% a 60% de redução nas mortes
Ciclovias separadas do trânsito	• 44% menos mortes de ciclistas nas cidades
Capacetes adequados e usados corretamente para andar de bicicleta	• Redução de 60% em ferimentos graves na cabeça
Legislação para uso de capacete de bicicleta	• Redução de 45% nas taxas de traumas de crânio em ciclistas
Uso do capacete de motocicleta	• Redução de 69% no risco de traumas de crânio
Uso de dispositivos de retenção	• 71% a 95% de redução de lesões graves quando os assentos estão voltados para trás
Uso correto de cinto de segurança	• Redução de 40% a 50% no número de mortes

Fonte: UNICEF-Technical guidance for child and adolescent road safety.

É importante ressaltar que a orientação para prevenção de traumatismos decorrentes de acidentes de trânsito deve fazer parte da consulta médica no âmbito da atenção básica, desde o pré-natal até a adolescência.[6,10,15]

Pediatras cumprem um importante papel ao ensinar e reforçar os benefícios positivos dessa prática e têm sido bem-sucedidos em aumentar a aceitação dos pais e responsáveis. É fundamental que esses profissionais saibam orientar com clareza como crianças e adolescentes devem circular pelas ruas, como e onde devem andar de bicicleta, sobre o uso obrigatório de capacete e quais os DR adequados, que devem ser utilizados desde o nascimento, a localização adequada, a fixação correta do assento e a forma de instalar a criança com segurança.

Importante também que os pediatras conheçam e promovam essas recomendações como parte da orientação antecipada de segurança dos passageiros infantis em todas as consultas. Precisamos melhorar essas estatísticas!

Referências bibliográficas

1. Waksman RD, Blank D. Acidentes de trânsito. In: Silva LR, Solé D, Silva CAA, Constantino CF, Liberal EF, Lopez FA (eds.). Tratado de pediatria: Sociedade Brasileira de Pediatria. 5. ed. v. 1. Barueri: Manole, 2022. p. 337-343.
2. Blank D, Waksman RD. Segurança. In: Deutsch AD, Oliveira CAC, Schvartsman C, Daniel Filho DA, Troster EJ, Pires EMSG, Santos E, Granato MF, Gonçalves PA, Waksman RD (eds.). Pediatria essencial – Rio de Janeiro: Atheneu, 2022, p. 121-136.
3. World Health Organization. Road traffic injuries. Geneva: World Health Organization; 2022. Disponível em: https://www.who.int/news-room/fact-sheets/detail/road-traffic-injuries. Acesso em: 12 ago. 2023.
4. Peden M, Oyegbite K, Ozanne-Smith J, Hyder AA, Branche C, Rahman AKMF et al. (eds.) World report on child injury prevention. Geneva: WHO and UNICEF; 2008.
5. World Health Organization. Global status report on road safety 2018. Geneva: World Health Organization; 2018. Disponível em: http://bit.ly/WHO_road_ safe_18. Acesso em: 6 ago. 2023.
6. 10 Estratégias para a segurança de crianças no trânsito. Organização Mundial da Saúde. #SafeKidsLives, 2015. Disponível em: https://apps.who.int/iris/bitstream/handle/10665/162176/WHO_NMH_NVI_15.3_por.pdf?sequence=11. Acesso em: 6 ago. 2023.
7. World Health Organization. Brasilia Declaration on Road Safety. Brasilia, Brazil: World Health Organization; 2015. Disponível em: https://cdn.who.int/media/docs/default-source/documents/un-road-safety-collaboration/brasilia_declaration_en.pdf?sfvrsn=9e7f74fc_23. Acesso em: 12 ago. 2023.
8. World Health Organization. Pedestrian safety: a road safety manual for decision-makers and practitioners. Geneva: WHO; 2013. Disponível em: https://www.who.int/publications/i/item/pedestrian-safety-a-road-safety-manual-for-decision-makers-and-practitioners. Acesso em: 27 ago. 2023.
9. UNICEF. Technical guidance for child and adolescent road safety. Published on 17 November 2022. Disponível em: https://www.unicef.org/media/130721/file/UNICEF_Child_and_Adolescent_Road_Safety_Technical_Guidance_2022.pdf. Acesso em: 27 ago. 2023.
10. Peden M. Saving lives through vehicle safety. The Lancet Global Health. v. 8, Issue 6, E746-E747, June 01, 2020. Disponível em: https://www.thelancet.com/journals/langlo/article/PIIS2214-109X(20)30189-3/fulltext DOI: https://doi.org/10.1016/S2214-109X(20)30189-3. Acesso em: 6 ago. 2023.
11. Brasil. Ministério da Saúde. Sistema de Informações sobre Mortalidade (SIM). Óbitos por residência por Grupo CID-10 e Faixa Etária. Brasília: Ministério da Saúde; 2023. Disponível em: http://tabnet.datasus.gov.br/cgi/tabcgi.exe?sim/cnv/obt10uf.def. Acesso em: 12 ago. 2023.
12. Brasil. Ministério da Saúde. Sistema de Informações sobre Internações Hospitalares (SIH). Internações por residência por Grupo CID-10 e Faixa Etária. Brasília: Ministério da Saúde; 2023. Disponível em: http://tabnet.datasus.gov.br/cgi/tabcgi.exe?sim/cnv/obt10uf.def. Acesso em: 12 ago. 2023.
13. Godbole P, Crabbe DC, Stringer MD. Four children crushed in their driveways. Soc Med. 2001 Jun;94(6):294-6. doi: 10.1177/014107680109400613. PMID: 11387423; PMCID: PMC1281529. Disponível em: https://www.ncbi.nlm.nih.gov/pmc/articles/PMC1281529/. Acesso em: 29 ago. 2023.
14. Sociedade Brasileira de Pediatria (SBP). Documento Científico. Departamento Científico de Segurança. O pediatra e a segurança do pedestre. Setembro de 2017. Disponível em: https://www.sbp.com.br/fileadmin/user_upload/20093c-DocCient_-_Pediatra_e_a_seguranca_pedestre.pdf. Acesso em: 12 ago. 2023.

15. #SlowDown Save Lives #SpeakUp. 2017. Disponível em: https://www.unroadsafetyweek.org/en/previous-weeks/2017-slowdown. Acesso em: 12 ago. 2023.
16. Health Children. Disponível em: https://healthychildren.org/English/safety-prevention/on-the-go/Pages/safety-on-the-way-to-school.aspx. Acesso em: 27 ago. 2023.
17. Blank D. Departamento Científico de Segurança. O pediatra e a segurança dos ocupantes de veículos automotores. Documento Científico n. 3. Rio de Janeiro: Sociedade Brasileira de Pediatria (SBP); 2019. Acesso em: 12 ago. 2023.
18. National Safety Council (NSC). Injury Facts. Occupant Protection. https://injuryfacts.nsc.org/motor-vehicle/occupant-protection/child-restraint/. Acesso em: 27 ago. 2023.

Capítulo 2

Aspiração de corpo estranho

Bianca Seixas Soares Sgambatti
Alexandre Massashi Hirata

Introdução

A aspiração de corpo estranho é um evento em que uma pessoa inala pela via aérea um objeto sólido, líquido ou semissólido em vez de o ingerir corretamente. Dependendo do tamanho do objeto, da idade da pessoa e do tempo de tratamento, a obstrução pode ser total ou parcial, acarretando grandes prejuízos ou até ser fatal.

A aspiração de corpo estranho (ACE) por uma criança é um evento potencialmente fatal, pois pode bloquear a via aérea prejudicando a ventilação e a oxigenação. Essas mortes são dramáticas para as famílias. Geralmente envolvem corpos estranhos orgânicos (principalmente alimentos) aspirados por crianças menores de 3 anos, a maioria ocorrendo em casa ou na escola.[1]

O diagnóstico deve ser sempre suspeitado quando houver um episódio de engasgo ou de tosse aguda, principalmente se for testemunhado por um adulto. Sempre deve ser realizado com base na anamnese e no exame clínico e não deve ser descartado mesmo se a radiografia de tórax for normal. O padrão-ouro do diagnóstico e de tratamento é a broncoscopia rígida.

Com medidas de prevenção como educação e leis para brinquedos, é possível reduzir significativamente o número de mortes e complicações por asfixia.

O problema

Caso clínico 1

Um menino de 2 anos brincava no colo da avó, que estava sentada à mesa limpando feijão cru. De repente, a criança pegou um dos feijões e colocou-o na boca. Ela apresentou tosse seca intensa, estridor bifásico e consequente perda de consciência. A avó tentou, sem sucesso, remover o corpo estranho com os dedos. Os serviços de emergência chegaram ao local em pouco tempo (20 minutos), mas não conseguiram reanimar a criança, que foi declarada morta.

Ao exame externo do corpo, apresentava leve congestão da face, bem como petéquias hemorrágicas na pele da face e no revestimento das pálpebras. A autópsia revelou a presença de feijão cru obstruindo o terço médio da traqueia com diâmetro de 1 cm; o feijão media 3 cm por 1,5 cm. A asfixia mecânica decorrente de obstrução aguda das vias aéreas superiores foi apontada como a causa da morte.[1]

Os acidentes continuam sendo uma grande causa de morbimortalidade em crianças e adolescentes no mundo todo. Nos Estados Unidos, em 2020, 1.194 crianças menores de 1 ano perderam a vida por lesões não intencionais e, destas, 85,8% por sufocamento: a grande maioria por obstrução de via aérea no berço, seguida de aspiração de alimentos ou outros objetos. Entre as crianças de 1 a 4 anos (1.153 mortes), a asfixia foi a terceira causa de morte (10,2%), e o sufocamento por aspiração de alimentos e objetos não orgânicos corresponderam a 50,9% dessas mortes.[2] Aproximadamente 80% dos episódios de ACE ocorrem em crianças pequenas, especialmente em menores de 3 anos, com pico de incidência aos 2 anos, predominantemente em meninos.[2,5] Ver Figura 2.1 comparando as mortes em meninos e meninas.

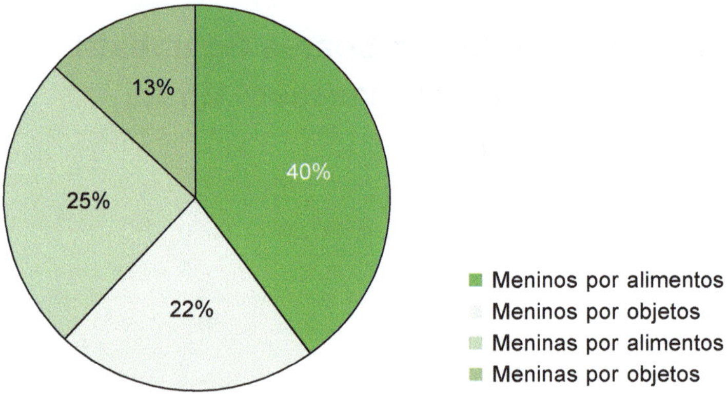

Figura 2.1. Mortes de crianças de 1 a 4 anos por aspiração/ingesta em 2020, Estados Unidos.
Fonte: CDC.[2]

No Brasil, os números de mortalidade seguem a tendência supramencionada. Segundo o Ministério da Saúde, em 2021 houve 2.339 mortes por lesões não intencionais em crianças menores de 5 anos. Destas, 798 mortes foram por sufocamento, 658 em menores de 1 ano de idade.[3]

Em todo o mundo, entre as principais causas de visitas aos serviços de emergências por lesões não intencionais em crianças, as por asfixia ocupam um papel importante.[2] Em 2020, nos Estados Unidos, 2.854 crianças de até 14 anos foram internadas por asfixia/sufocamento, com custos de US$ 149,13 milhões. Dessas internações, 63% eram de crianças de até 5 anos de idade.[4]

Entre alguns fatores de risco relacionados às características anatômicas e de desenvolvimento de crianças menores de 3 anos, podemos destacar:

- Comportamento exploratório: crianças pequenas conseguem ficar em pé, com desenvolvimento motor fino para explorar o mundo pela via oral.
- Hábito de comer ao mesmo tempo em que anda, corre, brinca ou ri.
- Dentição incompleta: os dentes incisivos começam a nascer a partir de 6 meses e os molares, somente a partir de 18 meses. Entretanto, a habilidade de mastigar adequadamente demora a se desenvolver e pode não estar presente até 4 anos.[6,7] Antes da erupção dos molares, as crianças são capazes de morder um alimento com os incisivos, mas são incapazes de triturá-lo adequadamente em preparação para a deglutição.[7]
- Deglutição ainda incoordenada ou imatura.
- Diâmetro menor das vias aéreas: apesar do forte reflexo de vômito que as protege de sufocamento, crianças têm maior chance de obstrução total da via aérea, pois o diâmetro de sua via aérea é pequeno. Sendo a resistência do fluxo aéreo inversamente proporcional à 4ª potência do raio, qualquer objeto pequeno terá um impacto considerável no fluxo de ar. Além disso, o muco e a secreção ao redor do corpo estranho (especialmente em alimentos) acabam reduzindo ainda mais a passagem de ar, dificultando a saída/deslocamento do objeto pela tosse ou por manobras de ressuscitação cardiopulmonar (RCP).[7]
- Força gerada pela tosse na criança é menos efetiva que em um adulto.[7]

- Em menores de 1 ano, além do pequeno calibre das vias aéreas, há uma pequena distância entre os dentes incisivos e a base da língua. Esse fato associado à frequência respiratória mais alta facilita que alimentos lisos e escorregadios, como uvas e azeitonas, deslizem para a laringe, ocasionando aspiração para os brônquios ou asfixia.[6]

Caso clínico 2

Criança de 4 anos, portadora de paralisia cerebral (recém-nascido pré-termo (RNPT) extremo, anóxia neonatal), engasga durante a sessão de fonoaudiologia com um pedaço de maçã. Logo em seguida, começa com salivação intensa e pletora facial. A fonoaudióloga realiza manobra de Heimlich e, na terceira tentativa, um pedaço de maçã de 2 cm por 3 cm é expelido. O paciente melhora da salivação e da pletora e é encaminhado ao pronto atendimento.

Crianças com distúrbios de deglutição correm maior risco de asfixia. Alterações neuromusculares, atraso no desenvolvimento, traumatismo cranioencefálico e outras condições médicas podem afetar adversamente a complexa coordenação neuromuscular envolvida no processo de deglutição.[7]

Na maioria dos eventos relacionados à aspiração de corpo estranho, os alimentos são os que mais são encontrados nas vias aéreas das crianças, principalmente nos lactentes.[8]

As características de corpos estranhos mais perigosas são: redondos ou com partes redondas; cilíndricos; compressíveis; difíceis de serem disjuntados e escorregadios. Objetos com essas propriedades são mais fáceis de se ajustarem à hipofaringe da criança e de causarem obstrução total de via aérea, inclusive podendo causar o óbito.[7]

Os alimentos que preenchem essas características e, portanto, oferecem maior risco, são: uvas inteiras; tomates cereja; cenoura crua; *marshmallow*; grandes pedaços de carnes; balas arredondadas; além das salsichas, que respondem por 17% das mortes por asfixias de crianças menores de 10 anos nos Estados Unidos.[7] A pasta de amendoim ou de avelã também confere grande risco já que pode se ajustar à hipofaringe e obstruir totalmente a passagem de ar.[7]

Levando em consideração todos os produtos que causam eventos fatais por aspiração, o maior risco está nos pedaços de balões (bexigas) ou balões vazios que representam quase 29% de mortes em crianças: fazem um selo na luz da via aérea, vedando hermeticamente a passagem de ar.[7]

Com relação aos eventos não fatais, muitos desses episódios são transitórios, podem passar desapercebidos e por isso não são relatados. Nesses eventos, os alimentos continuam sendo os achados mais prevalentes, sendo responsáveis por 59,5% dos casos, enquanto objetos não orgânicos, por 31,4%.[7] Exemplos de alimentos que costumam ser achados nas vias aéreas de crianças menores de 14 anos: feijões; pipoca; amendoim; sementes; balas ou pedaços de balas; frutas; balas de gelatinas.[5,8,9] Dos objetos não orgânicos, podemos citar as moedas e brinquedos pequenos ou parte deles como os mais prevalentes.[5,8] Clipes de papel, joias e tampas de canetas também são comumente encontrados.[8]

Na observação dos eventos de ACE, os lactentes normalmente apresentam aspiração de alimentos, enquanto crianças maiores tendem a aspirar objetos como moedas e joias.[10]

A apresentação clínica da aspiração de corpo estranho dependerá do grau de bloqueio da via aérea, da localização do objeto, da idade da criança, do tipo do objeto (tamanho e composição) e o tempo decorrido da aspiração.[7,8,10]

Crianças com obstrução total de via aérea que se apresentam com insuficiência respiratória, cianose e alteração do estado mental são consideradas emergência médica e requerem diagnóstico e tratamento imediatos. Normalmente, há uma obstrução laringotraqueal. Nesses casos, estridor, salivação, alteração da voz e sibilos podem estar presentes.

Os eventos de obstrução parcial são os mais comuns.[5] História de engasgo seguido de tosse está presente na maioria[5] desses eventos, seguida de taquipneia e estridor. Sibilos localizados ou diminuição da ausculta também podem estar presentes, mas dependem da experiência do examinador. A tríade tosse, sibilância e diminuição da ausculta tem alta especificidade (96% a 98%), porém baixa sensibilidade (27% a 43%) não está presente em todos os casos.[10] Em estudo retrospectivo em Campinas (São Paulo), que analisou prontuários de crianças (n = 69) menores de 14 anos, atendidas de janeiro de 2000 a dezembro de 2005, submetidas à broncoscopia por suspeita de aspiração de corpo estranho, a história de engasgo seguida de tosse esteve presente em 75,4% dos casos.[5] Outros sinais e sintomas como cianose (27,5%), sibilos (18%), febre (14,5%) e vômitos (10,1%) também estavam presentes. Com relação à propedêutica pulmonar à admissão, a assimetria de murmúrio vesicular estava presente em 39,1% dos casos, sibilância em 24,7%. Um pouco mais de um quarto dos casos (26,1%) apresentavam ausculta normal.[5]

Uma história de engasgo testemunhado definido por tosse de aparecimento agudo e/ou dispneia e/ou cianose em criança previamente hígida tem uma sensibilidade de 76% a 92% para o diagnóstico de ACE.[11,12] O engasgo ocorre imediatamente após a aspiração e a demora segundos ou minutos. É autolimitado e pode ser seguido de um período assintomático geralmente mal interpretado como um sinal de resolução postergando um possível diagnóstico. É importante que seja perguntado insistentemente sobre episódios de engasgo em crianças que, a despeito de tratamento adequado, não melhoram; sobre crises de sibilância; ou sobre pneumonia. Esses episódios são geralmente esquecidos ou não valorizados.

Com relação à localização, a maioria dos objetos aspirados pelas crianças encontra-se nos brônquios. Em um estudo com 1.160 casos de crianças com ACE, os locais e suas porcentagens foram as seguintes: laringe 3%; traqueia 13%; pulmão direito 60%; pulmão esquerdo 23%; e bilateral 2%.[13]

Os episódios localizados em laringe e traqueia apresentam alta taxa de morbidade e mortalidade, mas são menos comuns.[13] Corpos estranhos grandes e volumosos (p. ex., comida) ou com lados afiados e irregulares são comumente achados na laringe, particularmente em crianças, menores de 1 ano. Nessas crianças, a traqueia estreita e o fraco esforço pulmonar podem predispor à impactação do corpo estranho.[13]

Caso clínico 3

Uma menina de 3 anos que comeu queijo muçarela na sala de jantar do jardim de infância, sentada à mesa, apresenta tosse silenciosa, não conseguindo vocalizar. Tornou-se cianótica rapidamente e perdendo nível de consciência. A menina tinha tosse frequente durante o dia.

Os professores tentaram prestar-lhe os primeiros socorros por meio de várias pancadas nas costas sem sucesso e contataram os serviços de emergência médica, mas fora transportada de carro para o hospital mais próximo por um dos professores. Na sala de emergência, após inspeção da via aérea superior, um anestesiologista treinado tentou intubação endotraqueal com o uso de um laringoscópio várias vezes, sem sucesso. A paciente chegou ao pronto-socorro do hospital cerca de 10 minutos após o incidente inicial e os médicos declararam óbito após 20 minutos de manobras de ressuscitação. Nenhuma evidência de corpo estranho na via aérea foi relatada no prontuário do anestesiologista. Ao exame externo do corpo, apresentava congestão e edema da face, além de petéquias hemorrágicas na pele da face e no revestimento das pálpebras. A autópsia mostrou edema maciço de glote e um pedaço de queijo muçarela em forma de cunha, com 5 cm de comprimento e 2 cm de largura, obstruindo o *aditus ad laringem*.[1]

Após suspeita de aspiração de corpo estranho em crianças, o manejo dependerá do quadro clínico.

Crianças com dificuldade de falar/tossir, estridor inspiratório, sibilos, retrações retroesternais e/ou supraclaviculares, salivação, edema de língua ou mucosa oral e disfagia requerem um tratamento imediato de desobstrução de via aérea.[14]

Como forma de conduta, em lactentes conscientes com obstrução completa de via aérea, recomenda-se aplicar cinco golpes nas costas seguidos de cinco compressões no peito. Em crianças maiores de 1 ano, a manobra de Heimlich deve ser prontamente instituída. Essas manobras devem ser realizadas até desobstrução (objeto for expelido) ou paciente perder a consciência. Caso aconteça, manobras de RCP devem ser instituídas.[14]

Importante salientar que as intervenções mencionadas estão contraindicadas nos casos de obstrução parcial de via aérea, em que o paciente consegue tossir ou falar, com o risco de piorar o quadro ao se deslocar o corpo estranho, convertendo uma obstrução incompleta em completa. Não se recomenda varredura às cegas na cavidade oral de crianças.

Naqueles pacientes com suspeita de ACE que se apresentarem estáveis, segue-se a investigação. A radiografia de tórax poderá ser realizada, com percentual de falso-negativo (radiografia normal na vigência de corpo estranho local) de 12% a 25%.[5,12] A sensibilidade da radiografia simples de tórax depende da natureza do objeto aspirado. Alimentos, que são a maioria dos objetos aspirados por crianças pequenas, são radiolucentes e, por isso, não aparecerão na radiografia, exceto se acompanhados por outra complicação. Idealmente, solicita-se radiografias inspirada e expirada ou em decúbito lateral esquerdo, na impossibilidade daquelas.

Para aqueles casos com suspeita de corpo estranho localizado em região laringotraqueal e estável, a radiografia de pescoço (anteroposterior e lateral) pode ser solicitada.

Alguns achados na radiografia simples são:[5,8,12,13]

- Hiper insuflação pulmonar distalmente à obstrução. Decorre de obstrução parcial da via aérea com aprisionamento de ar na expiração.
- Atelectasia.
- Desvio do mediastino: o mediastino tende a se afastar do campo pulmonar contendo o corpo estranho.
- Neumonia.
- Abscesso pulmonar e bronquiectasia são achados tardios.

Em todos os casos com suspeita de aspiração de corpo estranho, há indicação de broncoscopia para retirada do objeto da via aérea. A broncoscopia rígida é a mais recomendada, mas em alguns centros médicos, dependendo da experiência do corpo clínico, poderá ser usada a flexível.[9]

Caso clínico 4

Um menino de 2 anos, com história de sibilos recorrentes durante infecções respiratórias, deu entrada na urgência pediátrica do hospital por agravamento da dispneia e febre, iniciadas há 12 horas. Os pais relataram que o menino começou a tossir e a vomitar depois de comer pistache na noite anterior, sem dispneia ou tosse durante a noite. A dispneia e a febre começaram na manhã seguinte.

Ao exame, a criança apresentava-se doente com cianose perioral e retrações subdiafragmática e jugular. A saturação de oxigênio de pulso de 75% em ar ambiente e a frequência respiratória de 60 a 65 respirações/minuto. O exame físico do tórax mostrava murmúrios vesiculares diminuídos e com sibilos. Foi administrado aerossol com epinefrina, seguido de salbutamol e brometo de ipratrópio. Após essa primeira conduta, a redução dos sibilos permitiu detectar uma assimetria na ausculta pulmonar, com redução significativa do fluxo aéreo no hemitórax direito e sem melhora da insuficiência respiratória. A radiografia de tórax confirmou opacificação completa do hemitórax direito com hiperinsuflação do pulmão esquerdo (Figura 2.2). Em razão do quadro clínico e da história de engasgo, foi feita hipótese diagnóstica de aspiração de corpo estranho. Realizada a broncoscopia rígida em que foi detectada uma densa mistura de pistache no brônquio principal e outros brônquios subjacentes do hemitórax direito.[15]

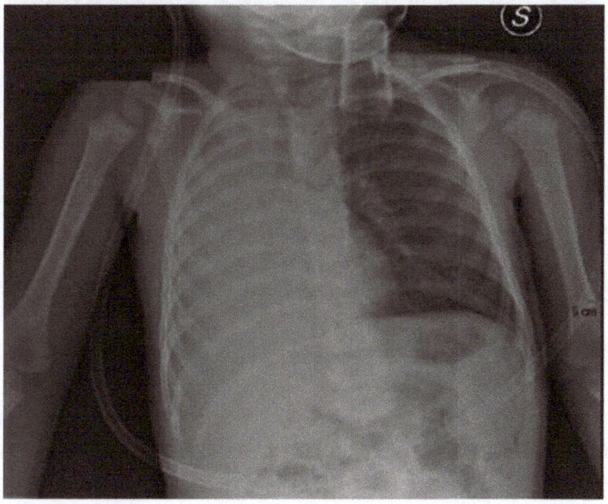

Figura 2.2. Achados de radiografia de tórax de opacificação completa do hemitórax direito com hiperinsuflação do pulmão esquerdo.

Fonte: Colavita L, Gelli C, Pecorari L, Peroni DG.[15]

As complicações mais comuns são pneumonia, atelectasia, consolidação pulmonar, pneumotórax e bronquiectasia.[5,8,10] A taxa de mortalidade extra-hospitalar é de cerca de 36,4%[1] e a intra-hospitalar está entre 0,26% e 13,6%.[1]

A demora no diagnóstico é o fator mais importante associado às complicações.[12] Estudos reportam taxas de 64%, 70% e > 95% se o diagnóstico demorar em 4 a 7 dias, 15 a 30 dias ou mais que 30 dias, respectivamente.[16] Entre as razões para a demora no diagnóstico, podemos destacar: criança com pouco sintoma ou assintomática (como aquelas com presença de corpo estranho em via aérea inferior); episódio de engasgo não testemunhado; decisão dos pais/cuidadores não investigarem um episódio de engasgo após sua resolução e o corpo clínico não pensar em ACE em pneumonias de repetição sem melhora com antibióticos; exacerbação de asma ou novos episódios de bronquiolites.

Outros fatores que contribuem para complicações são: localização da obstrução; tempo para tratamento; tempo de retenção do corpo estranho (demora para removê-lo da via aérea); e corpo clínico inexperiente.[8]

Além dessas complicações, não podemos esquecer as consequências psicológicas. Um episódio de aspiração de corpo estranho pode ser uma experiência traumática para a criança, podendo causar ansiedade e medo em relação a comer ou a brincar.

A solução

Caso clínico 5

Menino de 12 anos deu entrada no pronto-socorro com história de engasgo e intenso desconforto respiratório presenciado pelos seus colegas. Após sair da escola, ele ingeriu uma bala líquida em um recipiente com tampa atomizadora. De repente, começou a tossir violentamente com uma "sensação iminente de asfixia". Foi levado ao pronto-socorro por uma ambulância. À entrada, encontrava-se em mau estado geral, pálido, com dificuldade de falar, respiração soprosa e Sat. O_2 99%. Feita hipótese de ACE e realizada a radiografia de tórax que revelou hiperinsuflação, pneumotórax e enfisema subcutâneo. O exame com broncoscópio flexível mostrou presença de corpo estranho inorgânico impactado na carina com lesões traqueais e edema laríngeo. Foi necessária a realização de traqueostomia para a extração definitiva da válvula do recipiente da bala.[17] Veja radiografia (Figura 2.3) e imagens (Figura 2.4).

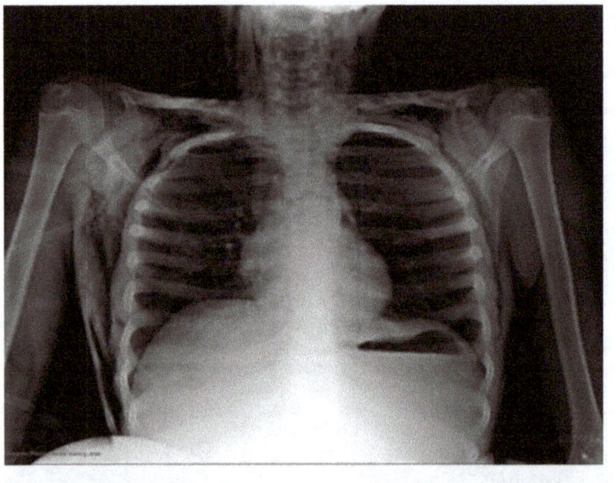

Figura 2.3. Radiografia simples de tórax em projeção anteroposterior na admissão do paciente no PS. Pode-se observar pequeno pneumotórax na parte superior direita do hemitórax esquerdo de aproximadamente 20%, além de sinais de hiperinsuflação pulmonar, com horizontalização dos arcos costais; enfisema subcutâneo também pode ser observado no pescoço e em ambos os hemitórax. Não é possível visualizar o corpo estranho.

Fonte: Gómez-Ramos, Marín-Medina, Castillo-Cobian, Felipe-Diego, 2022.[17]

(Continua)

Caso clínico 5 (*Continuação*)

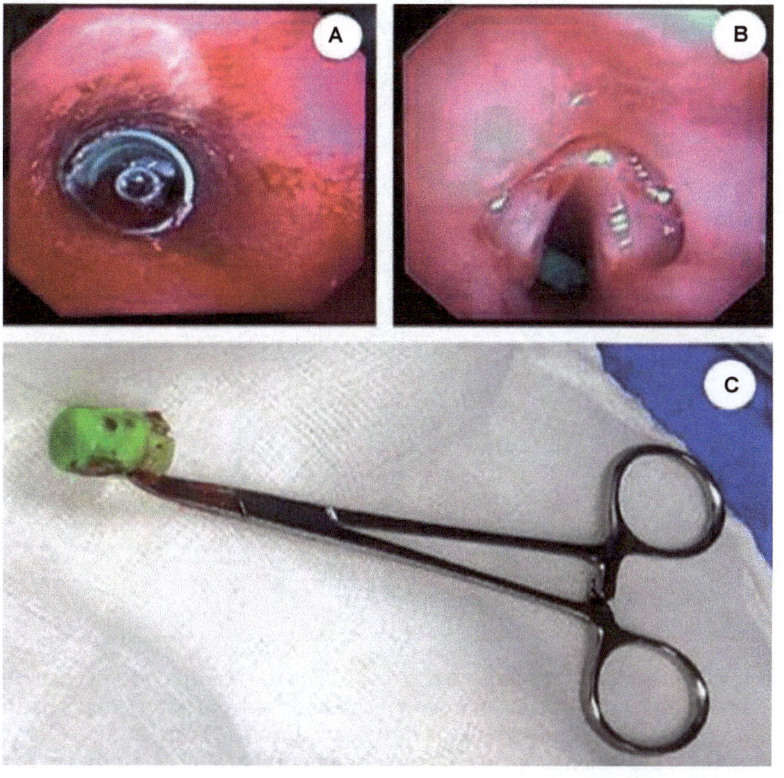

Figura 2.4. (**A**) A broncoscopia flexível mostra um CE traqueal com evidente obstrução quase total das vias aéreas. A traqueia edematosa pode ser observada, com mucosa hiperemiada e manchas de sangue. (**B**) Visão endoscópica da epiglote, onde se observa presença de CE preso no espaço subglótico pode ser observado. (**C**) A fotografia mostra que o corpo estranho extraído por broncoscopia flexível revelou ser uma tampa plástica em *spray*, de aspecto cilíndrico, com diâmetro aproximado de 1 cm e comprimento de 2 cm.

Fonte: Gómez-Ramos JJ, Marín-Medina A, Castillo-Cobian AA, Felipe-Diego OG.[17]

A aspiração de corpo estranho é um evento ameaçador à vida da criança e pode ser prevenível. Requer ações na legislação, programas de educação dirigidos aos pais e cuidadores com orientações aos hábitos que predispõem à ACE além de ensino de suporte básico de vida, com ênfase na desobstrução da via aérea. Nos Estados Unidos, em 1989, após introdução dessas técnicas pelo suporte básico de vida em Pediatria, houve uma redução de mortes por asfixia por ACE em 60%.[8]

Com relação a exemplos na legislação, a Lei Federal de Substâncias Perigosas (FHSA) dos Estados Unidos foi alterada em 1994 pela Child Safaty Protection Act (CSPA) com o objetivo de incluir requisitos de segurança de brinquedos:[7] rótulos de advertência de risco de asfixia nas embalagens de brinquedos contendo peças pequenas quando destinadas a crianças pequenas; proibição de brinquedos a menores de 3 anos de idade que possam apresentar risco de asfixia, aspiração ou ingestão. A seção 1501 da FHSA estabelece um teste para tamanho do objeto/brinquedo usando um dispositivo denominado "Teste de Peças Pequenas" (SPTF – *small-parts test fixture*).[7] O SPTF é um cilindro com diâmetro de 3,17 cm e profundidade entre 2,54 e 5,71 cm, que simula a faringe da criança. Se o objeto couber nesse cilindro, é considerado pequeno e, portanto, com risco de sufocamento. Para a CSPA, as bolas são objetos de alto risco, e, portanto, elas devem conter 4,43 cm de diâmetro[7] (Figura 2.5).

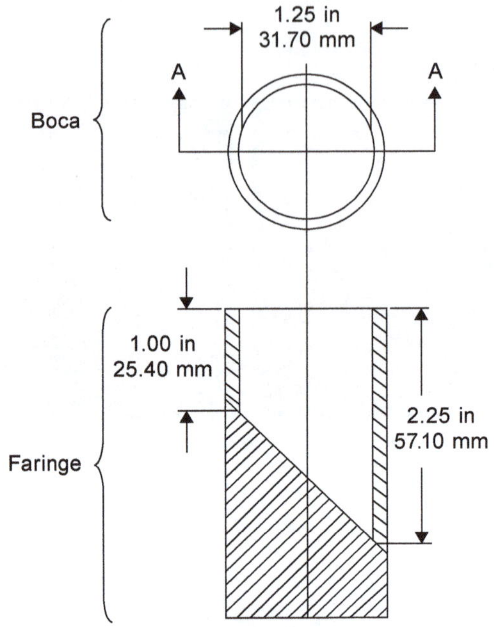

Figura 2.5. Modelo SPTF.
Fonte: Milkovich SM, Rider G, Greaves D, Stool D, Chen X.[18]

Estudos posteriores detectaram que o uso do SPTF como medida não foi eficaz em prevenir mortes por asfixia para objetos esféricos ou contendo partes esféricas mesmo com os padrões estipulados. Com isso, os autores sugeriram que os objetos devessem apresentar no mínimo 4,44 cm de diâmetro e, para objetos lineares, pelo menos 7,62 cm de comprimento para prevenir morte por sufocamento.[18]

Desde 1995, nos Estados Unidos, pacotes de brinquedos com pequenas partes, bolas com diâmetros menores de 4,44 cm e balas passaram a conter aviso de perigo de engasgo e sufocamento, não devendo ser oferecidos às crianças menores de 3 anos de idade. Nas embalagens de bexigas, há um sinal de perigo lembrando que crianças menores de 8 anos podem engasgar ou sufocar com balões vazios ou partes das bexigas.[7]

Ainda em 2008, a Consumer Safety Improvement Act alterou a FHSA para exigir que avisos de perigo para engasgo e sufocamento fossem acrescentados em *sites* e catálogos de produtos com riscos aqui definidos.[7]

Entretanto, mesmo nos Estados Unidos não há sistemas de vigilância, leis, regulamentos ou recursos dedicados para proteger as crianças contra ACE por alimentos. Países como a Suécia, desde 1979, têm rotulagem de idade em alimentos para lactentes e crianças pequenas e, desde 1981, rótulos de advertência em amendoins com casca pré-embalados para evitar o engasgo entre crianças pequenas.[7]

No Brasil, a Portaria n. 108 de 13/06/2005/Inmetro – Instituto Nacional de Metrologia, Normalização e Qualidade Industrial (DOU de 14/06/2005) define os quesitos para a segurança dos brinquedos com risco de aspiração e sufocamento.[19] Com relação aos alimentos, até o presente momento (20/08/2023) existe um Projeto de Lei n. 8.248/2017 que visa "instituir normas básicas sobre alimentos", para dispor sobre a rotulagem de alimentos que contenham risco de asfixia. Esse projeto ainda aguarda o Parecer do Relator na Comissão de Saúde (CSAUDE).[20]

De maneira geral, recomendamos:

a) Bexigas, balas e borrachas pequenas precisam ser vistas como objetos de perigo para aspiração e podem causar mortes. As bexigas de látex são a principal causa de morte associada à aspiração de objetos não orgânicos.
b) Alimentos duros e/ou redondos não devem ser oferecidos a crianças menores de 4 anos. Entre eles, podemos citar: balas duras; pipoca; salsicha; amendoim; *nuts*; sementes; cenoura crua; uva; uva-passa; pedaços de carne; pedaços de maçã.

c) Bebês devem iniciar a alimentação com sólidos somente quando estiverem aptos a se sentarem, e todas as refeições devem ser supervisionada por um adulto.
d) Crianças devem ser ensinadas e estimuladas a mastigarem corretamente a comida. Devem ser desestimuladas a brincar, correr, gargalhar, chorar e gritar ao comerem.
e) Medicamentos mastigáveis devem ser oferecidos a crianças maiores que 3 anos.
f) Moedas não devem ser oferecidas a crianças como recompensas.
g) A prática de segurar objetos escolares com a boca deve ser desencorajada.
h) Evitar brinquedos com partes pequenas. Guardar objetos pequenos da decoração da casa fora do alcance das crianças.
i) Seguir as recomendações das embalagens dos brinquedos.
j) Prestar atenção nos atos das crianças maiores, pois elas podem oferecer brinquedos/comidas com risco de aspiração para as menores.
k) Pais, professores e cuidadores devem ser estimulados a realizarem curso de primeiros socorros e noções básicas de suporte de vida em engasgos.

Referências bibliográficas

1. Montana A, Salerno M, Feola A, Asmundo A, Di Nunno N, Casella F et al. Risk management and recommendations for the prevention of fatal foreign body aspiration: four cases aged 1.5 to 3 years and mini-review of the literature. Int J Environ Res Public Health. 2020;17(13):4700. doi:10.3390/ijerph17134700.
2. Center for Disease Control and Prevention. Web-based injury statistics query and reporting system (WISQARS): leading causes of death reports, 2020. Disponível em: https://wisqars.cdc.gov/fatal-leading. Acesso em: 18 set. 2023.
3. Ministério da Saúde. Datasus. Óbitos por causas evitáveis. Disponível em: http://tabnet.datasus.gov.br/cgi/tabcgi.exe?sim/cnv/evita10br.def. Acesso em: 18 set. 2023.
4. Center for Disease Control and Prevention. Web-based injury statistics query and reportating system (WISQARS): costs of injury data. Disponível em: https://wisqars.cdc.gov/cost. Acesso em: 18 set. 2023.
5. Fraga AMA, Reis MC, Zambon MP, Toro IC, Ribeiro JD, Baracat ECE. Aspiração de corpo estranho em crianças: aspectos clínicos, radiológicos e tratamento broncoscópico. J Bras Pneumol [Internet]. 2008Feb;34(2):74-82. Disponível em: https://www.scielo.br/j/jbpneu/a/GxKgWS3GChjjqjkV7pk3XYJ/. Acesso em: 18 set. 2023.
6. Recomendações Sociedade de Pediatria de São Paulo. n. 76. Julho, 2016. Atualização de condutas em pediatria. Departamento de Segurança. Aspiração/Ingestão de Corpos Estranhos.
7. Committee on injury, violence, and poison prevention; prevention of choking among children. Pediatrics. March 2010;125(3):601-607.
8. Ngamsanga S, Vathanophas V, Ungkanont K, Tanphaichitr A, Wannarong T. Pediatric respiratory tract foreign bodies in children: a systematic review. Auris Nasus Larynx. 2023 Aug;50(4):607-613. doi: 10.1016/j.anl.2022.10.003. Epub 2022 Oct 26. PMID: 36307283.
9. Rodrigues AJ, Scussiatto EA, Jacomelli M, Scordamaglio PR, Gregório MG, Palomino AL et al. Bronchoscopic techniques for removal of foreign bodies in children's airways. Pediatr Pulmonol. 2012 Jan;47(1):59-62. doi:10.1002/ppul.21516. Epub 2011 Aug 9. PMID: 21830314.
10. Hanba C, Cox S, Bobian M, Svider PF, Gonik NJ, Shkoukani MA et al. Consumer product ingestion and aspiration in children: a 15-year review. Laryngoscope. 2017 May;127(5):1202-1207. doi:10.1002/lary.26216. Epub 2016 Sep 13. PMID: 27620664.
11. Singh H, Parakh A. Tracheobronchial foreign body aspiration in children. Clin Pediatr (Phila). 2014;53:415.
12. Haddadi S, Marzban S, Nemati S, Ranjbar KS, Parvizi A, Heidarzadeh A. Tracheobronchial foreign-bodies in children; a 7 year retrospective study. Iran J Otorhinolaryngol. 2015 Sep;27(82):377-85. PMID: 26568942; PMCID: PMC4639691.
13. Eren S, Balci AE, Dikici B et al. Foreign body aspiration in children: experience of 1160 casos. Ann Trop Paediatr. 2003;23:31.

14. American Heart Association. BLS for Healthcare Providers. p. 163.
15. Colavita L, Gelli C, Pecorari L, Peroni DG. A history of recurrent wheezing can delay the diagnosis of foreign body aspiration in a paediatric emergency department. BMJ Case Rep. 2015 Sep 8;2015:bcr2015211946. doi: 10.1136/bcr-2015-211946. PMID: 26351317; PMCID: PMC4567737.
16. Shlizerman L, Mazzawi S, Rakover Y, Ashkenazi D. Foreign body aspiration in children: the effects of delayed diagnosis. Am J Otolaryngol. 2010;31:320.
17. Gómez-Ramos JJ, Marín-Medina A, Castillo-Cobian AA, Felipe-Diego OG. Successful management foreign body aspiration associated with severe respiratory distress and subcutaneous emphysema: case report and literature review. Medicina (Kaunas). 2022 Mar 7;58(3):396.
18. Milkovich SM, Rider G, Greaves D, Stool D, Chen X. Application of data for prevention of foreign body injury in children. Int J Pediatr Otorhinolaryngol. 2003;67(suppl 1):S179-S182.
19. Portaria n. 108 de 13/06/2005/Inmetro – Instituto Nacional de Metrologia, Normalização e Qualidade Industrial (DOU 14/06/2005). Disponível em: http://www.inmetro.gov.br/legislacao/detalhe.asp?seq_classe=1&seq_ato=946. Acesso em: 18 set. 2023.
20. Câmara dos Deputados. Atividade Legislativa. Projetos de Lei e Outras Proposições. PL 8248/2017. Disponível em: https://www.camara.leg.br/proposicoesWeb/fichadetramitacao?idProposicao=2147312. Acesso em: 18 set. 2023.

Capítulo 3

Ingestão de corpo estranho

Alexandre Massashi Hirata
Bianca Seixas Soares Sgambatti

Introdução

A ingestão de corpo estranho (ICE) continua sendo um dos principais motivos de atendimento em pronto atendimento de Pediatria. Dependendo do tipo e do tamanho do objeto ingerido, da idade do paciente, da presença de algum problema médico subjacente e do tempo de tratamento, poderão ocorrer graves complicações e até mesmo a morte.

Dos mais de 100 mil casos de ICE relatados a cada ano nos Estados Unidos, acima de 75% dos casos ocorrem em crianças, e a maioria encontra-se na faixa etária dos 6 meses a 3 anos de idade, fase do desenvolvimento exploratório.[1,2] Ao contrário do que acontece nos adultos, mais de 98% das ICE em crianças são acidentais.[3] Os principais corpos estranhos ingeridos são moedas, baterias de botão, brinquedos, ímãs, objetos perfurocortantes e bolo alimentar.[1-3]

No Brasil, segundo o Datasus, entre janeiro de 2022 e julho de 2023, ocorreram 8.664 internações de crianças e adolescentes de 0 a 19 anos para tratamento de "efeitos da penetração da ingestão de corpo estranho em orifício natural", com predomínio de crianças de 1 a 4 anos (49,2%). Infelizmente, não há como discriminar, com base nos dados fornecidos pelo sistema, o tipo de corpo estranho nem a localização anatômica do diagnóstico.[4]

Felizmente, a maioria dos corpos estranhos ingeridos passa pelo trato gastrointestinal e é eliminada espontaneamente. Entre 10% e 20% necessitam de remoção endoscópica e menos de 1% requer intervenção cirúrgica. A incidência de impactação de corpos estranhos varia de 2% a 15%. A remoção endoscópica de corpo estranho tem uma taxa de sucesso de 88,5% a 100%.[5,6]

O problema

Caso clínico 1

Menina, 2 anos de idade, previamente saudável, deu entrada no pronto atendimento após ingestão testemunhada de corpo estranho. Apresentou um episódio de náuseas após a ingestão e com hipersalivação na admissão. Aproximadamente 2 horas após a ingestão, confirmou-se a presença de bateria em formato de botão retida no esôfago distal, sendo a criança transferida para o hospital de referência. Tentou-se remoção com endoscópio flexível 2,5 horas após a sua chegada, sem sucesso, em virtude da densa adesão da bateria à mucosa esofágica. A bateria foi removida utilizando-se esofagoscopia rígida.

(*Continua*)

Caso clínico 1 *(Continuação)*

Não foi possível passar sonda nasogástrica por causa do edema esofágico. Após o procedimento, a paciente foi transferida para a unidade de internação, sob a orientação de não ingerir nada por via oral (jejum absoluto). Esofagograma, realizado após 48 horas da remoção, identificou perfuração focal do esôfago proximal nos tecidos moles retrofaríngeos. Após 72 horas da remoção da bateria, uma sonda nasogástrica foi colocada para nutrição enteral. Teve alta hospitalar no 7º dia de internação com alimentação enteral. Após 15 dias da ingestão, o esofagograma demonstrou melhora geral, mas com persistência da perfuração esofágica, que se resolveu espontaneamente 24 dias após. A sonda nasogástrica foi retirada, tolerando bem dieta regular, sem maiores complicações.

A anamnese e o exame físico detalhados são componentes básicos na avaliação inicial de uma criança com ICE. A anamnese deve incluir o tempo transcorrido desde a ingestão, início dos sintomas, identificação dos sintomas, se houve testemunha no momento da ingestão, informações do tipo de objeto ingerido e patologias subjacentes (malformação congênita e cirurgia prévia do sistema digestório, refluxo gastroesofágico, esofagite eosinofílica e doença neuromuscular).[2,7]

As queixas e os sintomas que as crianças podem apresentar após a ICE incluem febre, recusa alimentar, agitação, sensação de "algo preso na garganta", disfagia, odinofagia, sialorreia, vômitos, hematêmese, dor torácica, dor abdominal, estridor e/ou dificuldade respiratória.[2,3,7]

No exame físico, devem ser avaliados o estado do paciente, sinais vitais, permeabilidade das vias aéreas, sinais de incapacidade de controlar secreções e outras condições de emergência. Edema, eritema ou crepitação em pescoço podem sugerir perfuração esofágica; estridor inspiratório ou sibilos expiratórios podem sugerir compressão traqueal por corpo estranho esofágico; o exame abdominal pode mostrar evidência de obstrução ou perfuração intestinal.[2,3,6,8]

Muitas vezes, os eventos não são testemunhados, são assintomáticos e não são diagnosticados. Por vezes, os sintomas são inespecíficos, sendo importante fazer a suspeita diagnóstica de ICE.[1]

Durante a avaliação complementar, a radiografia em duas incidências (anteroposterior e de perfil) de pescoço, tórax e abdome deve ser realizada em todos os pacientes com história ou suspeita de ICE, pois pode auxiliar na identificação, da quantidade, do tamanho e do formato do corpo estranho e da localização além de sinais de perfuração ou mediastinite. Esse exame também tem especial importância na diferenciação de moedas de baterias.[1,5,8]

Objetos planos localizados no esôfago geralmente se orientam no plano coronal e, em se tratando de moedas ou baterias de disco, por exemplo, aparecem como objetos circulares na incidência anteroposterior. Objetos alojados na traqueia tendem a se orientar no plano sagital, sendo mais bem visualizados na incidência de perfil.[2]

Inicialmente, pode ser difícil diferenciar uma bateria em formato de botão de uma moeda, na radiografia. As baterias aparecem na radiografia com uma dupla densidade periférica na incidência anteroposterior e como uma borda inclinada na incidência lateral.[6]

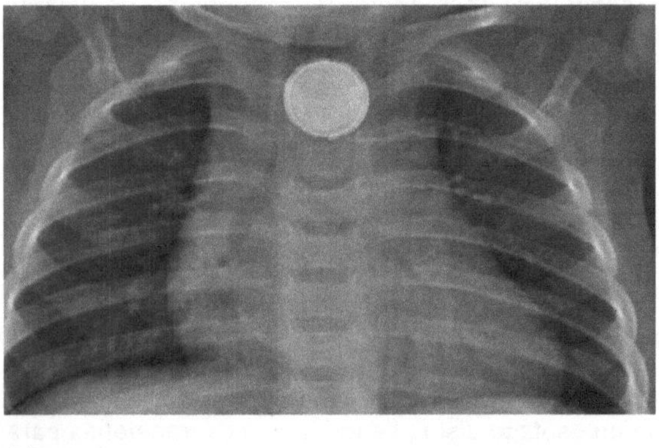

Figura 3.1. Bateria no esôfago.
Fonte: Acervo pessoal do Dr. Fernando Belluomini.

Se a localização do corpo estranho não for possível por radiografia ou este não sendo radiopaco (nos casos de ser de plástico, vidro, bolo alimentar), pode-se realizar ultrassonografia, esofagograma com contraste solúvel em água (contraste de bário deve ser evitado por obscurecer a visualização posterior na endoscopia) ou tomografia computadorizada (TC), e os dois últimos podem ser considerados métodos alternativos para avaliar lesões esofágicas. A ressonância magnética é contraindicada na presença de um corpo estranho metálico.[2,3,8,9]

A endoscopia digestiva alta (EDA) tem indicação diagnóstica e terapêutica, identificando o tipo e a localização do corpo estranho ingerido, auxiliando no diagnóstico de complicações e permitindo sua retirada. Deve ser realizada imediatamente em casos sintomáticos e quando o corpo estranho estiver ao alcance endoscópico.[3,8] Após a remoção do corpo estranho, o endoscópio deve ser reinserido no esôfago para melhor avaliação da localização e da gravidade de qualquer lesão na mucosa, assim como para determinar as complicações mais prováveis.[9] A endoscopia flexível é preferida na maioria dos casos, permitindo a visualização e a manipulação direta do corpo estranho.

A abordagem terapêutica é determinada pelo quadro clínico, pelas características, pela localização e pelo tempo de ingestão do corpo estranho. Se o corpo estranho estiver no esôfago, a remoção endoscópica é obrigatória e as vias aéreas devem ser protegidas durante a remoção.[7]

Moedas

É, de longe, o corpo estranho mais ingerido por crianças. Geralmente, a eliminação espontânea ocorre em aproximadamente 30% dos pacientes. Moedas localizadas no esôfago distal são eliminadas antes da remoção endoscópica em até 60% dos casos, dependendo de seu tamanho e da idade do paciente[7].

Moedas maiores que 23,5 mm de diâmetro (de 25 centavos e um real) apresentam maior possibilidade de ficarem impactadas, principalmente em crianças menores de 5 anos. Moedas maiores de 25 mm (R$ 1,00) têm maior chance de impactar no piloro, sem progredir para o duodeno, com necessidade de remoção endoscópica.[3]

As moedas localizadas no esôfago devem ser removidas por EDA, mesmo em crianças assintomáticas, no período de até 24 horas após a ingestão. Uma nova radiografia deve ser realizada antes do procedimento, uma vez que, em até 25% dos casos, há progressão espontânea para o estômago, em 8 a 16 horas após a ingestão. Se a moeda não progredir espontaneamente até 24 horas após a ingestão, ela deve ser retirada. Em crianças sintomáticas, deve-se indicar a remoção emergencial (no período de até 2 horas após a ingestão).[1,2,3]

Se o momento da ingestão da moeda for desconhecido ou houver suspeita de ingestão prolongada (mais de 24 horas), deve-se realizar remoção endoscópica urgente na sala cirúrgica com a equipe da cirurgia.[7]

Em situações em que há progressão para o estômago e a criança encontra-se assintomática, a conduta é expectante, devendo-se orientar a família a monitorar as fezes da criança, com controle radiológico a cada 1 a 2 semanas. Se o corpo estranho não for eliminado espontaneamente após 2 a 4 semanas, deve-se considerar remoção endoscópica eletiva.[1-3]

Se a criança apresentar qualquer sinal ou sintoma de obstrução, dor abdominal, vômitos ou febre, deve ser imediatamente reavaliada com radiografia, seguida de remoção endoscópica.[1,2]

Baterias

O aumento do diâmetro, a utilização das células de lítio e a expansão do uso em ambientes domésticos aumentaram quase sete vezes a taxa de complicações significativas e morte. As baterias têm maior probabilidade de ficar impactadas no esôfago em virtude de seu diâmetro maior (20 a 25 mm). As células de lítio resultam em um aumento de tensão (tipicamente 3 volts, em comparação com os 1,5 volts das baterias alcalinas tradicionais) e, quando a bateria de botão fica presa no sistema digestório, a mucosa conecta os terminais positivo e negativo, completando o circuito e fluxo da corrente elétrica. Há geração de radicais hidróxidos, elevando rapidamente o pH, o que resulta em uma lesão cáustica e necrose coagulativa associada.[9] O processo de necrose coagulativa inicia-se 15 minutos após o contato, enfraquecendo a parede esofágica, podendo-se estender até tecidos adjacentes, como a traqueia e os grandes vasos. A maioria das mortes relatadas envolve o desenvolvimento de fístula aórtico entérica, que pode ocorrer após mais de 2 semanas depois da remoção da bateria.[9]

As baterias novas têm um risco maior de lesões (mais de três vezes) em comparação com as baterias gastas. No entanto, deve-se ter extrema cautela com as baterias gastas por conterem carga residual suficiente para causar ferimentos.[7]

Quando localizada no esôfago, tanto em crianças assintomáticas como em sintomáticas, a remoção endoscópica deve ser emergencial (no período de até 2 horas após a ingestão). Após a remoção da bateria, o endoscópio deve ser reinserido para exame cuidadoso da mucosa esofágica, avaliando gravidade e localização de qualquer lesão ou complicações mais prováveis.[3,9]

A identificação da bateria no estômago não exclui lesão esofágica, especialmente em ingestões não testemunhadas, quando o tempo total de ingestão do corpo estranho é desconhecido. Mesmo após a passagem da bateria para o estômago, a necrose do esôfago e dos tecidos circundantes é um processo contínuo, que pode gerar resultados graves associados.[9]

Em crianças menores de 5 anos com ingestão de bateria de 20 mm de diâmetro ou mais, deve-se ponderar a realização de EDA para sua remoção e avaliação de lesão esofágica em 24 a 48 horas após a ingestão. Em crianças com 5 anos ou mais e/ou a ingestão de bateria menor de 20 mm, que estejam assintomáticas, pode-se cogitar observação domiciliar e controle radiológico a cada 3 a 4 dias, até a eliminação do corpo estranho.[3] Se não houver progressão da bateria e/ou o paciente apresentar quaisquer sintomas, deve-se avaliar remoção por colonoscopia ou cirurgia.[1]

Em pacientes que vivem longe de centros com serviço de endoscopia pediátrica e que levam certo tempo de deslocamento, a ingestão precoce de mel ou sucralfato pode reduzir a severidade das lesões ao revestir a bateria, limitando a eletrólise e neutralizando o hidróxido gerado. A dose recomendada é de 10 mL (2 colheres de chá) a cada 10 minutos com máximo de 6 doses de mel ou 3 doses de sucralfato. Crianças menores de 1 ano não devem consumir mel.[3]

Novas tecnologias estão sendo desenvolvidas para tornar as baterias potencialmente incapazes de transmitir carga, a menos que estejam bem encaixadas em um compartimento próprio para bateria.[9]

Ímãs

Caso clínico 2

Menino, 7 anos e 5 meses, iniciou com vômitos e dor abdominal. Com a persistência do quadro, a mãe levou a criança ao pronto-socorro infantil, onde foi evidenciada a presença de corpo estranho (imãs) por meio de radiografia de abdome (Figura 3.2). Criança confirmou que ingeriu imãs por acidente no dia anterior. Inicialmente, optou-se por conduta expectante, mas o menino evoluiu com quadro de sepse em 3 dias e obstrução abdominal. Foi submetido à laparotomia exploradora com retirada dos corpos estranhos. Durante o ato cirúrgico, evidenciaram-se quatro perfurações no tubo digestório. Foi realizada a rafia das perfurações. A criança permaneceu internada em UTI, em jejum, recebendo antibióticos até controle do quadro de peritonite. Recebeu alta no 20º pós-operatório (PO), com dieta hipercalórica para recuperação de peso e com boa evolução.

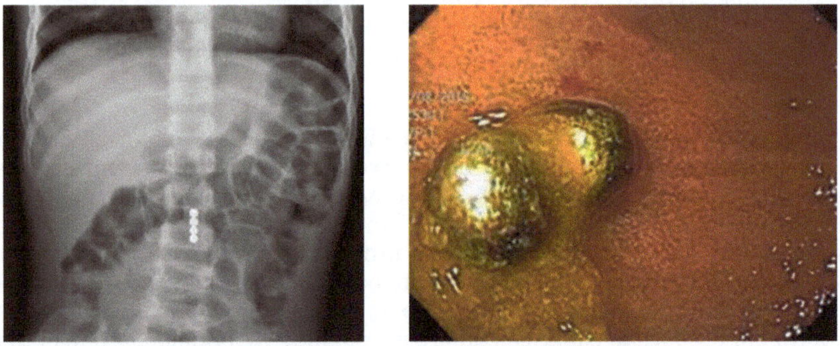

Figura 3.2. Visualização de vários imãs colocados no trato gastrointestinal na radiografia de abdome na admissão e na EDA no pré-operatório.

Fonte: Acervo pessoal da Dra. Maria Fernanda Hussid.

A principal complicação na ingestão de ímãs é a formação de fístula enteroentérica, que se forma entre dois ou mais ímãs ou um ímã e um objeto metálico em alças intestinais adjacentes. Associam-se perfuração, peritonite, isquemia ou necrose intestinal.[7]

O risco é amplamente atribuído ao uso de ímãs de neodímio, presentes em brinquedos e utensílios domésticos, que têm mais de cinco vezes a força atrativa dos ímãs convencionais, com uma tendência de causar lesões gastrointestinais muito mais rapidamente.[7]

Os ímãs de neodímio estão popularmente disponíveis na forma de brinquedos de mesa ou "aliviadores" de estresse (*neocube*) que, pelos tamanhos, formatos, cores e natureza brilhante, tornam-se atraentes para ingestão por bebês e crianças pequenas. A ingestão por crianças maiores e adolescentes não é rara por uso dos ímãs para simular *piercings* no rosto e na língua.[7]

É imperativo que sejam obtidas radiografias de tórax e de abdome, em pelo menos duas incidências, para definir o número de ímãs ingeridos e a sua localização no sistema digestório. Se a imagem evidenciar presença de dois ímãs aderentes, o protocolo de múltiplos ímãs deverá ser aplicado.[3,7]

Há um consenso segundo o qual a ingestão de múltiplos ímãs deve ser manejada com remoção urgente, mesmo no paciente assintomático, quando o local é passível de remoção endoscópica (EDA ou colonoscopia).[3,7]

Em paciente assintomático com múltiplos ímãs, além do ligamento de Treitz, mas proximal ao íleo terminal, a conduta é controversa. Em centros com enteroscopia do intestino delgado, esses pacientes seriam candidatos à remoção endoscópica. Entretanto, na indisponibilidade desse recurso, a laparatomia ou a laparoscopia estariam indicadas. Contudo, o manejo conservador, com observação e terapia laxativa, pode ser uma alternativa. O paciente deve ser mantido em ambiente hospitalar, com radiografias abdominais seriadas a cada 4 a 6 horas, até a eliminação dos ímãs.[1,3,7]

Pacientes sintomáticos ou com múltiplos ímãs que não evoluem, devem ser submetidos à remoção cirúrgica.[1,2]

A ingestão de até mesmo um único ímã apresenta algum risco por este se "prender" a roupas metálicas externas como fivelas de cintos, botões metálicos e bijuterias. A remoção endoscópica deve ser considerada se o ímã estiver acessível. Alternativamente, pode-se optar por uma conduta mais conservadora, com realização de radiografias seriadas para acompanhar a progressão do ímã no sistema digestório, devendo manter o paciente longe de quaisquer materiais magnéticos ou metálicos até a eliminação do ímã. Solução laxante, como polietilenoglicol (PEG) pode ser empregada para auxiliar no trânsito intestinal e eliminação do ímã.[2,6]

Objetos pontiagudos

Alfinetes e pregos são responsáveis pela maior parte das ingestões de objetos pontiagudos nos Estados Unidos. Ossos de peixe no esôfago são mais frequentemente encontradas em pacientes com ascendência asiática e mediterrânea, nas quais é comum a presença de peixe na dieta, na idade jovem.[7]

Objetos pontiagudos muitas vezes passam pelo sistema digestório, sem intercorrências. As ingestões sintomáticas são mais comuns se o objeto estiver alojado no esôfago proximal, sendo a dor e a disfagia os sintomas mais comuns. Entretanto, em até 50% dos casos, podem manter-se assintomáticos por semanas, mesmo em casos de perfuração intestinal proximal. A região ileocecal é o local mais comum de perfuração.[3,7]

As taxas de complicação são maiores em pacientes sintomáticos, com atraso no diagnóstico superior a 48 horas ou naqueles com ingestão de corpo estranho radiotransparente. A ingestão de palitos e de ossos apresenta maior risco de perfuração e habitualmente necessita de remoção cirúrgica[7].

Um objeto pontiagudo no esôfago é uma emergência médica em razão do alto risco de perfuração e migração do objeto (15% a 35%), devendo ser removido em até 2 horas. Na presença de sinais de comprometimento respiratório, edema no pescoço, crepitação ou peritonite, a avaliação cirúrgica é obrigatória.[7]

Se a história ou exame físico levantam suspeita de ingestão de corpo estranho pontiagudo, a endoscopia deve ser realizada mesmo se o exame radiológico for negativo.[2,6]

Corpos estranhos pontiagudos localizados no estômago ou duodeno devem ser removidos imediatamente por endoscopia. A remoção por enteroscopia ou por cirurgia pode ser considerada se os corpos estranhos pontiagudos passarem pelo ligamento de Treitz. Se passar para o intestino delgado e o paciente apresentar-se assintomático, pode ser mantido em observação hospitalar com radiografia abdominal diária até a eliminação do objeto. O tempo médio do trânsito do corpo estranho em crianças é de 3 a 6 dias; o tempo médio da ingestão de objeto pontiagudo até a perfuração é de 10,4 dias. Portanto, se não houver a progressão do corpo estranho nos exames de imagem em 3 dias ou se o paciente se tornar sintomático, a remoção cirúrgica deve ser considerada.[5,7]

De maneira geral, pela alta morbimortalidade, recomenda-se a remoção de todos os objetos pontiagudos ao alcance endoscópico.[7]

Bolo alimentar

A impactação alimentar é frequentemente secundária à patologia esofágica subjacente, sendo uma apresentação comum na esofagite eosinofílica. Se o paciente apresentar sinais de obstrução "quase completa" do esôfago (sialorreia, dor cervical), a endoscopia deve ser realizada emergencialmente (até 2 horas). Em pacientes assintomáticos, a remoção endoscópica pode ser adiada em até 24 horas. No momento da remoção endoscópica, biópsias devem ser obtidas do esôfago proximal e distal para investigação de patologia subjacente.[7]

O uso de glucagon para o relaxamento do esfíncter esofágico inferior, acelerando a progressão espontânea do bolo alimentar, tem apresentado resultados duvidosos e não tem sido recomendado. O uso de papaína ou de outras enzimas proteolíticas para suavizar ou afrouxar as impactações do bolo alimentar é contraindicado pela associação com lesão esofágica, pneumonite aspirativa, perfuração e hipernatremia.[7]

A solução

A ingestão de corpo estranho, assim como a maioria dos acidentes domésticos, pode ser evitada: a prevenção evita mais de 90% dos eventos.

É necessário tomar consciência dos perigos e intervir nos riscos, antes que os fatos ocorram, por intermédio de uma supervisão ativa, de modificações no ambiente e do ensino de regras claras de segurança para as crianças e adolescentes.[10,11]

Diante da gravidade, com complicações tanto a curto como a longo prazo, tornam-se também necessárias campanhas de esclarecimento da população quanto aos potenciais riscos relativos à ingestão de corpos estranhos.[1]

Seguem algumas orientações quanto às medidas preventivas para a ocorrência de ingestão de corpo estranho:[10,11]

- Preferir brinquedos que não soltem ou contenham peças que a criança possa destacar com as mãos ou dentes.
- Nunca deixar objetos pequenos ou brinquedos com partes pequenas ao alcance de uma criança que já é capaz de fazer a pinça.
- Preferir brinquedos que apresentem lacres seguros que impeçam as crianças de acessar as baterias.
- Não deixar aparelhos elétricos ou que contenham pilhas ou baterias em forma de disco ao alcance de crianças pequenas.
- Não deixar moedas, joias, agulhas e outros objetos pequenos ao alcance de crianças.
- Moedas não devem ser oferecidas a crianças como recompensas.
- Ensinar as crianças que não devem colocar objetos em geral na boca.

Referências bibliográficas

1. Departamento Científico de Gastroenterologia. Sociedade Brasileira de Pediatria. Ingestão de corpos estranhos. Sociedade Brasileira de Pediatria, 2022. 28 p.
2. Gilger MA, Jain AK. Foreign bodies of the esophagus and gastrointestinal tract in children. UpToDate. Retrieved August, 2023. Disponível em: https://www.uptodate.com/contents/foreign-bodies-of-the-esophagus-and-gastrointestinal-tract-in-children?search=foreign%20

bodies&source=search_result&selectedTitle=1~150&usage_type=default&display_rank=1. Acesso em: 4 set. 2023.

3. Neto JFL, Drummond RL, Silva CS, Ferreira CT. Acidentes com corpo estranho: via aérea e trato gastrointestinal. In: Sociedade Brasileira de Pediatria (org.). Tratado de pediatria. 5. ed. Barueri: Manole, 2022. v. 1, p. 133-44.
4. Brasil. Ministério da Saúde. Datasus. Informações de Saúde. Morbidade hospitalar do SUS. [Citado em Set. 2023]. Disponível em: http://tabnet.datasus.gov.br/cgi/tabcgi.exe?sih/cnv/niuf.def. Acesso em: 4 set. 2023.
5. Demiroren D. Management of gastrointestinal foreign bodies with brief review of the guidelines. Pediatr Gastroenterol Hepatol Nutr. 2023;26(1):1-14.
6. Júnior DSS, Markus JR, Lopes AB et al. Protocol of care for foreign-body ingestion in children: a qualitative study. Rev Assoc Med Bras. 2022;68(9):1270-75.
7. Kramer RE, Lerner DG, Lin T et al. Manegement of ingested foreign bodies in children: a clinical report o f the NASPGHAN Endoscopy Committee. J Pediatr Gastroenterol Nutr. 2015;60:562-74.
8. Khorana J, Tantivit Y, Phiuphong C et al. Foreign body ingestion in pediatrics: distribution, management and complications. Medicina. 2019;55(10):686. Disponível em: https://doi.org/10.3390/medicina55100686. Acesso em: 4 set. 2023.
9. Leinwand K, Brumbaugh DE, Kramer RE. Button Battery ingestion in children: a paradigma for management of severe pediatric foreign body ingestions. Gastrointest Endosc Clin N. Am. 2016;26(1):99-118.
10. Departamento de Segurança. Sociedade de Pediatria de São Paulo. Aspiração/ingestão de corpos estranhos. Recomendações: atualização de consulta em pediatria. Sociedade de Pediatria de São Paulo. 2016;76:11-13.
11. Brito AR, Saul S, Pfeiffer L. Normas de segurança por faixa etária – no domicílio. In: Sociedade Brasileira de Pediatria (org.). Tratado de pediatria. 5. ed. Barueri: Manole, 2022. v. 1, p. 367-75.

Capítulo 4

Queimaduras

Andréa de Melo Alexandre Fraga

Introdução

Acidentes envolvendo substâncias quentes, cáusticas ou, até mesmo, os incêndios são relatados desde a Antiguidade. Entre todas as características que envolvem esse tipo de evento, a mais importante é que a grande maioria das situações seriam preveníveis.[1,2]

Felizmente, a maioria das queimaduras é leve e não requer tratamento ou pode ser tratada por pais ou cuidadores localmente ou num serviço de atendimento primário. Porém, as queimaduras mais graves são consideradas um problema de Saúde Pública, pois representam uma parcela significativa de morbimortalidade na população mundial.[3]

O tratamento inicial rápido e adequado tem efeito direto no bom resultado da terapêutica. Num cenário ideal, os pacientes com queimaduras de características especiais que demandassem tratamentos específicos deveriam ser encaminhados para centros especializados em queimados.[4] Em nosso País, esse tipo de instituição existe, porém em número exíguo, não comportando a totalidade dos pacientes que dela necessitariam. Portanto, é essencial que todos os profissionais de Saúde estejam capacitados a realizar no mínimo o atendimento inicial a essas vítimas a fim de que se minimizem as sequelas que essas lesões podem causar.

O problema

Caso clínico 1

CAA, masculino, 2 anos e 7 meses. Paciente vítima de queimaduras em membro superior direito e em ambos os membros inferiores secundárias à explosão de álcool usado para aquecer tacho com alimento, enquanto brincava desacompanhada na cozinha do próprio domicílio. No serviço de origem, foram realizadas expansão volêmica com soro fisiológico analgesia e antibioticoterapia endovenosa.

Exame físico

- Vias aéreas pérvias, MV (murmúrio vesicular) presente e simétrico, expansibilidade simétrica, sem ruídos adventícios frequência respiratória (FR): 22 BRNF (bulhas rítmicas normofonéticas), ausência de sopro. Pulsos centrais e periféricos cheios, perfusão periférica < 2 segundos, extremidades quentes.

(*Continua*)

Caso clínico 1 (*Continuação*)

Frequência cardíaca (FC): 130 bpm; escore de coma de Glasgow: 15; pupilas fotorreagentes; abdome flácido, ausência de massas ou visceromegalias. Queimadura de 2º grau em face lateral de membro superior esquerdo, com presença de bolhas, inclusive em dedos. Membro inferior esquerdo: áreas de queimadura de 3º e 2º graus difusas. Membro inferior direito: áreas de queimadura predominantemente de 2º grau. Em áreas descritas, presença de tecido necrótico ao redor. Porcentagem de área corporal queimada: 15%.

Conduta

- Expansão volêmica, desbridamento de áreas necróticas, antibioticoterapia, analgesia e avaliação da cirurgia plástica.

Evolução

- Paciente permanece em unidade de emergência por 24 horas sem intercorrências até ser transferida para unidade de queimados em hospital de referência.

Queimaduras são a quarta causa mais comum de lesões em crianças, ficando atrás de acidentes de trânsito, sufocamento e afogamento. Em 2017, aproximadamente 84 mil crianças com idades entre 0 e 14 anos receberam tratamento para queimaduras nos Estados Unidos.[2,3] No Brasil, ocorre cerca de 1 milhão de acidentes ao ano envolvendo queimaduras. Desses, 100 mil atendimentos são atendidos em unidades de saúde e 2.500 casos resultam em óbitos.[1] Os países de renda média ou baixa são responsáveis por 90% desse acometimento, estimando-se cerca de 180 mil mortes por ano. As taxas de mortalidade aumentam na proporção do tamanho e profundidade das queimaduras, dos extremos de idade e da inalação de fumaça.[4]

As queimaduras por escaldadura (contato com líquidos quentes) são mais comuns em crianças menores de 5 anos; exposição a chamas por contato com materiais inflamáveis ocorre em maiores de 5 anos e, geralmente, são mais graves. Assim como os adultos, crianças do sexo masculino apresentam um índice duas vezes maior de queimaduras, a partir do 1º ano de vida. Fatores comportamentais, ambientais e socioculturais podem ser os responsáveis por essa discrepância. A maioria das queimaduras (75%) ocorre em casa e 13%, no trabalho. Aproximadamente 95% são acidentais; 2% estão relacionados a abuso/violência e 1% é autoinfligido. Quase todas as queimaduras são evitáveis e medidas simples como instalação de detectores de fumaça têm sido altamente eficazes.[2,3]

Outra peculiaridade das queimaduras é que mesmo os quadros não fatais geram terríveis consequências, como incapacidades funcionais, estéticas, psicológicas e sociais, além da dificuldade de retorno às atividades habituais com a mesma qualidade.

A pele é o maior tecido em extensão do corpo humano. Divide-se em epiderme, derme e hipoderme de acordo com sua profundidade (Figura 4.1).

Queimaduras são definidas como lesões traumáticas, desencadeadas por agentes térmicos, químicos, elétricos, biológicos ou radioativos e apresentam classificações de acordo com a profundidade, etiologia e porcentagem de superfície corpórea atingida.[5]

Com relação à profundidade, as queimaduras são classificadas de 1º a 4º grau, sendo as de 4º grau de acometimento mais profundo.

As queimaduras de 1º grau são superficiais, atingindo a epiderme. A pele apresenta um aspecto seco, hiperemiado e fica dolorosa, não há formação de bolhas; na maioria das vezes, essas queimaduras evoluem sem cicatrizes, há pouca ou nenhuma repercussão sistêmica e não são contabilizadas na avaliação da porcentagem da superfície corpórea atingida. As de 2º grau atingem totalmente a epiderme e a derme de maneira variável. A pele apresenta bolhas, hiperemia, edema e dor. Podem também estar presentes lesões erosivas ou ulceradas. A regeneração é espontânea, porém a cicatrização pode demorar entre 2 e 4 semanas. Geralmente cursam com discromia ou cicatrizes. As de 3º grau atingem todas as camadas da pele, podendo comprometer o tecido subcutâneo, tendões, ligamentos, músculos e até ossos. A pele perde totalmente a elasticidade, tornando-se ressecada e endurecida, com coloração que pode variar de pálida à preta; é indolor. Necessita de enxerto para que haja regeneração.[5]

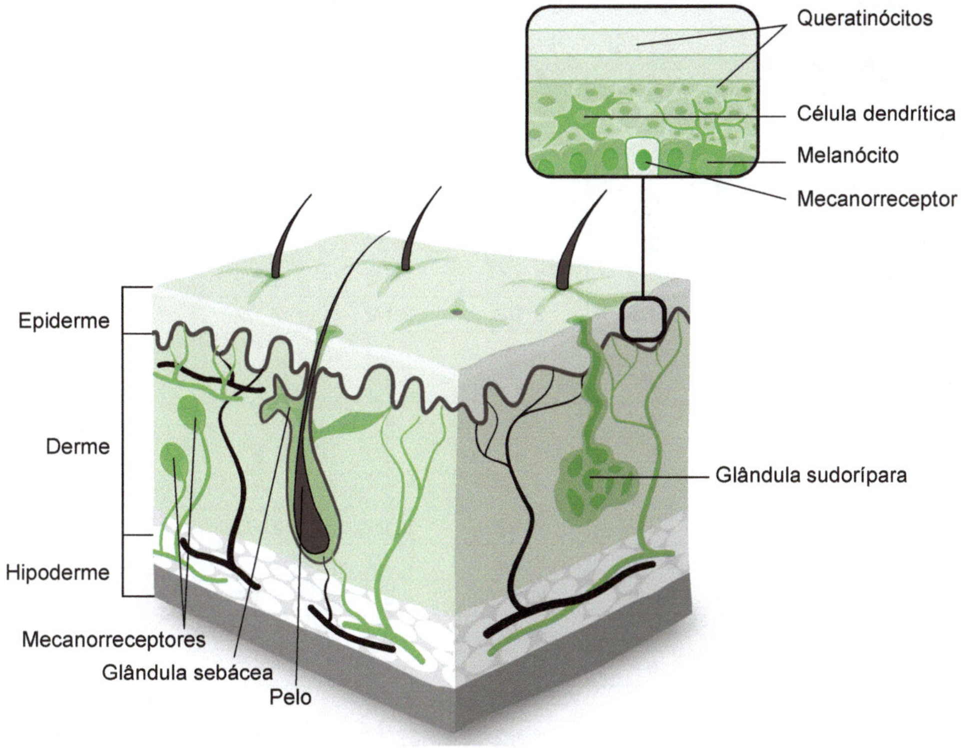

Figura 4.1. Camadas da pele.

Fonte: Desenvolvida pela autoria do capítulo a partir de *O Atlas do Corpo Humano* (google imagens).

Alguns autores consideram apenas essas três variáveis de profundidade e outros fazem ainda uma subdivisão do 3º grau, considerando de 4º grau a queimadura que atinge músculos e ossos.

As queimaduras de etiologia térmica podem ser causadas por escaldamento, labaredas ou por contato direto com uma superfície ou objeto extremamente aquecido. As crianças geralmente são vítimas de derramamento de líquido quente ou de banhos em que a água está a uma temperatura muito alta. As chamas estão associadas a vários tipos de traumas e as lesões causadas pelo contato geralmente ocorrem quando há perda ou alteração do nível de consciência (convulsões ou efeito de álcool e drogas, intencional ou não intencionalmente). As lesões térmicas, de maneira geral, são as mais prevalentes, sendo o escaldamento o tipo mais comum entre todos. As elétricas decorrem da passagem de corrente elétrica pelo corpo, lesando todos os tecidos que percorrem entre os pontos de entrada e de saída. A voltagem da eletricidade determina a gravidade do acidente, podendo causar desde lesões pequenas e profundas até extensas lesões atingindo músculos e ossos. Os acidentes de maior gravidade estão associados com voltagem superior a 1 mil volts, sendo praticamente fatal a 70 mil volts. As queimaduras químicas, apesar de menos frequentes, têm singular importância em Pediatria, pois geralmente são secundárias à ingestão e/ou a contato acidental, em ambiente doméstico, de substâncias corrosivas contidas em produtos de limpeza, pilhas e baterias. O padrão de lesão consiste em dano de camadas profundas, com necrose coagulante até a retirada da substância.[5,6]

A quantificação da porcentagem de superfície corpórea queimada pode ser estimada de acordo com várias padronizações e serão contabilizadas as queimaduras consideradas a partir de 2º grau. O diagrama de Lund e Browder (Tabela 4.1) faz uma correlação entre idade e área do corpo acometida, sendo muito preciso. Outra estratégia é a regra dos 9 de Wallace (Quadro 4.1), porém ela requer ajuste para o cálculo em crianças menores de 10 anos (Tabela 4.2). Uma imagem do diagrama de Wallace é apresentada na Figura 4.2.[7,8]

Como regra prática, até que se faça o cálculo preciso, pode-se assumir que a palma da mão da criança equivale a 1% da superfície corporal queimada.[7]

Tabela 4.1 – Diagrama de Lund e Browder.

Área / *Idade em anos*	*0 a 1*	*1 a 4*	*5 a 9*	*10 a 14*	*15*	*Adulto*
Cabeça	19	17	13	11	9	7
Pescoço	2	2	2	2	2	2
Tronco anterior	13	13	13	13	13	13
Tronco posterior	13	13	13	13	13	13
Nádega direita	2 1/2	2 1/2	2 1/2	2 1/2	2 1/2	2 1/2
Nádega esquerda	2 1/2	2 1/2	2 1/2	2 1/2	2 1/2	2 1/2
Genitália	1	1	1	1	1	
Braço direito	4	4	4	4	4	4
Braço esquerdo	4	4	4	4	4	
Antebraço direito	3	3	3	3	3	3
Antebraço esquerdo	3	3	3	3	3	3
Mão direita	2 1/2	2 1/2	2 1/2	2 1/2	2 1/2	2 1/2
Mão esquerda	2 1/2	2 1/2	2 1/2	2 1/2	2 1/2	2 1/2
Coxa direita	5 1/2	6 1/2	8	8 1/2	9	9 1/2
Coxa esquerda	5 1/2	6 1/2	8	8 1/2	9	9 1/2
Perna direita	5	5	5 1/2	6	6 1/2	7
Perna esquerda	5	5	5 1/2	6	6 1/2	7
Pé direito	3 1/2	3 1/2	83 1/2	3 1/2	3 1/2	3 1/2
Pé esquerdo	3 1/2	3 1/2	3 1/2	3 1/2	3 1/2	3 1/2

Fonte: Lund AP, Browder JP. "Surgery, gynecology & obstetrics". 1944 (v. 79, p. 352-58).

Quadro 4.1 – Regra dos 9 de Wallace.

Segmento corporal	*Porcentagem (superfície corporal)*
Cabeça e pescoço	9
Membro superior	9 (pode ser multiplicado por 2)
Quadrante do tronco	9 (pode ser multiplicado por 4)
Coxa	9 (pode ser multiplicado por 2)
Perna e pé	9 (pode ser multiplicado por 2)
Genitais e períneo	1
Total	**100**

Fonte: Wallace e Barrow. "Annals of surgery". 1951 (v. 134, n. 2, p. 258-63).

Tabela 4.2 – Regra dos 9 de Wallace para menores de 10 anos.

Idade	*Segmento corporal*	*Porcentagem (superfície corporal)*
Até 1 ano	Cabeça e pescoço	19
	Cada membro inferior	13
	Demais segmentos	Mesmos valores que adulto
Até 10 anos	Cabeça e pescoço	19 subtraída a idade
	Cada membro inferior	13 somado à idade + 2
	Demais segmentos	Mesmos valores que os do adulto

Fonte: Wallace e Barrow. "Annals of surgery". 1951 (v. 134, n. 2, p. 258-63).

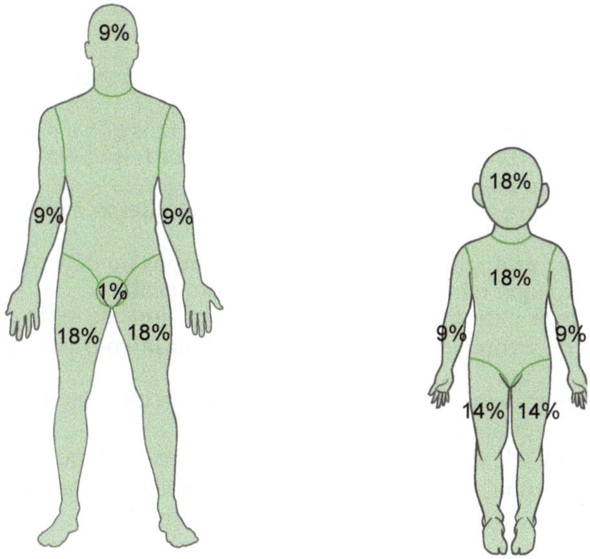

Figura 4.2. Diagrama de Wallace.
Fonte: Desenvolvido pela autoria do capítulo.

As lesões por queimaduras apresentam uma resposta metabólica complexa e multivariada. Os efeitos são locais e sistêmicos. As manifestações sistêmicas são tipicamente observadas em pacientes com queimaduras iguais ou superiores a 30% de superfície corpórea queimada (SCQ) e são mediadas por citocinas e liberação de catecolaminas. A hipovolemia causada pela perda direta de líquidos da ferida ou para o espaço extravascular é o principal distúrbio envolvido e constitui a fase inicial do evento ("choque por queimadura"). É secundária ao débito cardíaco significativamente elevado no momento da lesão e sustentado durante toda a fase aguda. Após 24 horas da lesão, inicia-se a fase hipermetabólica mediada pelo cortisol, pelas catecolaminas e citocinas, caracterizada por circulação hiperdinâmica, elevado consumo de oxigênio e um estado catabólico que pode persistir por anos após a queimadura. Os distúrbios metabólicos consistem em aumento dos hormônios antidiuréticos (ADH) e adrenocorticotrófico (ACTH), aumento das catecolaminas e diminuição da secreção de insulina, causando retenção de sódio com consequente diminuição da diurese, hiperglicemia e hipertermia. Nos casos de queimaduras envolvendo o trato respiratório, as lesões podem ser diretas na mucosa, causando edema e obstrução das vias aéreas com asfixia, intoxicação por monóxido de carbono ou inalação de gases tóxicos. Na dependência do agente responsável pela lesão (térmico, químico – bases ou ácidos fortes) e da profundidade desta, são observadas alterações peculiares. Por exemplo, nas queimaduras elétricas, o dano é mais profundo, podendo alcançar músculos e ossos. Nessa situação, pode-se observar mioglobinúria e disfunção renal.[6-8]

Caso clínico 2

VSC, 11 meses, feminino, em uso de andador, entra na cozinha em velocidade e bate no fogão onde estava tacho com óleo fervendo. O tacho cai do fogão sobre a criança derramando o conteúdo em toda a cabeça, tórax anterior, abdome, membros superiores e respinga em membros inferiores. Levada ao pronto-socorro (PS).

Exame físico

- Vias aéreas pérvias, murmúrio vesicular positivo e simétrico sem ruídos, FR: 36. BRNF sem sopros, pulsos periféricos cheios, perfusão periférica de 2 segundos; FC: 132; Glasgow: 15. Pele: presença de bolhas em face, tórax e abdome. Restante da região queimada com hiperemia intensa. A superfície corpórea queimada foi estimada em 54%. Realizadas medidas iniciais de atendimento, analgesia e expansão volêmica. Após 3 horas da chegada à emergência, a paciente foi transferida para um centro de queimados.

Tratamento inicial

Os objetivos do socorrista são interromper o processo de queimadura, estabilizar o paciente e evitar complicações:[9,10]

- O socorrista nunca deve se expor aos mesmos perigos que o paciente para não se tornar mais uma vítima. O resgate especializado deve ser feito pelo Corpo de Bombeiros, que pode ser acionado pelo número de telefone 193.
- Deve ser realizado esfriamento da lesão com água limpa e corrente por pelo menos 20 minutos.
- A lesão deve ser protegida com gaze, tecidos limpos ou curativos estéreis, respiráveis, de modo frouxo, que não gerem compressão no local.
- O socorrista deve estar atento às situações e aos tipos de lesão que representam maior risco à saúde da vítima que necessitarão de atendimento hospitalar.

Como em toda situação de risco, deve-se realizar o primeiro atendimento de acordo com o algoritmo ABCDE de atendimento ao traumatizado.[7,10,11]

- **A (vias aéreas):** identificar fatores de risco para obstrução de via aérea superior e indicações de intubação orotraqueal (IOT) precoce (presença de odores e fumaça na cena, sinais de queimadura em face e cílios, rouquidão).
- **B (respiração):** avaliar sinais de desconforto respiratório e ruídos adventícios. Atentar para lesões circunferenciais no tórax que podem limitar funcionalmente a ventilação. Situações em que ocorra intoxicação por monóxido de carbono (CO), hipóxia e lesão por inalação devem ser sempre consideradas.
- **C (circulação):** a reposição de fluidos independente de sinais de hipovolemia em queimaduras a partir de 2° grau, principalmente quando acomete superfície corpórea total maior que 10% na criança.
- **D (neurológico):** se alterado, considerar intoxicação por CO.
- **E (exposição):** expor totalmente o paciente e retirar anéis, pulseiras, lentes de contato etc. Aquecer o paciente para prevenir hipotermia.

Atenção especial deve ser dada à reposição volêmica desses pacientes, pois a ressuscitação precoce, em menos de 2 horas, melhora o prognóstico e reduz o índice de paradas cardíacas. Os fluidos nunca devem ser administrados em bólus, por risco de hiper-hidratação e de aumento do edema. As fórmulas e recomendações devem se basear nas necessidades fisiológicas de cada paciente. Existem múltiplas fórmulas para guiar a ressuscitação volêmica (Parkland/Brook, Carvajal), porém, de forma geral, pode-se usar Ringer-lactato de 2 a 4 mL/kg/% de área corpórea queimada nas primeiras 24 horas. A Associação Americana de Queimaduras em conjunto com a Sociedade Americana de Atendimento ao Traumatizado publicou, na 10ª edição do *Advanced Trauma Life Support* (ATLS), a orientação descrita no Quadro 4.2.[7]

Quadro 4.2 – Orientações do *Advanced Trauma Life Support* (ATLS).

Categoria da queimadura	*Idade e peso*	*Taxas de fluidos ajustadas*	*Débito urinário*
Chama ou escaldante	Adultos e crianças mais velhas (14 anos ou mais)	2 mL RL × kg × %SCQ	0,5 mL/kg/hora 30 a 50 mL/kg/hora
	Crianças (< 14 anos)	3 mL RL × kg × %SCQ	1 mL/kg/hora
	Bebês e crianças jovens (30 kg ou menos)	3 mL RL × kg × %SCQ Adicionar solução glicosada em taxa de manutenção	1 mL/kg/hora
Lesão elétrica	Todas as idades	4 mL RL × kg × %SCQ Até o clareamento da urina	1 a 1,5 mL/kg/hora Até o clareamento da urina

RL: solução de Ringer-lactato; SCQ: superfície corporal queimada.

Fonte: American Burn Association, Advanced Trauma Life Support (ATLS) 10. ed.

No Brasil, existem mais de 50 centros específicos de tratamento de queimados, distribuídos em 18 estados. A grande maioria é pública, sendo 19 deles situados no estado de São Paulo. Porém, esse montante não atende às necessidades de todas as vítimas e muitas são tratados em unidades de terapias intensivas gerais. Não existem formalmente hospitais específicos para o atendimento das crianças vítimas de queimaduras.

Critérios e indicações para tratamento especializado.[12,13]

- Queimaduras a partir de 2º grau em áreas de superfície corpórea maiores que 10% em adultos e crianças.
- Queimaduras de 3º grau em qualquer extensão.
- Queimaduras elétricas e químicas.
- Lesões na face, nos olhos, períneo, mãos, pés e em grandes articulações.
- Lesões inalatórias.
- Síndromes compartimentais.
- Tentativas de autoextermínio.
- Associação a trauma.
- Suspeita de vitimização infantil.

A solução

O uso incorreto de agentes inflamáveis, falta de supervisão de crianças e inexistência de políticas públicas e privadas de prevenção são os principais fatores que cercam as ocorrências envolvendo queimaduras. Nesse contexto, um alerta tem de ser feito em relação aos maus-tratos que são responsáveis por cerca de 20% das queimaduras.[14]

A Organização Mundial da Saúde (OMS) destaca que os países desenvolvidos tiveram grande diminuição nas taxas de mortalidade após adoção de campanhas de educação e prevenção, além de medidas regulatórias eficazes. Em contraste, os países de baixa e média renda não têm investido tempo e orçamento suficiente para haver mudança da epidemiologia atual.[2,15]

Os casos clínicos que ilustram este capítulo demonstram claramente os aspectos epidemiológicos prevalentes e as situações de risco totalmente preveníveis a que a criança foi exposta.

- sexo masculino;
- menor de 5 anos;
- queimaduras múltiplas e em membros;
- tipo de queimadura: escaldadura (líquido quente);
- local da ocorrência: cozinha do próprio domicílio;
- contexto da ocorrência: lúdica, criança estava no ambiente brincando;
- supervisão: ausente, criança estava sozinha no ambiente.

Em face desse cenário, algumas estratégias de prevenção com base em quatro grandes pilares podem ser propostas:

1. **Educação e conscientização:** campanhas educacionais destinadas a pais e cuidadores que desempenham papel fundamental na prevenção de queimaduras de crianças. Diferentes materiais e ações podem ser desenvolvidos, destacando-se cartilhas, ações coletivas, simulações, palestras e rodas de conversa. Os locais dessas ações incluem escolas, instituições de crianças, consultórios, unidades básicas de saúde, enfermaria de pacientes queimados e vias públicas com grande circulação de pessoas. Essas campanhas devem enfatizar a importância de manter crianças afastadas de fontes de calor, o uso de dispositivos de segurança adequados (como protetor de tomadas), o manuseio seguro de substâncias quentes por adultos responsáveis, a identificação de situações de risco, as orientações de primeiros socorros e a discussão de mudanças para melhoria da segurança.
2. **Identificação de locais de risco e promoção de ambientes seguros:** modificar o ambiente doméstico para torná-lo mais seguro é uma estratégia eficaz. Sabendo-se que a cozinha é o ambiente em que mais ocorrem as queimaduras, algumas estratégias têm de ser orientadas, cobradas e relembradas aos pais durante as consultas de acompanhamento das crianças. Isso inclui armazenamento seguro de qualquer tipo de produto químico; cozinhar de preferência utilizando os bocais mais distais do fogão;

manter os cabos das panelas voltados para o centro do fogão; diminuir ao máximo a ida das crianças à cozinha; adotar o uso de telas em lareiras e de protetores de tomada; fazer a manutenção adequada de aparelhos elétricos.

3. **Regulamentação e fiscalização:** a regulamentação e a fiscalização constante podem evitar tragédias, reduzir a extensão dos agravos e o número de vítimas. Uma iniciativa seria quanto à venda e ao uso de artigos pirotécnicos e à proibição de seu uso em locais fechados. No Brasil, é tradicional o uso desses artigos em festas de final de ano e festas juninas em que fogueiras, fogos de artifício, foguetes e bombinhas são muito utilizados por leigos. Ressalta-se também a importância da instalação de extintores de incêndio em locais de alta circulação de pessoas.

Os custos relativos ao tratamento das queimaduras incluem o tratamento inicial, terapia intensiva, reabilitação, além das sequelas psicológicas que permeiam a vida dos sobreviventes. Esses valores, somados à prevalência das queimaduras em países de baixo e médio rendimento, representam um impacto econômico importante para os próprios pacientes, seus familiares e o sistema de Saúde como um todo. Por sua vez, os custos com educação e prevenção são praticamente irrisórios. Portanto, é importante continuar a pesquisa e desenvolvimento de estratégias de prevenção. Tecnologias inovadoras como sensores de calor e sistemas de alerta precoce podem desempenhar um papel crescente na prevenção desses acidentes. Além disso, a colaboração entre profissionais de Saúde e educadores é fundamental para criar ambientes mais seguros para as crianças.[14-16]

Referências bibliográficas

1. Takino MA, Valenciano PJ, Itakussu EY, Kakitsuka EE, Hoshimo AA, Trelha CS et al. Perfil epidemiológico de crianças e adolescentes vítimas de queimaduras admitidos em centro de tratamento de queimados. Rev Bras Queimaduras. 2016;15(2):74-79.
2. World Health Organization. A WHO plan for burn prevention and care [Internet]. Switzerland: WHO Document Production Services; 2008. Disponível em: https://apps.who.int/iris/handle/10665/97852. Acesso em: 18 ago. 2023.
3. GBD 2013. Mortality and causes of death collaborators. Global, regional, and national age-sex specific all-cause and cause-specific mortality for 240 causes of death, 1990-2013: a systemic analysis for the Global Burden of Disease Study 2013. Lancet. 2015;385:117-71.
4. Jeschke MG, Stewart B, Nsaful K, Allorto N, Man Rai S. Burn care in low-resource and austere settings. Surg Clin N Am 103. 2023;551-63.
5. Sociedade Brasileira de Queimaduras. Prevenir para evitar: manual de queimaduras [Internet]. 2018. Disponível em: https://www.ufpb.br/cras/contents/noticias/campanha-junho-laranja-com-fogo-nao-se-brinca/cartilha-prevencao_sbq-1.pdf. Acesso em: 18 ago. 2023.
6. Van BME, Choudhry MA, Chung KK, Gibran NS, Logsetty S. Burn injury. Nat Rev Dis Prim. 2020;6(11):1-25.
7. Nguyen A, Chamberlain K, Holland A. Paediatric chemical burns: a clinical review. Eur J Pediatr. 2021;180:1359-69.
8. American College of Surgeons Committee on Trauma. ATLS: Advanced trauma life suport [Internet]. 10th Chicago; 2018. Disponível em: https://viaaerearcp. files.wordpress.com/2018/02/atls-2018.pdf. Acesso em: 18 ago. 2023.
9. Stewart S, Juang D, Aguayo S. Pediatric burn review. Seminars in Pediatric Surgery 31. 2022; 151-217.
10. Jeschke MG, Van BME, Choudhry MA, Chung KK, Gibran NS, Logsetty S. Burn injury. Nat Rev Dis Prim. 2020;6(11):1-25. doi: https://doi.org/10.1038/s41572-020-0145-5.
11. David Preston D. The pediatric burn current trends and future directions. Anesthesiology Clin 38. 2020;517-30.
12. Legrand M, Barraud D, Constant I, Devauchelle P, Donat N, Fontaine M et al. Management of severe thermal burns in the acute phase in adults and children. Anaesthesia Crit Care Pain Med. 2020;39(2):253-267.

13. Greenhalgh D, Management of burns. N Engl J Med. 2019;380:2349-59.
14. Partain K, Fabia R, Thakkar R. Pediatric burn care: new techniques and outcomes. Curr Opin Pediatr. 2020;32:405-10.
15. Norton R, Kobusingye O. Injuries. N Engl J Med. 2013;368:1723-30.
16. Batra N, Colson C, Alberto E, Burd R. Using social media for the prevention of pediatric burn injuries: Pilot design and usability study. JMIR Form Res. 2021;5(7):e23242.

Capítulo 5

Quedas

Luciana Jardim Issa
Bianca Seixas Soares Sgambatti

Introdução

Entre as lesões não intencionais em crianças de 0 a 19 anos, as quedas são a principal causa de ida ao serviço de emergência e a lesão não fatal que mais requer hospitalização. Estima-se que até 60% de todas as visitas ao pronto-socorro em decorrência de lesões não intencionais em crianças menores de 1 ano são provocadas por quedas.[1] Em 2019, no Brasil, das 112.643 internações por acidentes de crianças e adolescentes até 14 anos, 52.613 (46,7%) foram por quedas.[2] Nos Estados Unidos, os dados são semelhantes e o custo desses eventos para a Saúde pública é enorme. Dados do Centers for Disease Control and Prevention (CDC) mostram que, em 2020, o custo referente às hospitalizações de menores de 14 anos por quedas foi de US$ 2,27 bilhões, em virtude de 42.923 internações. Quase metade dessas internações (47,7%) ocorrereu em crianças menores de 4 anos e o sexo masculino esteve em maior proporção (58,29%) nessas internações.[3]

A mortalidade relacionada à queda não é tão alta se comparada à morbidade e vem diminuindo[3] ao longo dos anos, visto que, em 2001, a taxa de mortalidade foi de 0,23 e, em 2020, caiu para 0,11 consequentemente a programas educacionais preventivos.[3] Apesar disso, em 2020, nos Estados Unidos, 100 crianças e adolescentes até 19 anos morreram em decorrência de quedas não intencionais;[3] O grupo etário no qual houve maior ocorrência dos óbitos foi o de 15 a 19 anos (53 mortes), seguido dos adolescentes de 10 a 14 anos (18 mortes), depois 18 mortes em lactentes e crianças pequenas de 0 a 4 anos e, por fim, 10 mortes em crianças de 5 a 9 anos.[3]

Com relação aos fatores de risco associados a maior incidência ou gravidade de lesões por quedas em crianças, podemos destacar idade, sexo, altura da queda, tipo de superfície, mecanismo da queda, ambiente (domicílio ou escola) e situação socioeconômica.[1]

Em crianças pré-escolares, a curiosidade, habilidades motoras ainda imaturas e a falta de discernimento em avaliar o perigo tornam essa faixa etária particularmente suscetível a quedas. Num estudo retrospectivo para conhecer aspectos demográficos e fatores de risco relacionados a quedas envolvendo 1.086 pacientes de 0 a 4 anos, que foram atendidos em centros de trauma da Geórgia, entre 1 de janeiro de 2013 e 31 de dezembro de 2015, constatou-se que a idade média dos pacientes foi de 28 meses, sendo que crianças negras apresentaram idade inferior (20,5 meses) à das brancas (29 meses).[4]

Geralmente, quedas de até 1,5 m de altura apresentam mortalidade de 0,48% e representam a maioria desses eventos;[4] até 4,6 m, a mortalidade vai para 1%; e de 4,6 m, para 2,4%.[5]

O problema

Os ambientes nos quais as crianças predominantemente caem são a casa e a escola. Mais de 80% das crianças até 4 anos caem em casa; de 5 a 14 anos, essa taxa cai para 50% e 25% na escola.[5]

Estudos mostram que crianças menores de 1 ano sofrem quedas dos braços do cuidador, da cama e móveis (p. ex., trocador) enquanto crianças mais velhas tendem a cair de móveis, escadas e em parquinhos.[1,4,5] Num estudo prospectivo de, durante 4 meses em cinco hospitais de São Paulo, contemplando 916 crianças que sofreram traumas, as quedas foram responsáveis pela maioria desses eventos e, entre elas, a maioria caiu da própria altura (39,7%), 16,3% de escadas, 4,1% de sofás, 7,2% de trocadores, 7,2% de *playgrounds*, 10,2% de berços, 4,1% de sofás. O restante caiu de outros móveis, carrinhos de bebês, cadeirinhas de bebês, de janela, da varanda, do colo, lajes, cadeiras e redes,[6] conforme mostra a Figura 5.1.

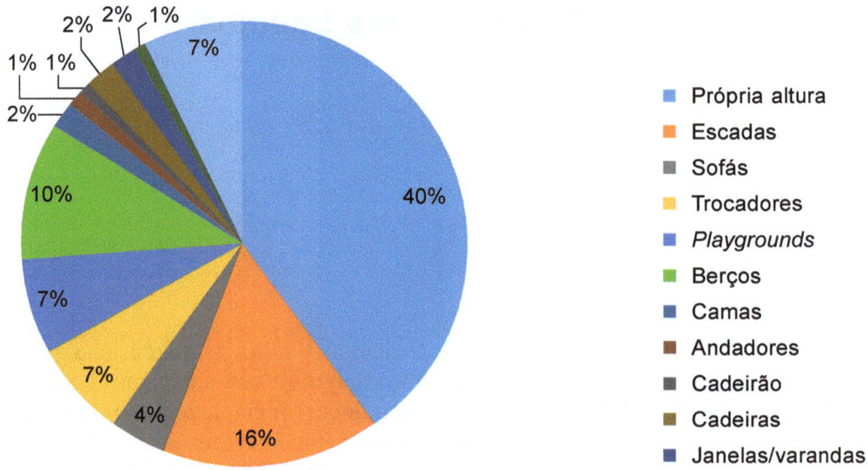

Figura 5.1. Principais locais de quedas.
Fonte: Unintentional pediatric injuries in São Paulo, 2017.[6]

Entre as lesões causadas pelas quedas, podemos destacar traumatismo craniano, lesões ortopédicas, lesões torácicas e lesões abdominais.[4] Quanto aos traumatismos cranianos, a maioria das crianças caiu dos braços de um cuidador, quedas de cama vêm a seguir e, depois, de escada.[4] E entre as fraturas de fêmur, as crianças caíram de camas, braços do cuidador, escadas e janelas.[4] Fraturas de úmero foram causadas por quedas em parquinhos, da cama, do sofá, da cadeira ou trampolim.[4]

Em lactentes, o risco de lesões intracranianas é maior que em outras faixas etárias, pois sua massa encefálica é maior em proporção ao resto do corpo, sendo que as quedas, nessa faixa etária, são a causa mais comum de lesões graves e fatais, mesmo que a altura da queda não seja grande.[7,8] À medida que a criança cresce, aumenta a força na região superior, reduz-se a circunferência da cabeça em relação ao corpo e é ela capaz de suportar a queda com as extremidades superiores. Assim, as crianças maiores apresentam maior proporção de lesões de membros superiores.[4]

A solução

Medidas preventivas

As estratégias preventivas dos traumas na infância baseiam-se principalmente em dados de vigilância e na identificação de fatores de risco. As principais estratégias para prevenir lesões não intencionais são uma combinação de modificação ambiental e comportamental por meio de engenharia, legislações, fiscalização e educação.[7] A partir de estudos com evidências, é possível instituir diretrizes e recomendações.

Estudos comprovam que a educação para crianças e pais com ações para avaliar os riscos das quedas e como preveni-las mostram resultado satisfatório, diminuindo, assim, o número de quedas nessa faixa etária.[8] Mas muitos pais que chegam à emergência com seus filhos por lesões não intencionais têm a ideia errada de que acidentes não são evitáveis. As percepções dos pais estão significativamente relacionadas aos riscos de lesões, e os programas de prevenção com o objetivo de diminuir as lesões podem se concentrar nas percepções. Não só esses conceitos e conhecimentos podem ser usados para adaptar os materiais de comunicação em Saúde, como também podem ser alvo de mudanças.[9]

Seguem algumas ações preventivas relacionadas aos principais mecanismos de quedas.

Quedas da própria altura

Responsáveis pela maioria das lesões em crianças.[6] Idealmente, os ambientes devem ser preparados antecipando-se as aquisições motoras das crianças como engatinhar, andar, correr e pular. As áreas de maior risco, como corredores, escadas e banheiros, devem receber atenção especial. Infelizmente, a avaliação de risco pelas crianças não existe nos 2 primeiros anos de vida, o que as faz explorar locais perigosos e inadequados.

Caso clínico 1

MSS, feminino, 2 anos e 9 meses, previamente hígida. Estava em casa, brincando de correr, com supervisão dos pais. Tropeçou num brinquedo que estava no chão, caiu da própria altura e apoiou as mãos no chão. No mesmo momento, queixou-se de dor em punho esquerdo, com edema local. Foi levada à Unidade de Primeiro Atendimento, onde foi realizada radiografia de punho e diagnosticada fratura em galho verde da parte distal de rádio. Conduta: imobilização do membro.

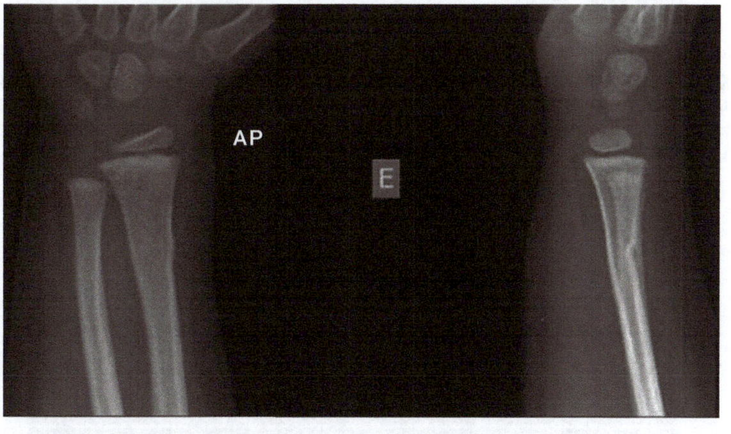

Figura 5.2. Caso clínico 1: Fratura em galho verde de rádio distal.
Fonte: Acervo da autoria do capítulo.

Entre as ações preventivas, podemos destacar:

1. Instalação de portões de segurança em escadas e corredores evitando que a criança circule em áreas não seguras.
2. Tapetes antiderrapantes nas áreas de circulação.
3. Calçados apropriados, tênis com cadarços amarrados.
4. Não correr nas escadas.
5. Supervisionar ativamente as crianças ao brincar.
6. Guardar objetos, brinquedos e calçados em locais adequados.
7. Criar um ambiente seguro para que a criança brinque dentro de casa.

Quedas de móveis

Somente na cidade de São Paulo, entre janeiro de 2018 e janeiro de 2023, 734 crianças de 0 a 4 anos foram internadas por queda de algum móvel, sendo 355 menores de 1 ano.[2] Os principais mecanismos de quedas nessa faixa etária são quedas de móveis, como berços, trocadores, cadeiras de alimentação, sofás e camas; além de bebê conforto e carrinhos.[4] A maioria das crianças que sofreram quedas de carrinhos e cadeiras de alimentação (cadeiras altas ou "cadeirões") não estava com os cintos de segurança devidamente afivelados.[4]

Esses dados evidenciam a importância da supervisão dos cuidadores para que essas quedas sejam evitadas, o que torna esse tema fundamental na consulta pediátrica. As principais orientações de segurança são:

- Cuidado na montagem e na instalação de móveis. Móveis pesados devem estar fixos na parede, reduzindo o risco de tombarem sobre a criança.
- Escolha de móveis seguros com *design* estável e resistente, de preferência sem partes pontiagudas ou salientes.
- Armazenamento adequado de objetos mais pesados.
- Uso seguro do carrinho e do cadeirão com o cinto de cinco pontos afivelado à criança.
- Bloqueio de gavetas e portas para evitar que sejam usadas como degraus para escalar.
- Berços e camas que obedeçam às normas de segurança, sem objetos soltos e com protetores que facilitem a criança a escalar as grades.
- Em camas, colocar grades de proteção.
- Camas superiores de beliches não podem ser usadas por crianças menores de 6 anos e necessitam de grades de proteção.
- Uso de cadeiras e de bancos adequados para a idade da criança.
- Supervisão constante quando a criança estiver sobre cama ou outras superfícies como trocadores, mesmo que a ela ainda não role.
- Ensinar a criança a não subir ou pular em móveis.

Caso clínico 2

AS, 7 dias de vida, estava muito choroso e a mãe o deixou sobre o trocador para fechar a porta do quarto. A criança caiu do trocador antes que ela retornasse. Exame físico: sinais vitais normais para a idade, avaliação neurológica normal, demais sistemas sem alterações. Em razão do mecanismo da queda, realizada tomografia de crânio com evidência de fratura de osso frontal com leve sangramento. Conduta: internação hospitalar para monitorização.

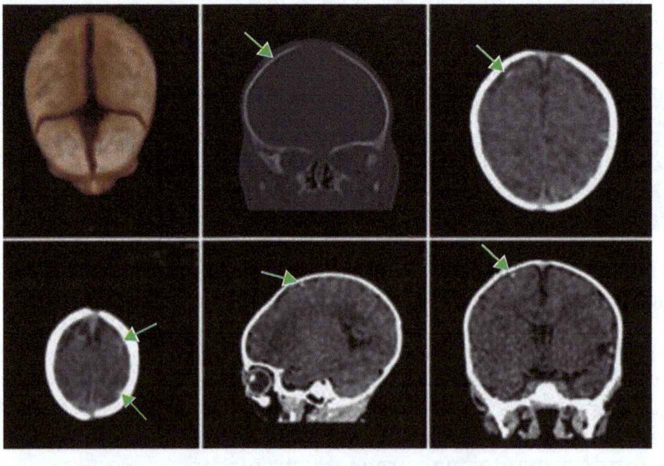

Figura 5.3. Caso clínico 2: Fratura de osso frontal Traço de fratura minimamente desalinhado no osso frontal à direita. Discretos focos de hemorragia meníngea na convexidade dos hemisférios cerebrais, alguns admitem diferenciação com volume parcial de veias. Restante do exame do encéfalo dentro dos limites da normalidade.

Fonte: Acervo da autoria do capítulo.

Quedas de diferentes alturas

A gravidade das lesões relacionadas a esse tipo de mecanismo está associada à altura da queda. Lesões graves e fatais acontecem nesse tipo de lesão e, por isso, as medidas preventivas devem ser tomadas, até antes do nascimento da criança.

Dados mostram que a grande maioria (84%) de lactentes até 1 ano de idade sofreram quedas dos braços de cuidadores.[4] Entre essas crianças, 17,9% caíram dos braços de outra criança, 11,5% estavam sendo carregadas em escadas, 10,9% foram carregadas em uma cadeirinha sem estar com o cinto de segurança afivelado, 3,8% de um cuidador que adormeceu com a criança no colo e 1,3% caíram de um assento inflável.[4]

Quedas não intencionais de janelas/varandas ainda acontecem. Em comparação a outros mecanismos de quedas, crianças que caem de janelas/varandas têm maior probabilidade de sofrer lesões graves ou morrer.[4] Em São Paulo, no período de junho de 2018 a julho 2023, 1.724 crianças e adolescentes de 0 a 19 anos foram internados em decorrência de quedas não intencionais de edifícios; dos quais, 500 casos eram menores de 5 anos de idade[2]. Importante lembrar que, ao atender uma criança que sofreu uma queda desse tipo, deve-se pensar em causa intencional (abuso ou violência).

As escadas representam local importante de quedas, como mostra a Figura 5.1.[6] Crianças maiores tendem a cair de escadas por correr, tropeçar e brincar nesses locais.

Medidas preventivas:

- Evitar móveis perto ou embaixo de janelas.
- Fechar as janelas em ambientes nos quais crianças estão brincando.
- Instalar janelas, se possível, que abram somente na metade superior ou instalar redes de proteção nas janelas.
- Nunca deixar crianças sozinhas perto de janelas ou sacadas.
- Instalar portões nas partes superior e inferior das escadas.
- Sempre afivelar os cintos de segurança de carrinhos, bebê conforto, cadeirões.
- Não deixar crianças em cadeiras de contenção em cima de móveis (mesas ou sofás).
- Orientar comportamentos e atitudes dos pais ao segurarem crianças no colo.
- Orientar pais e cuidadores a não dormir com bebês no colo.

Quedas de andador

Andadores são estruturas com rodas nas quais crianças são colocadas no seu interior em posição parcialmente sentada, com os pés tocando o piso, permitindo sua movimentação ao redor.[10] Vários estudos mostram grandes números de crianças com lesões graves e até mortes em decorrência do uso de andadores infantis móveis.[10] Além disso, não há um claro benefício em seu uso. Por isso, a Academia Americana de Pediatria e a Sociedade Brasileira de Pediatria recomendam a proibição e venda de andadores infantis móveis.[10,11] Países como Canadá, Austrália e Nova Zelândia proíbem a fabricação e comercialização de andadores, enquanto muitos outros países recomendam enfaticamente que não sejam utilizados.[10,11]

Mesmo que os pais insistam em usar andador, deve ser veementemente contraindicado. Há um projeto de lei para proibir a fabricação e comercialização de andadores no Brasil, porém até o presente momento (2 de setembro de 2023), encontra-se arquivado.[12]

Quedas em parquinhos

Parques são locais importantes e benéficos para o desenvolvimento infantil. Mas também é um lugar onde acontecem muitos acidentes em crianças. Os tipos de acidentes mais comuns em parques são as quedas, responsáveis por 75% dessas lesões.[13]

Entre os fatores de risco de gravidade para as lesões, podemos destacar:

- **Altura do equipamento:** quedas brinquedos de 1,5 a 1,8 m apresentam maior gravidade.[14,15]
- **Superfície do chão:** o impacto da queda pode ser absorvido dependendo do material da composição do chão. Estudos mostram que crianças que caem de em superfície de

grama têm maior chance de apresentar lesão na cabeça ou fratura comparada àquelas que caem em superfície de areia.[15] Outros materiais que absorvem o impacto são tapetes de borrachas (quanto mais espessa, melhor) e cascalhos de madeira.[15]

- **Tipo de brinquedo:** os brinquedos que mais causam quedas são os balanços, brinquedos para escalar, trepa-trepa e escorregadores.[15]

Com relação aos tipos de lesões, as crianças menores de 5 anos tendem a apresentar traumatismo de crânio e na face.[14] A maioria desses traumatismos cranianos é leve.[14] Os brinquedos responsáveis por essas lesões são os escorregadores, trepa-trepas e balanços.[14,16] As fraturas por quedas são as lesões mais prevalentes observadas nos parquinhos.[14,17] Há descrição também de lesões por asfixia e estrangulamento em cordas dos brinquedos.[15]

Na prevenção, devemos atuar em algumas frentes: materiais que absorvam os impactos das quedas; altura dos brinquedos; inspeções regulares nos parquinhos para verificar se os padrões exigidos estão em dia; e supervisão das crianças no *playground.*

Além da supervisão contínua das crianças, modificações no ambiente, materiais das superfícies, padrões de construção de brinquedos também são importantes na prevenção desses acidentes. Nos Estados Unidos, após grande esforço e estudos para compreender os mecanismos das lesões causadas nos parquinhos, criou-se uma norma, a ASTM F1292 (especificação de desempenho de segurança do consumidor-padrão para equipamentos de *playground* para uso público), que estabelece padrões para os brinquedos, ambientes e materiais para a superfície. Após essa normatização, houve queda na mortalidade por trauma cranioencefálico (TCE) grave relacionado com queda em parques infantis.[14,15]

Caso clínico 3

BG, masculino, 5 anos. Estava na escola, em colônia de férias supervisionado por uma professora e foi para o parquinho brincar no escorregador. Lá, em vez de escorregar, pulou de cima do brinquedo e caiu no chão de terra. Apresentou trauma no braço esquerdo. Foi levado para o pronto atendimento, onde realizou radiografia do membro superior. Diagnosticada fratura de úmero distal. O paciente foi internado e submetido à cirurgia ortopédica.

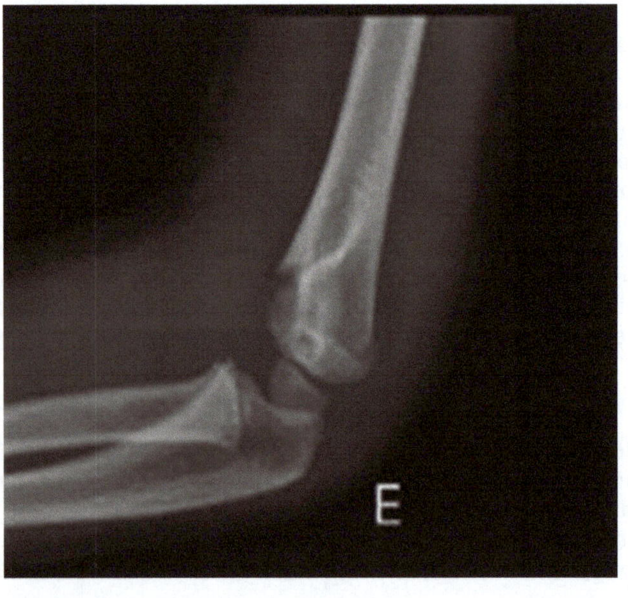

Figura 5.4. Caso clínico 3: Fratura de úmero distal.
Fonte: Acervo da autoria do capítulo.

De maneira geral e de acordo com o Manual do CDC norte-americano e as normas brasileiras para *playground*, recomenda-se:[15,18]

1. Evitar uso de chão de asfalto, concreto ou grama. Os melhores materiais para superfície do chão incluem borracha triturada, fibra ou lascas de madeira e areia fina. Materiais deteriorados não poderão ser reinstalados.
2. A superfície deve ter uma profundidade de 30,5 cm e deve se estender no mínimo por 1,8 m ao redor de todos os equipamentos.
3. Estruturas de mais de 76 cm de altura devem estar a 2,75 cm de distância umas das outras.
4. Corrimões devem estar presentes em todos os equipamentos com escadas.
5. Brinquedos elevados devem ter barreiras de proteção. Se houver abertura nessas muretas, elas devem medir menos de 9 cm.
6. Nas escadas, os degraus devem ter uma distância de pelo menos 23 cm para evitar lesão por aprisionamento.
7. Os equipamentos e a superfície devem ser constantemente checados.
8. As crianças devem sempre ser supervisionadas por adultos.

Quedas nos esportes

A prática de atividade física é fundamental para o desenvolvimento físico e socioafetivo da criança e do adolescente.

Mas as mudanças que ocorrem na adolescência e puberdade, como o aumento de tensão nas articulações, das unidades musculotendíneas, das apófises e das placas de crescimento, podem aumentar o risco de essas estruturas causarem lesões.[19]

Para evitar as lesões por quedas nas atividades esportivas, é importante que algumas regras sejam seguidas:[19]

1. Uso de equipamentos de proteção adequados a cada prática esportiva (capacetes, caneleiras, calçados adequados, joelheiras, *body guard*).
2. Importância do aquecimento e do alongamento antes da atividade.
3. Avaliação médica prévia para prática de esportes competitivos.
4. Prática de esportes em locais adequados e com equipamentos com boa manutenção.
5. Supervisão de técnicos em relação a práticas ou jogadas perigosas.
6. Incentivar hidratação adequada ao longo das atividades esportivas, evitando síncopes.
7. Incentivar que as crianças e os adolescentes se manifestem quando sentirem dor ou desconforto, evitando que lesões existentes se compliquem.

O leitor encontrará mais informações na Seção 2 – Proteja, no Capítulo 14 – Esportes mais seguros.

Referências bibliográficas

1. Khambalia A, Joshi P, Brussoni M et al. Risk factors for unintentional injuries due to falls in children aged 0-6 years: a systematic review. Inj Prev. 2006 Dec;12(6):378-81. doi: 10.1136/ip.2006.012161. PMID: 17170185; PMCID: PMC2564414.
2. Ministério da Saúde. Datasus. Informações de Saúde. Tabnet. Morbidade Hospitalar do SUS (SIH/SUS). Disponível em: http://tabnet.datasus.gov.br/cgi/deftohtm.exe?sih/cnv/fibr.def. Acesso em: 25 set. 2023.
3. Centers of Disease Control and Prevention. Injury Center. WISQARS™ – Web-based Injury Statistics Query and Reporting System. Cost of Injury Data. Disponível em: https://wisqars.cdc.gov/cost. Acesso em: 25 set. 2023.
4. Chaudhary S, Figueroa J, Shaikh S et al. Pediatric falls ages 0-4: understanding demographics, mechanisms, and injury severities. Inj Epidemiol. 2018 Apr 10;5(Suppl 1):7. doi: 10.1186/s40621-018-0147-x. PMID: 29637431; PMCID: PMC5893510.

5. Laforest S, Robitaille Y, Lesage D et al. Surface characteristics, equipment height, and the occurrence and severity of playground injuries. Injury prevention: Journal of the International Society for Child and Adolescent Injury Prevention. 2001;7(1):35-40.
6. Abib SCV, Françóia AM, Waksman R et al. Unintentional pediatric injuries in São Paulo. How often is it severe? Acta Cir. Bras. 2017;32(7);587-598. Disponível em: https://doi.org/10.1590/s0102-865020170070000010. Acesso em: 20 set. 2023.
7. Jullien S. Prevention of unintentional injuries in children under five years. BMC Pediatrics. 2021;21(Suppl 1):311. Disponível em: https://doi.org/10.1186/s12887-021-02517-2. Acesso em: 20 set. 2023.
8. Liu WY, Tung TH, Zhou Y et al. The relationship between knowledge, attitude, practice, and fall prevention for childhood in Shanghai, China. Front Public Health. 2022 Mar 4;10:848122. doi: 10.3389/fpubh.2022.848122. PMID: 35359797; PMCID: PMC8963735.
9. Hogan CM, Weaver NL, Cioni C et al. Parental perceptions, risks, and incidence of pediatric unintentional injuries. Journal of emergency nursing. 2018;44(3):267-73. Disponível em: https://doi.org/10.1016/j.jen.2017.07.017. Acesso em: 20 set. 2023.
10. American Academy of Pediatrics. Committee on Injury and Poison Prevention. Injuries associated with infant walkers. Pediatrics. 2001;108:790-2. Disponível em: http://pediatrics.aappublications.org/cgi/content/full/108/3/790. Acesso em: 20 set. 2023.
11. Sociedade Brasileira de Pediatria. Andador: perigoso e desnecessário. Departamento de Segurança da Sociedade Brasileira de Pediatria. Novembro/2014. Disponível em: https://www.sbp.com.br/imprensa/detalhe/nid/andador-perigoso-e-desnecessario. Acesso em: 20 set. 2023.
12. Portal da Câmara dos Deputados. Atividade Legislativa. Projetos de Lei. PL 4926/2013. Disponível em: https://www.camara.leg.br/proposicoesWeb/fichadetramitacao?idProposicao=564574. Acesso em: 20 set. 2023.
13. Safe Kids Worldwide. Safety Tips. Playground. Disponível em: https://www.safekids.org/playgroundsafety. Acesso em: 20 set. 2023.
14. Cheng TA, Bell JM, Haileyesus T et al. Nonfatal playground-related traumatic brain injuries among children, 2001-2013. Pediatrics. 2016 Jun;137(6):e20152721. doi: 10.1542/peds.2015-2721. Epub 2016 May 2. PMID: 27244845; PMCID: PMC5599106.
15. United States Consumer Product Safety Commission. Public Playground Safety Handbook. December 29, 2015. Disponível em: https://www.cpsc.gov/safety-education/safety-guides/playgrounds/public-playground-safety-handbook. Acesso em: 20 set. 2023.
16. Centers of Disease Control and Prevention. National Center for Injury Prevention and Control. Heads Up to Parents. Playground Safety. Disponível em: https://www.cdc.gov/headsup/pdfs/parents/HeadsUp_Playground_Safety_FS-a.pdf. Acesso em: 20 set. 2023.
17. Kennedy EA, Filchner DA, Patterson ZD et al. Epidemiological Characteristics of School Playground Injuries. Clinical Pediatrics. 2023;0(0). doi:10.1177/00099228231172482.
18. Associação Brasileira de Normas Técnicas – NBR 1671 – 3:2021. Disponível em: https://www.normas.com.br/visualizar/abnt-nbr-nm/31993/nbr16071-1-playgrounds-parte-1-terminologia. Acesso em: 20 set. 2023.
19. Costa e Silva et al. Sports injurie patterns in children and adolescents according to their sports participation level, age and maturation. BMC Sports Science, Medicine and Rehabilitation. 2022;14:35.

Capítulo 6

Afogamento

David Szpilman
Tania M. R. Zamataro

Dia Mundial de Prevenção de Afogamentos 25 de julho

Qualquer pessoa pode se afogar, mas ninguém deveria

Introdução

Define-se afogamento como "o processo que resulta em comprometimento respiratório através da aspiração de líquido não corporal, que ocorre por submersão ou imersão". A vítima pode não sobreviver (afogamento fatal) ou sobreviver (afogamento não fatal), com ou sem sequelas. Outros termos adotados são "resgate" (vítima que é retirada da água sem sinais de aspiração) e "já cadáver" (morte sem chances de iniciar reanimação, comprovada por tempo de submersão maior que 1 hora ou sinais evidentes de morte a mais de 1 hora como rigidez cadavérica, livores ou decomposição corporal).[1-4,12] Considerado uma das principais causas evitáveis de morbimortalidade, o afogamento ocupa a terceira colocação no ranking das principais causas de óbitos por lesões não intencionais no mundo, ceifando a vida de milhares de indivíduos menores de 30 anos, com particular impacto na faixa etária pediátrica.[1] É uma das maiores causas de morte no Brasil: a cada 90 minutos um brasileiro morre afogado, em um total de mais de 5.700 vítimas todos os anos.[2] Além disso, 4 crianças morrem afogadas todos os dias e a cada 3 dias, 1 morre afogada dentro de casa no Brasil.[3]

Quadro 6.1 – Características do afogamento no Brasil.

- Sexo masculino se afoga mais que o feminino relação ♂/♀ de 3:1 entre crianças, de 6:1 entre adolescentes e de 12:1 entre homens jovens e mulheres
- É uma das principais causas de mortes de 1 a 9 anos no Brasil
- O afogamento é a primeira causa de mortes em crianças de 1 a 4 anos no Brasil e 50% ocorrem dentro de casa
- Afogamento é a segunda causa de morte na faixa de 5 a 9 anos no Brasil

(*Continua*)

Quadro 6.1 – Características do afogamento no Brasil. (*Continuação*)

- 59% das mortes por afogamento na faixa de 1 a 9 anos de idade ocorrem em piscinas e residências
- Crianças de 4 a 12 anos que sabem nadar se afogam mais pela sucção da bomba em piscinas
- O consumo de álcool está envolvido em pelo menos 15% dessas ocorrências, ou seja, pelo menos duas pessoas alcoolizadas entre as 15 que morrem afogadas diariamente no Brasil
- Dois brasileiros morrem afogados todos os dias em nosso país tentando salvar outro
- "Sei nadar e não vou me afogar!" É comum essa ideia de que basta saber nadar para não se afogar. Mas isso tem provado ser uma grande armadilha. Muitos grandes nadadores, surfista e experientes "*acquamans*" se afogam e morrem. Por quê? Simplesmente porque os indidviduos têm limitações e é necessário respeitá-las
- Considerando o tempo de exposição, o afogamento tem 200 vezes mais risco de óbito que os acidentes de transporte
- Afogamentos ocorrem em rios, lagos e represas, longe da presença de uma guarda-vidas

Fonte: Szpilman D e Diretoria Sobrasa 2018-2022. Afogamento – Boletim epidemiológico no Brasil, 2021.[3]

O problema

Caso clínico 1

APM, masculino, 13 anos, dá entrada na sala de emergência, trazido pelo resgate após afogamento. Foi retirado do mar por guarda vidas, inconsciente, sem respiração espontânea. Iniciada ventilação boca-a-boca ainda na água; levado até área seca, onde se caracterizou apenas parada respiratória, mantendo-se a ventilação boca-a-boca até a chegada do Suporte Avançado. Entubado na ambulância, recebeu ventilação bolsa-valva a 100% até o pronto-socorro (PS) do hospital de referência (12 minutos de transporte). Deu entrada inconsciente, pálido, temperatura (T) de 34 °C, pressão arterial (PA) de 70 × 45; frequência cardíaca (FC) de 148; oxímetro não acusando saturação; com dois acessos venosos periféricos. Colocado no aparelho de ventilação mecânica controlado à pressão, modo assistido-controlado, com FiO_2-100%, frequência respiratória (FR) de 15, pressão inspiratória (Pinsp) 20 cm H_2O, pressão positiva expiratória final (PEEP) de 7 mmHg, tempo inspiratório (Ti)-1s, relação inspiratória: expiratória (I:E)-1:2; passadas as sondas nasogástrica e vesical. No momento, recebendo Ringer-lactato 20 mL/kg. Colhido inicialmente glicemia, gasometria arterial e pedido radiografia de tórax.

Crianças maiores de 10 anos afogam-se mais em águas naturais, enquanto as menores afogam-se em reservatórios artificiais (piscinas, tanques, banheiras, espelhos d'água), em casa ou nos arredores[3] (Figura 6.1). Adolescentes do sexo masculino se afogam seis vezes mais que as do sexo feminino, provavelmente por maior exposição à água e adoção de certos comportamentos, subestimando os riscos, superestimando sua capacidade de nadar, realizando brincadeiras perigosas e/ou consumindo álcool/drogas.[1-4,6]

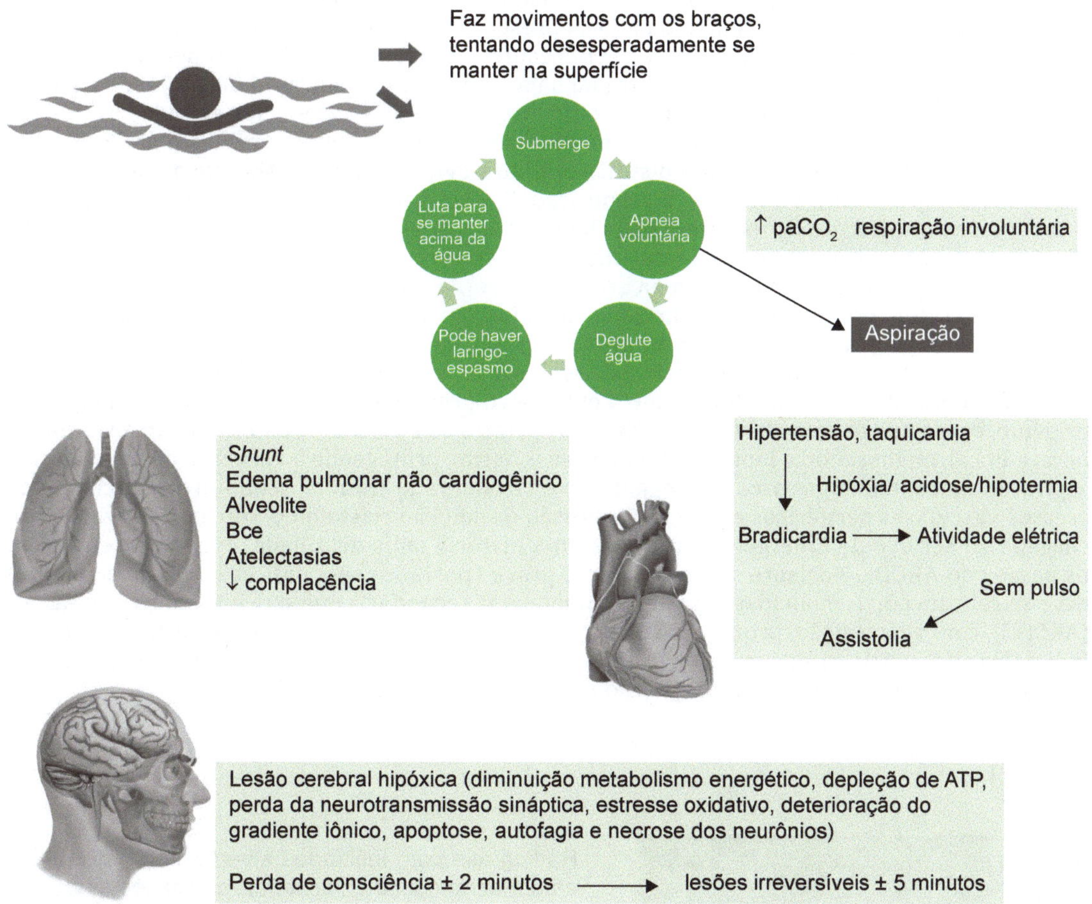

Figura 6.1. Fisiopatologia do afogamento.
Fonte: Zamataro TMR, 2022; Szpilman et al., 2012.

Fisiopatologia do afogamento[1,2]

O afogado faz esforço, com os braços lateralmente ao corpo, para se manter na superfície. Quando submerge, faz apneia voluntária. Geralmente há deglutição de água nesse processo, podendo haver pequenas aspirações nessa "luta para se manter na superfície". Laringoespasmo, apesar de raro, pode ocorrer. Mesmo ocorrendo, haverá aspiração de água por relaxamento da laringe (consequente à hipóxia progressiva), caso não haja salvamento antes. O ciclo submersão *versus* tentativa de se manter na superfície dura pouco. Submerso, com a hipercarbia haverá estimulação do *trigger* respiratório e o afogado respirará, mesmo embaixo d'água. A aspiração de água continua e a hipoxemia resulta, em segundos a poucos minutos, na perda de consciência e na apneia. Tanto a água doce (por alteração na função do surfactante e citotoxicidade aos pneumócitos tipo 2) como a água salgada (edema alveolar com lavagem do surfactante), causarão destruição do surfactante, com formação de atelectasias. O efeito osmótico na membrana alveolocapilar rompe em parte a sua integridade, aumenta a sua permeabilidade e, por consequência, altera a relação ventilação/perfusão (V/Q), *shunt*, leva a edema alveolar, diminuição da complacência pulmonar. Taquicardia e hipertensão, decorrentes de estimulação simpática, com a progressão da hipóxia e acidose (e também a hipotermia, quando ocorre), evoluirão classicamente para atividade elétrica sem pulso (AESP) e assistolia. Em alguns casos, pode haver arritmias, geralmente em indivíduos predispostos e, com maior frequência, no conflito autonômico. Hipocampo, gânglios da base, córtex insular e zonas terminais vasculares são áreas mais sensíveis à hipóxia inicial. Após aproximadamente 2 minutos de hipóxia, haverá inconsciência e, aproximadamente em 5 minutos, lesões irreversíveis se formarão (esse tempo dependerá de vários fatores, entre eles a idade da vítima, temperatura da água etc.).

O afogado inconsciente, sem respiração espontânea, que recebe ventilação boca-a-boca (ou boca-a-boca/nariz) ainda dentro da água, apresenta um prognóstico de quatro a cinco vezes melhor. Sua retirada da água deve ser feita com cautela, com proteção das vias aéreas. O afogado deglute água no processo e deve-se evitar que haja vômitos com aspiração do conteúdo gástrico. Tentativas de drenagem da água aspirada são inúteis, nocivas e devem ser evitadas. O posicionamento da vítima para o primeiro atendimento em área seca deve ser paralelo ao do espelho d'água, em decúbito dorsal, distante o suficiente para evitar as ondas. Abre-se a via aérea, com a extensão do pescoço e verifica-se a respiração. A vítima sem respiração espontânea, deverá receber cinco respirações de resgate. Se não houver resposta (reação motora/respiratória) às ventilações, considera-se que o coração também esteja parado e iniciam-se as compressões torácicas (situações em que socorrista não seja da área de saúde),[5] Esse paciente encontrava-se apenas em parada respiratória, sendo classificado como afogado grau 5 (Veja Quadro 6.1). Diferentemente do habitual, não recobrou a ventilação espontânea, apesar da instituição precoce do Suporte Básico de Vida.[4] Manteve-se então, a ventilação boca-a-boca (1 ventilação a cada 6 segundos) até a chegada do Suporte Avançado de Vida.[8] Com a entubação precoce e ventilação bolsa-valva ligada ao oxigênio, consegue-se uma oferta de 100% de O_2 (contra os 16% a 17% da FiO_2 de uma ventilação boca-a-boca), melhorando a hipoxemia da vítima e, assim, protegendo a via aérea de uma possível aspiração de conteúdo gástrico. O afogamento é considerado trauma, sendo providenciado dois acessos vasculares periféricos e iniciada a infusão de solução cristaloide, sob monitorização.[5] Na chegada ao Serviço de Emergência, colhe-se uma história mais detalhada, enquanto se refazem os passos do ABCDE. Paciente sem hipotermia grave (portanto sem indicação de aquecimento): deve-se retirar roupas molhadas para evitar hipotermia secundária que será prejudicial. Nessa fase (ABCDE), com a exposição, procuram-se outras lesões não vistas inicialmente, incluindo aquelas indicativas de injúria intencional. Os exames iniciais realizados: gasometria arterial, glicemia e radiografia de tórax. Demais exames serão realizados conforme evolução.

Resultados

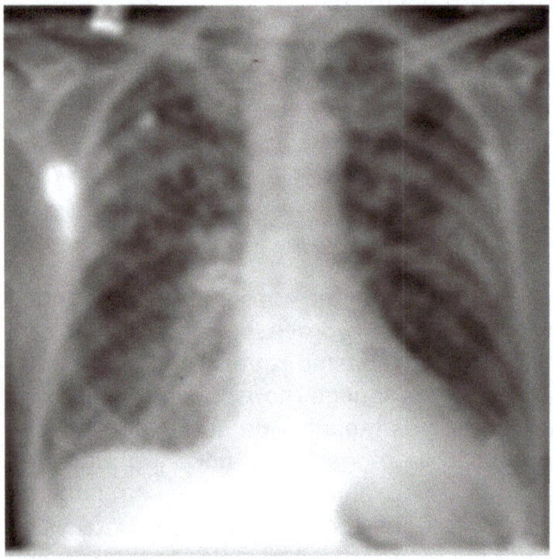

1. Radiografia com infiltrados alveolointersticiais, micro e/ou macronodulares, bilaterais e assimétricos.
   - Ponta da COT entre T1 e a carina.

   Pneumonia é uma consequência rara e é mais comum com submersão em água doce e quente estagnada. A pneumonite química é uma sequela mais comum do que a pneumonia, especialmente se a submersão ocorrer em um balde contendo um produto de limpeza do surfactante.

   Tanto a aspiração de água doce como a de água salgada ocasionarão graus semelhantes de lesão pulmonar, com alteração do surfactante.
2. pH 7,28 pO_2 mmHg PCO_2 35 mmHg Bic 15 mEq/L ânio gap glicemia 40 mg/dL.

A hipoglicemia foi corrigida com infusão rápida de glicose. Detectada acidose metabólica e instituída nova infusão de solução cristaloide 20 mL/kg em bólus.

Ao colher a história com os pais, soube-se que o adolescente havia ido à praia com amigos. Segundo os meninos, eles haviam dividido entre quatro uma garrafa de vodca cheia. O afogado foi o que "menos bebeu" (SIC) e por isso, foi o único a tomar um banho de mar, já que os outros "não tinham condições" (SIC). Os meninos o viram "desaparecer" após uma onda e rapidamente acionaram o guarda-vidas. Os pais referem que o menino havia tido uma convulsão há 3 meses e estava em investigação, sem uso de medicação no momento.

O consumo de álcool está associado a maior risco de afogamento.[9,10,12] Os amigos "acertaram" em não entrar no mar sob efeito etílico (e "acertaram" também ao acionar o guarda-vidas assim que perceberam o amigo em perigo). Para o adolescente afogado, o consumo de álcool pode ter sido desencadeante de uma crise convulsiva (justificando o "desaparecimento" após a onda). Algumas condições médicas como epilepsia, arritmias (incluindo síndrome do QT longo), cardiomiopatias, doença arterial coronariana, doença cerebrovascular, diabetes *mellitus*, autismo e depressão, são fatores de risco para afogamento, (embora não representem mais do que 15% do total de afogados). Pessoas com crises epilépticas têm 15 a 20 vezes maior risco de afogamento em comparação à população geral (Anexo).

Tabela 6.1 – Classificação da gravidade do afogamento e seu tratamento básico pré-hospitalar.

Classificação	*Achados clínicos*	*Conduta*
Já cadáver	Vítima com tempo de submersão acima de 1 hora ou com sinais físicos óbvios de morte (rigor *mortis*, livores e/ou decomposição corporal)	Não iniciar ressuscitação e encaminhar o corpo ao IML
Grau 6	Parada cardiorrespiratória*	a) Abertura da via aérea b) 5 ventilações de resgate c) Sem pulso, iniciar compressão torácica e ventilações – 30:2 socorristas; 15:2 se 2 socorristas**
Grau 5	Parada respiratória	A vítima em parada respiratória exige ventilação artificial imediata. Estes são os casos mais presenciados pelo socorrista no local do ocorrido. Os protocolos de ventilação e de oxigenação, que são os mesmos do grau 6, devem ser seguidos até que a respiração espontânea seja restaurada, o que usualmente ocorre após poucas ventilações, e, então, seguir os protocolos para grau 4
Grau 4	Edema agudo de pulmão com hipotensão arterial	Fornecer oxigênio com suporte de ventilação mecânica é a terapia de 1ª linha, com FIO_2 inicial de 100% e PEEP > 5 mmHg. Caso a hipertensão arterial não seja corrigida com oxigênio, uma infusão rápida de cristaloide deve ser tentado primeiro, antes de reduzir temporiamente a PEEP ou dar início à terapia com drogas vasoativas
Grau 3	Edema agudo de pulmão sem hipertensão arterial	A maioria dos casos (72,4%) necessita de intubação e ventilação mecânica, observando-se os mesmos protocolos para os afogados grau 4
Grau 2	Ausculta pulmonar normal	93,2% dessas vítimas necessitam apenas de 5 L por minuto de oxigênio via cânula nasofaríngea e tem uma recuperação satisfatória em 6 a 24 horas com observação hospitalar
Grau 1	Tosse com ausculta pulmonar normal	Estes pacientes não necessitam de oxigênio ou suporte ventilatório e podem ser liberados do local caso não exista comorbidades ou doença associada
Resgate	Ausência de tosse ou dificuldade respiratória	Avaliar e liberar do local do acidente sem necessidade de cuidados médicos, caso não apresente nenhuma comorbidade ou doença associada

*Grande maioria das PCR no afogado ocorre em assistolia. Algumas vítimas podem estar em ritmos responsivos ao choque. Conectar o DEA nesse momento.

**Socorristas leigos são instruídos a avaliar sinais de circulação em vez de tentar verificar o pulso (Classe IIa). Os profissionais de saúde são instruídos a avaliar sinais de circulação, incluindo uma verificação do pulso.

PEEP: pressão positiva expiratória final; PCR: parada cardiorrespiratória; DEA: desfibrilador externo automático.
Fonte: Adaptada de Szpilman D et al. Drowning, currents concepts. N Engl J Med. 2012;366:2102-10.

Foi ampliada a investigação do paciente, colhendo-se nova gasometria após expansão, eletrólitos, enzimas hepáticas, função renal, nível de etanol, hemograma completo e hemocultura. Por manter um Glasgow de 7, optou-se pela realização de tomografia computadorizada (TC) de crânio e eletroencefalograma (EEG), esse último demonstrando estar o paciente ainda em crise convulsiva.

Caso clínico 2

EDM, masculino, 2 a 3 meses, encontrado inconsciente na banheira. A mãe conta que estava dando banho no filho, quando tocaram a campainha de casa. Como a água estava na altura da cintura do menino (com ele sentado), deixou-o brincando na água e foi atender à porta. Segundo conta, ausentou-se por 1 minutinho e, ao voltar, encontrou o menino com o rosto na água, inconsciente, afogado.

Falha de supervisão é uma das maiores causas de injúrias não intencionais em crianças, principalmente no afogamento. Crianças abaixo de 5 anos apresentam uma desproporção corpórea, em que o segmento superior é mais pesado que o inferior ("cabeçudos"), modificando o centro de gravidade. Ao se inclinarem para a frente, perdem o equilíbrio com facilidade. Somado a isso, apresentam pouca habilidade para sair de situações perigosas. Pequenas quantidades de água são suficientes, nesses casos, para que aconteça o afogamento. Por ser um evento rápido e silencioso, os "poucos minutos" de ausência da mãe foram suficientes para que a tragédia ocorresse. Crianças abaixo de 5 anos devem ter "supervisão de toque", a um braço de distância, em qualquer reservatório de água, incluindo banheiras. Quando não estiverem em uso, banheiras, baldes, piscinas infláveis deverão permanecer vazios e fora do alcance.[1,8,11,12]

Caso clínico 3

Corpo de Bombeiros salva 15 pessoas após naufrágio de embarcação na Ilha do Mel

Publicação 26/01/2023 – 18:20, Editoria Verão Maior Paraná.

Bombeiros e guarda-vidas civis que estão atuando no Verão Maior Paraná salvaram 15 ocupantes de uma embarcação que naufragou na manhã desta quinta-feira (26), na Ilha do Mel. O barco realizava um passeio ao redor da reserva, quando foi surpreendido por uma onda e naufragou na praia de Encantadas. Todas as vítimas usavam coletes salva-vidas e foram socorridas sem ferimentos.

O Brasil tem uma das mais extensas áreas de água para o lazer e navegação do Planeta com uma costa de 8.000 km e 35.000 km de rios navegáveis.[3] Os incidentes com embarcações são responsáveis por uma média de 79 mortes ao ano no Brasil, considerando os últimos 25 anos, mas vem num crescente nesses 10 anos passados com um aumento de 20%, tendo atingido 95 casos em 2020 (último ano registrado). Desse total de óbitos, 75% decorrem de algum naufrágio e 25% por queda na água. Estima-se que 70% desses óbitos, não teriam ocorrido se o náufrago estivesse usando o colete salva-vidas de forma correta.

Caso clínico 4

Corpo de Bombeiros foi acionado numa comunidade rural de Viçosa, Zona da Mata Mineira:

Dois irmãos de 9 e 11 anos se afogaram num riacho. Segundo "populares", o menino menor entrou para se banhar por causa do calor. Após alguns minutos, começou a se afogar. O irmão mais velho, então, entrou no riacho para tentar salvá-lo, mas também se afogou. Quando o corpo de bombeiros chegou ao local, um dos irmãos havia sido retirado da água por populares, já sem vida. O outro foi encontrado pelos bombeiros a 4 metros de profundidade.

Lagoas, represas, cavas e rios representam 70% das mortes por afogamento no Brasil, um grande perigo para banhistas e pescadores: as águas turvas impedem a visualização de pedras, lodos, galhos que podem prender o banhista além de buracos. As águas doces naturais são menos densas do que as do mar, o que dificulta a flutuabilidade fazendo com que a pessoa afunde mais rapidamente. Em geral, 50% dos afogados estavam nadando/brincando no rio e ao menos 16%, pescando.[3]

Outro perigo em rios é o chamado "rebojo", redemoinho causado pela densidade da água e do tipo de relevo que existe no fundo. Se o indivíduo for pego por um redemoinho, o ideal é manter a calma, boiar com a cabeça para fora da água e aguardar que a própria correnteza o jogue para fora do sorvedouro.

Para um banho mais seguro, é importante procurar um local com água só até a altura dos joelhos, perto das margens e de outras pessoas. Em casos de aumento súbito do volume, da velocidade e do nível da água do rio (fenômeno conhecido como "cabeça d'água"), o ideal é sair da água imediatamente.

Considerando-se o número de banhistas que morrem na tentativa de salvar outros, o recomendado, ao se avistar alguém se afogando, é ajudá-lo jogando para ele um material de flutuação, sem entrar na água, se possível. A cadeia de sobrevivência do afogamento mostra, por meio dos cinco elos interligados, os passos a serem seguidos.[10]

Cadeia de sobrevivência do afogamento

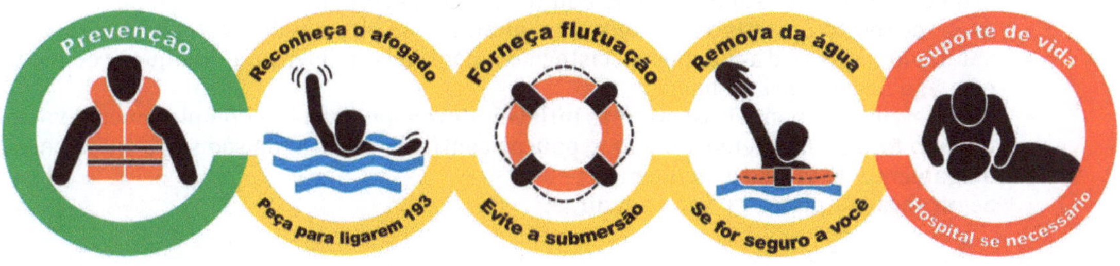
Prevenção
Reconheça o afogado
Peça para ligarem 193
Forneça flutuação
Evite a submersão
Remova da água
Se for seguro a você
Suporte de vida
Hospital se necessário

1. Crianças à distância de um braço mesmo que saibam nadar.
2. Nadar onde haja guarda-vidas.
3. Restringir o acesso a piscinas e tanques com uso de cercas.
4. Sempre utilizar colete salva-vidas em barcos e esportes com pranchas.
5. Aprender natação, medidas de segurança na água e primeiros socorros.

Ajudar alguém em período na água.

1. Reconhecer o afogamento: banhistas incapazes de se deslocarem ou em posição vertical na água com natação errática.
2. Pedir a alguém que chame socorro (193).
3. Parar o afogamento: fornecer flutuador.
4. Tentar ajudar sem entrar na água: manter a própria segurança.
5. Usar uma vara ou corda para alcançar o afogado.
6. O socorrista só deve entrar na água para socorrer se for seguro para ele e usar algum material flutuante para seu próprio auxílio.
7. O indivíduo que estiver se afogando não entre em pânico, mas acenar pedindo socorro e flutuar.

1. Se o afogado não estiver respirando, iniciar a RCP com ventilação imediatamente.
2. Se houver respiração, permanecer junto ao afogado até a ambulância chegar.
3. Procurar um hospital se houver qualquer sintoma.

Fonte: Adaptado de Szpilman D, Webber J, Quan L, Bierens J, Morizot-Leite L, Langendorfer SJ et al., 2014. Disponível em: http://dx.doi.org/10.1016.

A solução[1-5,8-12]

A solução do afogamento passa primeiro (e em 99% dos casos) pela prevenção

A prevenção pode evitar mais de 90% dos incidentes. Nas praias, por exemplo, a atuação dos guarda-vidas na prevenção perfaz 99,8% de todo o trabalho. Estima-se que o risco de óbito em locais sem guarda-vidas (supervisão) seja 60 vezes maior, principalmente nas faixas etárias mais jovens (de 1 a 10 anos).

Dicas de prevenção em casa e seu entorno (principal causa de afogamento em crianças de 1 a 4 anos)

- Crianças devem ter supervisão de adultos responsáveis em 100% do tempo.[11,12]
- Áreas de serviço, portas de banheiros ou quintais com piscinas devem ter acesso restrito.
- Sanitários, caixas d'água, poços, cisternas, máquinas de lavar ou qualquer recipiente com água devem ser fechados.
- Tanques, bacias, banheiras, piscinas infláveis devem permanecer completamente vazios quando fora de uso, lembrando que poucos centímetros de água são suficientes para o afogamento de crianças pequenas.
- Segurança em piscina - ver a seguir.

Dicas de prevenção em piscinas coletivas (principal causa de afogamento de crianças de 1 a 9 anos)[3]

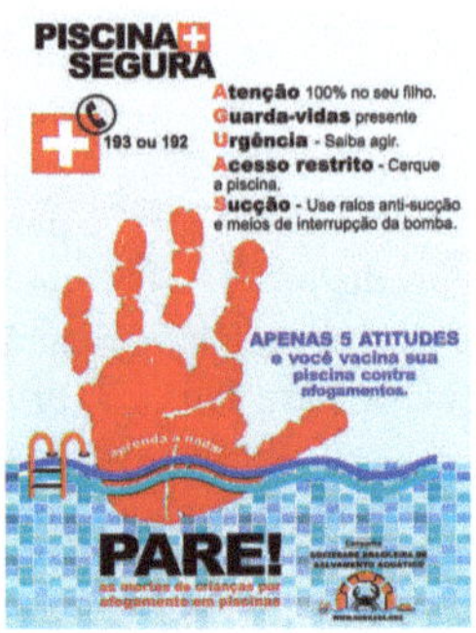

1. Os pais devem manter atenção total nos filhos.
2. Guarda-vidas presente.
3. Urgência – saber agir.
4. Acesso restrito – cercar a piscina.
5. Sucção – usar ralos antissucção e meios de interrupção da bomba.

É importante compreender que a aulas de natação exercem um papel fundamental, não exatamente por ensinar flutuação/deslocamento mais seguro dentro da água (habilidades), mas principalmente por educar no reconhecimento de risco e nas soluções de prevenção (competência na água) e, em situações de urgência, educam quanto a ajudar alguém em perigo na água sem se tornar um segundo afogado.

Há várias cenas no noticiário de crianças que entraram a água para ajudar outra criança ou um adulto e foram tratadas erroneamente como heróis. Deve-se recordar que das 16 mortes diárias de brasileiros por afogamento, duas ocorrem porque estes entram na água na tentativa de salvar o indivíduo que está se afogando e acabam sendo agarrados por ele. O risco para uma criança é ainda maior.

É fundamental compreender que ao passar um perigo dentro da água, mesmo não tendo se afogado (aspirado água), pode tornar muitas crianças em futuros adultos fóbicos. Esse trauma emocional é infelizmente muito frequente, mas também evitável.

Ensinar os elos da cadeia de sobrevivência do afogamento a todos (o que se deve fazer e o que não se deve fazer) é fundamental:[1-3,5,7-10]

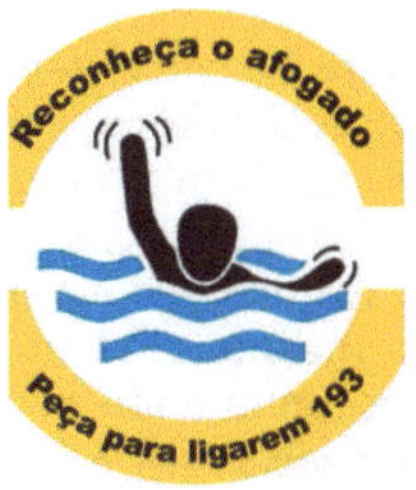

Reconhecer o afogamento e pedir para ligarem 193

Ao contrário da crença popular, o banhista em apuros não acena com a mão e tampouco chama por ajuda: encontra-se tipicamente em posição vertical, com os braços estendidos lateralmente, batendo ou movendo-os na água. Indivíduos próximos da vítima podem achar que ele está apenas brincando na água. A vítima pode submergir e emergir sua cabeça diversas vezes, enquanto está lutando para se manter acima da superfície. As crianças geralmente resistem de 10 a 20 segundos nessa luta, enquanto os adultos resistem por até 60 segundos, antes da submersão. Como a respiração instintivamente tem prioridade, a vítima de afogamento geralmente é incapaz de gritar por socorro. Ao reconhecer que uma vítima está se afogando, a prioridade inicial é dar o alarme que um incidente está em curso. Pedir que alguém ligue 193 (Corpo de Bombeiros) ou 192 (Samu) e avise o que está acontecendo, onde é o incidente, quantas pessoas estão envolvidas e o que já fez ou pretende fazer. Se não houver acesso ao 192/193, deve-se avisar sempre a alguém ao lado o que pretende fazer. Só então o socorrista deverá partir para ajudar a realizar o resgate.

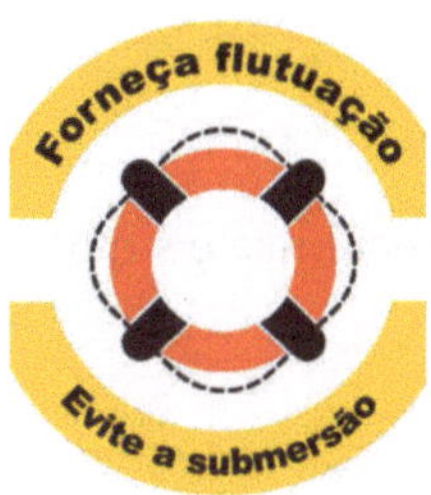

Fornecer flutuação - evitar a submersão

Depois de reconhecer que uma vítima está em perigo e pedir a alguém para chamar por ajuda, o próximo passo é interromper o processo de afogamento, fornecendo flutuação para a vítima. Essa é uma estratégia muito importante, mas não muito utilizada, mesmo propiciando tempo valioso até que o serviço de emergência chegue, ou para aqueles que estão ajudando na cena planejarem os esforços necessários ao resgate. A maioria das ações de resgates por leigos tende a concentrar-se no objetivo estratégico de conseguir retirar a vítima da água, mesmo que para isso exista alto risco de vida ao socorrista. Dispositivos de segurança como boias salva-vidas, foram propositadamente concebidos para proporcionar flutuação. No entanto, eles nem sempre estão disponíveis na cena de um incidente de afogamento. Portanto, improvisar na flutuação é fundamental na hora de ajudar. Objetos como garrafas de plástico vazias, pranchas de surfe, caixas de isopor ou outros objetos desse material, espumas diversas e madeiras devem ser usados. É fundamental que leigos tomem precauções para não se tornarem uma segunda vítima na hora de ajudar: a prioridade é ajudar jogando o material de flutuação, sem entrar na água, se possível.

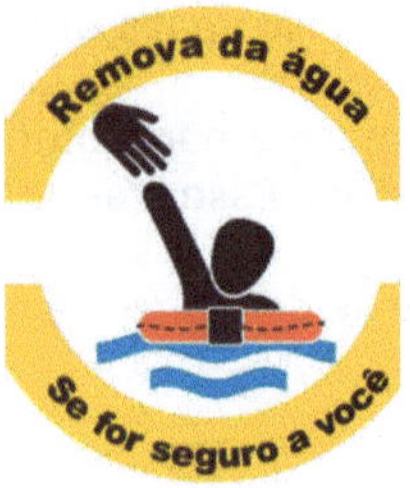

Remover a vítima da água - só se for seguro

Após prover flutuação e parar o processo de submersão, retirar a vítima da água é essencial, a fim de lhe proporcionar tratamento definitivo. Várias estratégias para esta retirada podem ser usadas, como apontar direções e locais mais próximos e mais seguro para sair. Sempre que possível tentar ajudar a retirar a vítima sem entrar totalmente na água, utilizando-se técnicas de salvamento como: jogar para ela algum equipamento do tipo corda, vara, galho de árvores e outros. Se tudo falhar, o socorrista leigo pode, então, considerar sua entrada na água mesmo sabendo que a sua inexperiência em salvamento é extremamente perigosa, não sendo recomendado que o faça. A fim de mitigar o risco durante um socorro desta natureza, deve-se trazer sempre um objeto de flutuação para ajudar a vítima e reduzir o risco ao leigo/socorrista de se afogar também.

A decisão de realizar o suporte básico de vida ainda dentro da água baseia-se no nível de consciência do afogado e no nível de experiência do socorrista.

Considerando-se a baixa incidência de trauma raquimedular (TRM) nos salvamentos aquáticos e a possibilidade de desperdício de precioso tempo para iniciar a ventilação e a oxigenação, a imobilização de rotina da coluna cervical em vítimas de afogamento sem sinais de trauma não é recomendada.

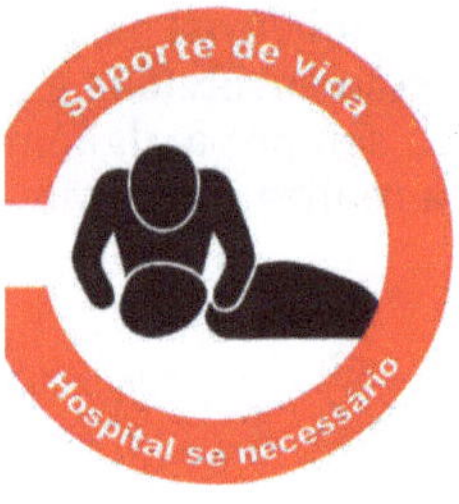

Por fim, e somente após a retirada da vítima da água com segurança, executa-se o suporte básico e avançado de vida.

Suporte básico de vida em afogamento

A maioria dos casos são resgates e não aspiram água. Uns poucos aspiram uma pequena quantidade de água que resolve espontaneamente e não necessita de Suporte Básico de Vida.

8 passos do afogamento

1 **Avalie a cena do afogamento antes de entrar para ajudar:** ajude sem se arriscar, use equipamento de propulsão, flutuação e EPI. Transporte a vítima da água para a areia colocando seu braço esquerdo por sob a axila, travando o braço esquerdo da vítima. Seu braço direito por sob a axila direita segurando o queixo da vítima, desobstruindo as vias aéreas durante o transporte.

2 **Cheque a resposta da vítima:** tocando a vítima nos ombros, pergunte "você está me ouvindo?" Vítima paralela a água com a cabeça voltada para o seu lado esquerdo, e você de costas para o mar.

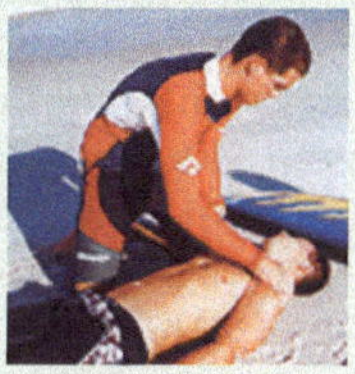

3 **Se NÃO houver resposta:** peça a alguém para acionar 193, chamando os Bombeiros, ou ambulância; Se houver resposta da vítima, a vítima está viva, avalie se há necessidade de chamar socorro avançado e aguarde o socorro chegar.

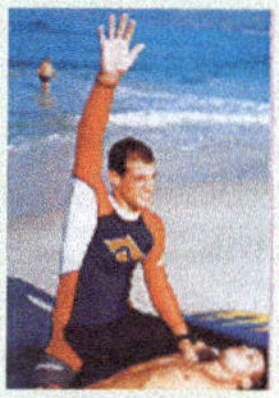

4 **Abra as vias aéreas:** colocando 2 dedos da mão direita no queixo e a mão esquerda na testa, e estenda o pescoço.

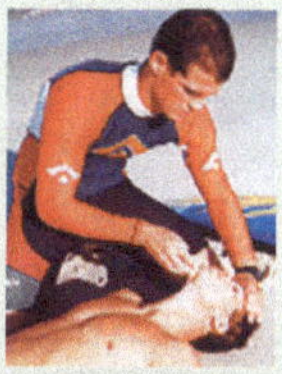

5 **Cheque se existe respiração, ouvindo, vendo e sentindo.**

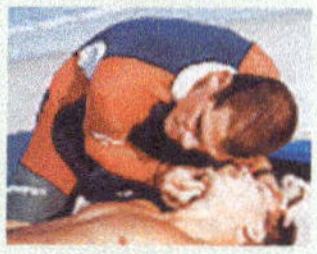

6 **Faça 5 ventilações boca-a-boca, se não houver respiração:** obstrua o nariz com a mão na testa e com dois dedos da outra mão abra a boca pelo queixo acoplando a sua boca sem escapar ar e inicie a primeira ventilação. Observe a elevação do tórax e logo em seguida o esvaziamento do pulmão e faça em sequência as 4 ventilações (observe um intervalo de 2 segundos entre cada ventilação).

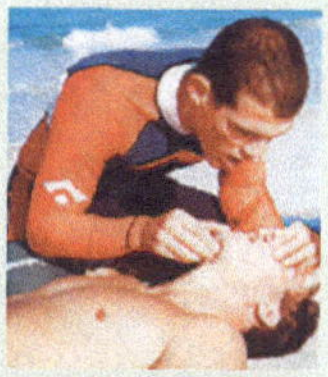

7 **Cheque sinais de circulação:** reação a ventilação ou presença de movimentos na vítima. Se houver resposta existe circulação. Mantenha somente a ventilação 10 vezes por minuto até o retorno espontâneo da respiração. Se não houver sinais de circulação: passe os dois dedos pelo abdome, localize o encontro das duas últimas costelas, marque dois dedos e posicione as duas mãos entrelaçadas.

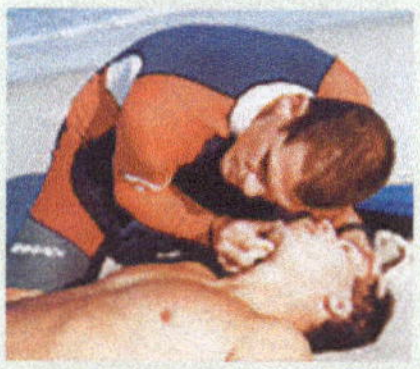

8 **Inicie 30 compressões cardíacas externas:** e mantenha alternando 2 ventilações, 30 compressões e não pare até que: a) Haja resposta e retorne a respiração. Coloque então a vítima de lado e, aguarde o socorro do guarda-vidas ou da ambulância solicitada, ou; b) Você entregue o afogado a uma equipe médica, ou; c) Sua exaustão.

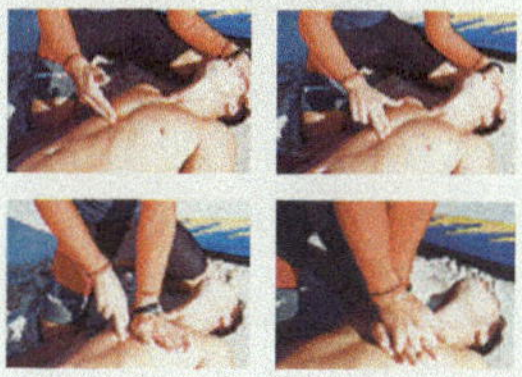

Fonte: Adaptado de Szpilman D, Webber J, Quan L, Bierens J, Morizot-Leite L, Langendorfer SJ et al., 2014.

O afogamento (fatal e não fatal) é um grave e negligenciado problema de Saúde Pública no mundo, apesar de ser um evento evitável.[4,7] Estratégias comprovadamente eficazes implementadas em casa, na comunidade e em âmbito nacional contemplam aulas de natação para crianças em idade escolar (habilidade e competência na água), colocação de barreiras que controlem o acesso à água, criação de espaços seguros (longe da água) para crianças, como creches na pré-escola, treinamento da população em resgate seguro e ressuscitação, implementação e cumprimento de política de navegação segura até gerenciar riscos de inundação e outros perigos a nível local e nacional.

O afogamento é uma questão multifatorial. As estratégias de prevenção têm muito em comum com outras demandas de Saúde Pública, como abastecimento de água potável, desenvolvimento rural, gestão de riscos em desastres e saúde infantil. Não à toa, 90% das mortes por afogamentos ocorrem em países de baixa e média renda.[4]

O estabelecimento de uma plataforma global para prevenir o afogamento foi recomendado nas últimas Conferências Mundiais sobre Afogamento, objetivando: estabelecer prioridades para o desenvolvimento futuro do campo de prevenção; intercâmbio técnico; melhorias na coleta de dados de morbimortalidade por afogamento; plano de orientação de prevenção para governos; e aumentar o perfil da prevenção do afogamento em discussões políticas e de Saúde Pública relevantes.[4]

A 76ª Assembleia Mundial da Saúde adotou sua primeira resolução sobre a prevenção do afogamento solicitando aos governos e a seus parceiros, em colaboração com a Organização Mundial da Saúde (OMS), que acelerem as ações de prevenção do afogamento até 2029. Com a instituição do dia 25 de julho como o Dia Mundial da Prevenção do Afogamento, busca-se lembrar as vidas perdidas por afogamento e aumentar o conhecimento sobre segurança dentro e ao redor da água no mundo, afinal "qualquer um pode se afogar, mas ninguém deveria".

Algumas campanhas nacionais de prevenção de afogamento

Anexo[4,12]

Campanha "não se afogue"			
N	Nunca nade sozinho	A	Acesso restrito a piscinas com cerca de proteção nos quatro lados, 1,5 m de altura, com portão trancado
A	Álcool e drogas não devem ser ingeridos/usados antes de nadar	F	Falha de supervisão é uma das causas responsáveis de afogamentos
O	Obedeça as placas de advertência de praias e piscinas	O	O uso de colete salva-vidas deve ser incentivado em todos os transportes aguáticos e esportes de mergulho
S	Supervisão de toque (a um braço de alcance) para menores de 5 anos ou para indivíduos que não saibam nadar	G	Guarda-vidas ou salva-vidas. Procure nadar em locais que tenham esses profissionais
E	Ensine crianças de 4 anos ou mais a nadar	U	Um dispositivo de flutuação inadequado é uma falsa ideia de segurança
Sociedade de Pediatria de São Paulo Sociedade Brasileira de Salvamento Aquático		E	Ensinar suporte básico de vida a todos, incluindo o que se deve e não se deve fazer numa situação de afogamento

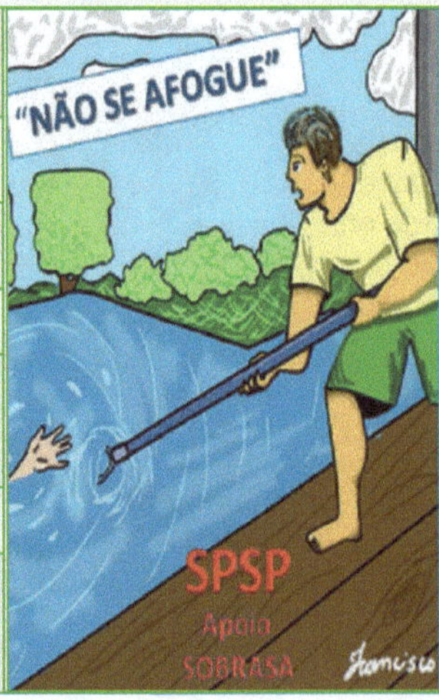
"NÃO SE AFOGUE"
SPSP
Apoio
SOBRASA

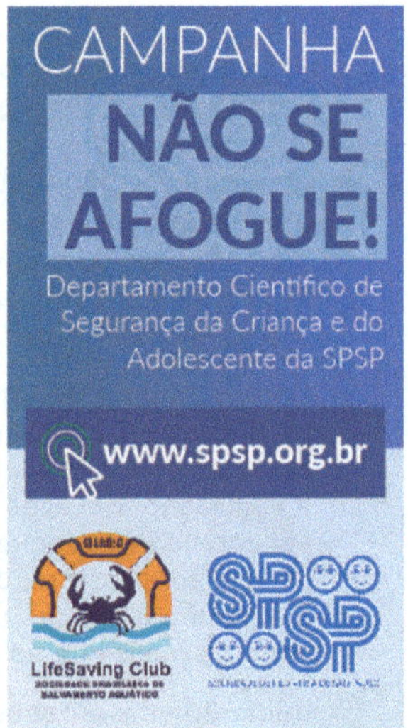
CAMPANHA
NÃO SE AFOGUE!
Departamento Científico de Segurança da Criança e do Adolescente da SPSP
www.spsp.org.br
LifeSaving Club

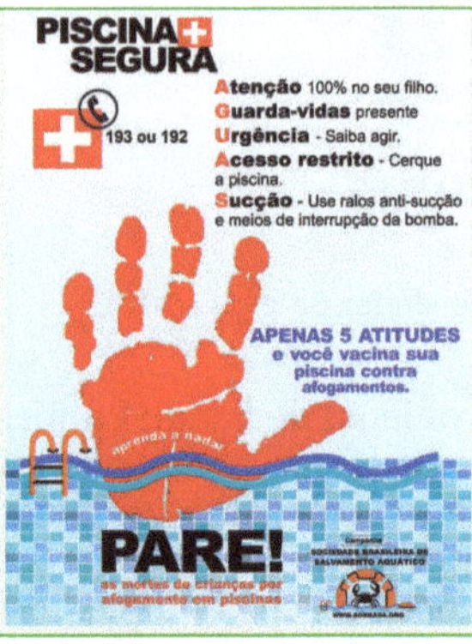
PISCINA SEGURA
193 ou 192
Atenção 100% no seu filho.
Guarda-vidas presente
Urgência - Saiba agir.
Acesso restrito - Cerque a piscina.
Sucção - Use ralos anti-sucção e meios de interrupção da bomba.
APENAS 5 ATITUDES e você vacina sua piscina contra afogamentos.
aprenda a nadar
PARE!
as mortes de crianças por afogamento em piscinas
SOCIEDADE BRASILEIRA DE SALVAMENTO AQUÁTICO

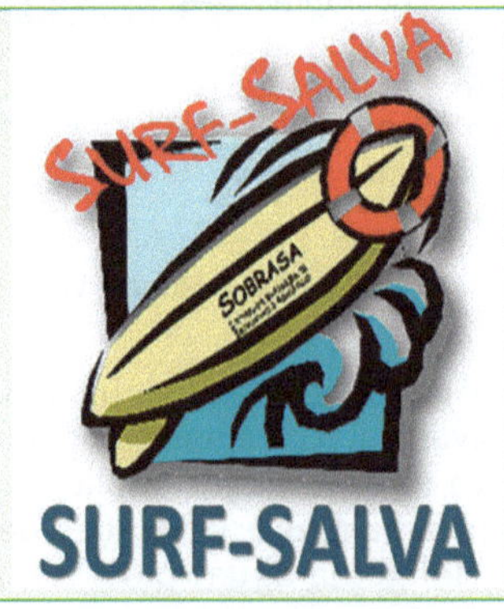
SURF-SALVA
SOBRASA
SURF-SALVA

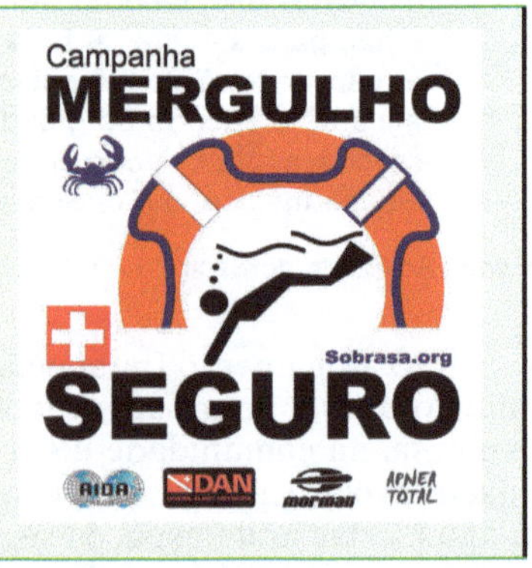
Campanha
MERGULHO
Sobrasa.org
SEGURO
DAN
APNEA TOTAL

Fatores de risco para o afogamento

- Supervisão inadequada de um adulto ou estar perto de corpos d'água enquanto está sozinho.
- Falta de barreiras físicas entre pessoas e reservatórios de água, especialmente perto de casa.
- Incapacidade de nadar ou superestimação das capacidades de natação.
- Comportamentos de risco (p. ex., nadar sozinho).
- Consumo de álcool (mais de 50% das mortes por afogamento de adultos envolvem consumo de álcool e uma concentração sérica de etanol ≥ 150 mg/dL está associada a um risco 37 vezes maior de afogamento fatal em comparação com controles sóbrios).
- Raça/etnia negra americana e nativa americana (incluindo nativos do Alasca), adolescentes negros americanos se afogam em piscina com muito mais frequência do que crianças brancas da mesma idade.
- Hipotermia, que pode provocar rápida exaustão e arritmias cardíacas.
- Trauma concomitante, acidente vascular cerebral ou infarto do miocárdio.
- Distúrbio convulsivo (que está associado a um risco quase 20 vezes maior de afogamento fatal em crianças e adolescentes).
- Distúrbios de desenvolvimento/comportamento (em crianças).
- Arritmia cardíaca primária não detectada.
- Mutações no gene do receptor cardíaco de rianodina (RyR)-2, que está associado à taquicardia ventricular polimórfica familiar na ausência de doença cardíaca estrutural ou prolongamento do intervalo QT, foram identificadas em alguns indivíduos com afogamento inexplicável.
- Hiperventilação antes de um mergulho raso (para prolongar a duração subaquática).
- Transporte aquático em embarcações superlotadas ou malconservadas. Não uso de colete salva vidas.
- Inundações por desastres naturais (tsunamis, ciclones, enchentes).

Referências bibliográficas

1. Zamataro TMR. Semiologia dos acidentes – afogamento. In: Silva L, Solé D (org.). Diagnóstico em pediatria. 2. ed. Barueri: Manole, 2022, v. 1, p. 573-610.
2. Szpilman D et al. Drowning. N Engl J Med. 2012;366:2102-10.
3. Szpilman D e Diretoria Sobrasa 2018-2022. Afogamento – Boletim epidemiológico no Brasil 2021. Sociedade Brasileira de Salvamento Aquático (Sobrasa). [publicado on-line]. Disponível em: http://www.sobrasa.org. Julho 2021.
4. World Health Organization. Global report on drowning: preventing a leading killer. Geneva: World Health Organization; 2014. Disponível em: https://www.who.int/water_sanitation_health/diseases-risks/risks/global-report-on-drowning/en/. Acesso em: 5 jun. 2023.
5. Szpilman D, Morgan PJ. Management for the drowning patient. Chest. 2021 Apr;159(4):1473-83.
6. Bierens J, Abelairas-Gomez C, Furelos RB et al. Resuscitation and emergency care in drowning: a scoping review. Resuscitation (2021), doi: https://doi.org/10.1016/j.resuscitation.2021.01.033.
7. Austin S, Macintosh I. Management of drowning in children. Symposium: accidents and poisoning. Paediatrics and Child Health, v. 23, Issue 9, September 2013, p. 397-401.
8. Zamataro TMR. Acidentes de submersão. Seção Segurança da Criança e do Adolescente. In: Sociedade Brasileira de Pediatria. (org.). Tratado de pediatria. 5. ed. Barueri: Manole, 2021, v. 1, p. 344-348.
9. Szpilman D, Orlowski JP, Bierens J. Drowning. In: Vincent JL, Abraham E, Moore AF et al. (eds.). Textbook of critical care. 6. ed. Chapter 71. Elsevier Science; 2011. p. 498-503.
10. Szpilman D, Webber J, Quan L et al. Creating a drowning chain of survival. Resuscitation. 06/2014.
11. Schwebel DC, Ramos W, Gilchrist J et al. Expanding the concept of caregiver supervision to prevent child. Drowning. Pediatrics. 2023;151(3):e2022060240.
12. Denny SA, Quan L, Gilchrist J et al. AAP council on injury, violence, and poison prevention. Prevention of Drowning. Pediatrics. 2021;148(2).

Capítulo 7

Acidentes com animais peçonhentos e *pets*

Fernando Belluomini
Andréa de Melo Alexandre Fraga

Introdução

Os acidentes com mordidas e picadas em crianças fazem parte do cotidiano das Unidades de Emergência Pediátricas, reflexo tanto da atitude curiosa e destemida das crianças, diante do interessante e desconhecido, como das más condições sanitárias da moradia. Felizmente, a grande maioria desses acidentes é de baixa gravidade, necessitando apenas de tratamento sintomático e observação, porém algumas situações requerem medidas específicas, apresentadas a seguir.

Problema 1

Caso clínico 1

RTP, feminino, 3 anos, dormia em colchão no quarto dos pais e apresentou quadro súbito de irritabilidade com choro inconsolável e vômitos. Relatou dor em queimação nas costas. O pai, ao manusear os lençóis, encontrou um escorpião. Levou a filha rapidamente à Unidade de Pronto Atendimento (UPA) mais próxima, onde deu entrada com vômitos incoercíveis, palidez cutânea e sudorese profusa.

Os acidentes escorpiônicos são muito importantes pela potencial gravidade em crianças e por sua grande incidência, alcançando quase 150 mil acidentes em 2020, cerca de 50% deles na região Sudeste.[1]

Os principais agentes de importância médica são: *T. serrulatus*, atualmente o mais prevalente nas áreas urbanas e responsável por acidentes de maior gravidade; *T. bahiensis;* e *T. stigmurus*.[2,3] A sazonalidade é semelhante à dos acidentes ofídicos, ocorrendo a maioria dos casos nos meses quentes e chuvosos, com as picadas atingindo predominantemente os membros superiores (manuseio das coisas).

O veneno age nos canais de sódio produzindo despolarização e liberação de catecolaminas e acetilcolina. A dor local, uma constante no escorpionismo, pode ser também acompanhada por parestesias. Nos acidentes moderados e graves, surgem manifestações sistêmicas em intervalos que podem variar de poucos minutos até algumas horas (máximo de 6 horas). A manifestação clínica mais frequente é o vômito. Outros sintomas prevalentes são as alterações cardiocirculatórias e neurológicas, conforme Quadro 7.1. Importante salientar que o diagnóstico precoce e, principalmente, o tempo decorrido entre a picada e a administração do soro influenciam diretamente na evolução clínica do caso.[2,3]

Solução 1

Com base nas manifestações clínicas, os acidentes podem ser inicialmente classificados como leve, moderado e grave e essa classificação orientará o tratamento. Os casos classificados como leve podem receber analgésicos e, eventualmente, bloqueios anestésicos locais. Nos casos moderados e graves, a soroterapia está indicada.[3]

Quadro 7.1 – Acidentes escorpiônicos.

Classificação dos acidentes quanto à gravidade, às manifestações clínicas e ao tratamento específico		
Classificação	***Manifestações clínicas***	***Soroterapia (número de ampolas) SAEE ou SAAr*****
Leve*	Dor e parestesia locais	–
Moderado	Dor local intensa associada a uma ou mais manifestações, como náuseas, vômitos, sudorese, sialorreia discretos, agitação, taquipneia e taquicardia	2 a 3 IV
Grave	Além das citadas na forma moderada, a presença de uma ou mais das seguintes manifestações: vômitos profusos e incoercíveis, sudorese profusa, sialorreia intensa, prostração, convulsão, coma, bradicardia, insuficiência cardíaca, edema pulmonar agudo e choque	4 a 6 IV***

*Tempo de observação das crianças picadas: 6 a 12 horas; **SAEE: soro antiescorpiônico; SAAr: soro antiaracnídico; ***Na maioria dos casos graves, 4 ampolas são suficientes para o tratamento, visto que neutralizam o veneno circulante e mantêm concentrações elevadas de antiveneno circulante por pelo menos 24 horas após a administração da soroterapia.
Fonte: Manual de Diagnóstico e Tratamento de Acidentes por Animais Peçonhentos. 2. ed., Brasília – Fundação Nacional de Saúde, 2001.

Medidas de cuidados com o ambiente aliadas a ações educativas de comportamento são as melhores estratégias de prevenção.[4,5]

- Acondicionar bem o lixo em sacos plásticos (evita baratas, moscas, alimentos para o escorpião).
- Manter jardins e quintais bem limpos, sem acúmulo de folhas ou entulhos (usar luvas ao manusear essas áreas).
- Instalar tela milimétrica em todos os ralos, grelhas, tanques ou pias. Vedar bem caixas de esgoto e de gordura.
- Vedar caixas de fiação/conduítes, assim como toda e qualquer fresta em muros, paredes, teto e piso.
- Vedar esquadrias e, principalmente, soleiras de portas de acesso.
- Afastar móveis da parede (10 cm no mínimo), especialmente camas e berços. Evitar que a roupa de cama ou "mosquiteiro" encostem no chão.
- Não pendurar roupas na parede. Sacudir e examinar sapatos antes de calçá-los.
- Não deixar brinquedos no chão: guardá-los em caixas com tampa ou em nichos elevados.
- Preservar predadores naturais como corujas, gambás, lagartos ("teiú"). Criação de galinhas é pouco eficiente já que elas têm hábitos diurnos e os escorpiões, hábitos noturnos.

Problema 2 - ofídeos

Caso clínico 2

VMD, feminino, 8 anos, trazida à Emergência por diplopia e alteração da fala há 1 dia. Exame físico: ptose palpebral bilateral e diplopia binocular, sem demais alterações. Exame complementar: tomografia de crânio sem alterações. Avaliação da oftalmologia: redução gradativa da força em músculo retolateral e músculo elevador da pálpebra bilateralmente, caracterizando quadro miastênico. Questionada, a criança lembrou de ter "pisado em espinho" na tarde anterior. Avaliação do pé mostrou marca puntiforme única em 4º dedo. Exames laboratoriais: creatinofosfoquinase (CPK): 4.425 e urina com hemoglobinúria. Considerado acidente crotálico moderado sem acometimento renal, pelo quadro clinicolaboratorial. Recebeu soro anticrotálico com melhora da diplopia e ptose em 12 horas e redução da CPK.

Caso clínico 3

FCB, masculino, 5 anos, trazida à Emergência pós-picada em tornozelo direito, enquanto acompanhava a mãe no trabalho em lavoura de milho. A criança chorava de dor. A mãe refere que viu uma cobra no caminho. Exame físico: edema e equimose em tornozelo direito, com sangramento pelos dois orifícios da picada e gengivorragia. Apresentou diurese na sala de emergência e a coloração era escura. Sem demais alterações. Exame complementar: tempo de coagulação à beira do leito: 25 minutos. Exames laboratoriais: função renal normal e RNI alargado. Considerado acidente botróprico moderado pelo quadro clinicolaboratorial. Recebeu soro antibotrópico com melhora dos sintomas.

De acordo com a Organização Mundial da Saúde (OMS), ocorrem em média 5,4 milhões de acidentes ofídicos/ano. Desses, entre 81 e 138 mil vítimas evoluem a óbitos e até 400 mil ficam permanentemente incapacitadas. Os acidentes ofídicos foram incluídos pela OMS na lista das doenças tropicais negligenciadas que acometem populações pobres de áreas rurais. Em virtude do alto número de notificações, esse agravo foi incluído na Lista de Notificação Compulsória do Brasil.

Os envenenamentos causados por serpentes no País são divididos em quatro grupos e cada acidente tem um quadro clínico distinto, com base nas propriedades do veneno inoculado.[6]

Acidente botrópico

É causado pelas jararacas e responsável pela maioria dos acidentes no Brasil. O veneno tem propriedades proteolíticas, coagulantes e hemorrágicas.

A região da picada apresenta dor e inchaço, às vezes com manchas arroxeadas (edemas e equimose) e sangramento pelos pontos da picada, em gengivas, pele e urina. Pode haver complicações, como grave hemorragia em regiões vitais, infecção e necrose na região da picada, além de insuficiência renal.[6,7]

Acidente crotálico

A principal cobra representante desse grupo é a cascavel. Os animais têm um chocalho na ponta da cauda. O veneno tem propriedades miotóxicas, neurotóxicas e coagulantes. Muitas vezes. o local da picada não apresenta dor ou lesão evidente, apenas uma sensação de formigamento. Podem ocorrer, na vítima, dificuldade em manter os olhos abertos, aspecto sonolento (fácies miastênica), visão turva ou dupla, mal-estar, náuseas e cefaleia, acompanhadas por dores musculares generalizadas e urina escura nos casos mais graves.[6,7]

Acidente laquético

Causado pela maior serpente peçonhenta das Américas, a *Lachesis Muta* (surucucu-pico-de-jaca). O veneno tem propriedades proteolíticas, coagulantes, neurotóxicas e hemorrágicas.

Quadro semelhante ao acidente por jararaca, podendo ainda apresentar dor abdominal, vômitos, diarreia, bradicardia e hipotensão.[6,7]

Acidente elapídico

Provocado pelas corais verdadeiras, pouco frequentes no Brasil. O veneno é neurotóxico. O local da picada não apresenta alteração importante. As manifestações do envenenamento caracterizam-se por dor de intensidade variável, visão borrada ou dupla, pálpebras caídas e aspecto sonolento. Óbitos estão relacionados à paralisia dos músculos respiratórios, muitas vezes decorrentes da demora na busca por socorro médico.

Em geral, os acidentes ofídicos ocorrem no sexo masculino, entre 15 e 49 anos, nos meses quentes e chuvosos, coincidindo com períodos de maior atividade em áreas rurais. As crianças acabam se vitimando quando estão brincando em locais onde as serpentes podem se abrigar (pedras e lenhas) ou trabalhando no campo.

A identificação do animal é importante para evitar o uso do antiveneno em acidentes por animais não peçonhentos, além de auxiliar na precisão de sua administração, quando indicado.

A maioria dos acidentes é leve, porém a demora no atendimento médico e soroterápico eleva a taxa de letalidade.[6-8]

Solução 2

O tratamento desses acidentes se baseia no quadro clínico apresentado pelo paciente. De acordo com a magnitude do quadro, o acidente é classificado como leve, moderado ou grave. A partir daí, é estabelecido se há necessidade do uso de antiveneno e o número de ampolas a ser utilizado.[3]

Nos Quadros de 7.2 a 7.5, estão descritos os tratamentos preconizados para cada tipo de acidente de acordo com a serpente envolvida.

Quadro 7.2 – Acidente botrópico.

Classificação quanto à gravidade e soroterapia recomendada			
Manifestações e tratamento	***Classificação***		
	Leve	***Moderada***	***Grave***
Locais • Dor • Edema • Equimose	Ausentes ou discretas	Evidentes	Intensas**
Sistêmicas • Hemorragia grave • Choque • Anúria	Ausentes	Ausentes	Presentes
Tempo de coagulação (TC)*	Normal ou alterado	Normal ou alterado	Normal ou alterado
Soroterapia (número de ampolas) SAB/SABC/SABL***	2 a 4	4 a 8	12
Via de administração	Intravenosa		

*TC normal: até 10 minutos; TC prolongado: de 10 a 30 minutos; TC incoagulável: > 30 minutos; ** Manifestações locais intensas podem ser o único critério para classificação de gravidade.

Fonte: Manual de Diagnóstico e Tratamento de Acidentes por Animais Peçonhentos. 2. ed., Brasília – Fundação Nacional de Saúde, 2001.

Quadro 7.3 – Acidente crotálico.

Classificação quanto à gravidade e soroterapia recomendada			
Manifestações e tratamento	***Classificação (avaliação inicial)***		
	Leve	***Moderada***	***Grave***
Facies miastênica/visão turva	Ausente ou tardia	Discreta ou evidente	Evidente
Mialgia	Ausente ou discreta	Discreta	Intensa
Urina vermelha ou marrom	Ausente	Pouco evidente ou ausente	Presente
Oligúria/anúria	Ausente	Ausente	Presente ou ausente
Tempo de coagulação (TC)	Normal ou alterado	Normal ou alterado	Normal ou alterado
Soroterapia (número de ampolas) SAC/SABC*	5	10	20
Via de administração	Intravenosa		

*SAC: soro anticrotálico; SABC: soro antibotrópico-crotálico.

Fonte: Manual de Diagnóstico e Tratamento de Acidentes por Animais Peçonhentos. 2. ed., Brasília – Fundação Nacional de Saúde, 2001.

Quadro 7.4 – Acidente laquético.

Tratamento específico indicado		
Orientação para o tratamento	***Soroterapia (número de ampolas)***	***Via de administração***
Poucos casos estudados. Gravidade avaliada pelos sinais locais e intensidade das manifestações vagais (bradicardia, hipotensão arterial, diarreia)	10 a 20 SAL ou SABL*	Intravenosa

*SAL: soro antilaquético; SABL: antibotrópico-laquético.

Fonte: Manual de Diagnóstico e Tratamento de Acidentes por Animais Peçonhentos. 2. ed., Brasília – Fundação Nacional de Saúde, 2001.

Quadro 7.5 – Acidente elapídico.

Soroterapia recomendada		
Orientação para o tratamento	***Soroterapia (número de ampolas) SAE***	***Via de administração***
Acidentes raros. Pelo risco de insuficiência respiratória aguda, devem ser considerados potencialmente graves	10	Intravenosa

SAE: soro antielapídico

Fonte: Manual de Diagnóstico e Tratamento de Acidentes por Animais Peçonhentos. 2. ed., Brasília – Fundação Nacional de Saúde, 2001.

Algumas medidas preventivas são capazes de evitar a grande maioria dos acidentes envolvendo as serpentes:[9-11]

- Usar botas de cano alto ou perneira de couro, botinas e sapatos pode evitar cerca de 75% dos acidentes.
- Usar luvas de aparas de couro para manipular folhas secas, montes de lixo, lenha, palhas etc.
- Não colocar as mãos em buracos, pois os animais gostam de se abrigar em locais quentes, escuros e úmidos.
- Deve-se ter cuidado ao mexer em pilhas de lenha, palhadas de feijão, milho ou cana e ao revirar cupinzeiros.
- Fechar buracos de muros e frestas de portas.
- Controlar o aparecimento dos roedores nas residências, pois são alimentos naturais das cobras. Manter paióis e terreiros limpos e não deixar lixo acumulado.
- Evitar acúmulo de entulho, de pedras, tijolos, telhas, madeiras, bem como mato alto ao redor das casas, que atraem e abrigam pequenos animais e também servem de alimentos às serpentes.

Problema 3 - aracnídeo

Caso clínico 4

JFF, 6 anos, encaminhada de outro serviço, pois está em tratamento de celulite em pé esquerdo, sem melhora, há 5 dias. A mãe refere que, na casa onde moram, há muitos pernilongos e que estão fazendo uma reforma para ampliação dos cômodos. A criança apresentou uma lesão inicial sugestiva de picada de inseto, com pouca dor local, eritema e discreto edema. Iniciado anti-histamínico e, após 24 horas, com a evolução para bolhas no local da lesão e aumento da extensão da hiperemia, iniciou-se antibioticoterapia oral. O exame físico de entrada na Emergência mostrava, além de bolhas e dor local, edema e lesões hemorrágicas focais, mescladas com áreas pálidas de isquemia e necrose. Sem demais alterações sistêmicas. Considerando-se a história, exame físico e principalmente a evolução da lesão de pele, foi pensado em acidente loxocélico e indicado soroterapia específica. A criança permaneceu 5 dias internadas para tratamento de infecção secundária local e evolui bem, sem sequelas.

As aranhas são animais carnívoros, alimentando-se principalmente de insetos, como grilos e baratas. Muitas têm hábitos domiciliares e peridomiciliares.

Os gêneros de importância médica presentes no Brasil são: *Phoneutria*; *Loxosceles*; e *Latrodectus*.

A *Phoneutria* é conhecida popularmente como aranha armadeira, pois, ao assumir a posição de ataque, apoia-se nas pernas traseiras erguendo as dianteiras e os palpos. São animais errantes, não constroem teias geométricas e caçam principalmente à noite. Os acidentes ocorrem geralmente dentro das residências ou nas suas proximidades, ao se manusear material de construção, entulhos, lenha ou calçando sapatos. São os acidentes mais frequentes e raramente são graves. As picadas ocorrem preferencialmente em mãos e pés. Com relação ao quadro clínico, predominam as manifestações locais: dor de intensidade variável, podendo se irradiar até a raiz do membro acometido; edema; eritema; parestesia; e sudorese no local da picada onde podem ser visualizados os dois pontos de inoculação.[12]

Os acidentes são classificados em leve, moderado e grave na dependência das manifestações clínicas. Os acidentes leves apresentam predominantemente sintomatologia local. A taquicardia e a agitação podem ocorrer secundárias à dor. Nos moderados, além das manifestações locais, ocorrem alterações sistêmicas, como taquicardia, hipertensão arterial, sudorese discreta, agitação psicomotora, visão turva e vômitos ocasionais. Os acidentes graves são raros, sendo praticamente restritos às crianças. Além das alterações citadas nas formas leves e moderadas, há a presença de uma ou mais das seguintes manifestações clínicas: sudorese profusa; sialorreia; vômitos frequentes; diarreia; priapismo; hipertonia muscular; hipotensão arterial; choque; e edema pulmonar agudo.[12]

As *Loxosceles*, também chamadas de aranhas-marrons, constroem teias sob cascas de árvores, telhas e tijolos, em ambientes domésticos (atrás de quadros e móveis, cantos de parede) e ao abrigo da luz. Podem se refugiar em roupas e sapatos e, embora não tenham comportamento agressivo, picam quando comprimidas contra o corpo.[13]

O loxoscelismo é a forma mais grave de araneísmo no Brasil. A maioria dos acidentes ocorre no Sul do país. A picada quase sempre é imperceptível e indolor. Existem duas formas de apresentação clínica: a cutânea, responsável por 87% a 98% dos casos; e a cutânea-visceral. A forma cutânea tem instalação lenta e progressiva, é caracterizada por pouca ou ausência de dor, edema endurado e eritema no local da picada que podem ser confundidas, muitas vezes, com infecções locais. Os sintomas se acentuam nas primeiras 24 a 72 horas após o acidente, podendo aparecer desde uma lesão incaracterística (bolha de conteúdo seroso, edema, calor e rubor, com ou sem dor em queimação), uma lesão sugestiva (enduração, bolha, equimoses e dor em queimação) até a lesão característica (dor em queimação, lesões hemorrágicas focais, mescladas com áreas pálidas de isquemia ou placa marmórea e necrose).[13]

A forma cutaneovisceral apresenta, além do comprometimento cutâneo, manifestações clínicas em virtude de hemólise intravascular, como anemia, icterícia e hemoglobinúria.

As aranhas do gênero *Latrodectus* são conhecidas popularmente como viúvas-negras. Constroem teias em vegetações arbustivas, podendo também apresentar hábitos domiciliares. Os acidentes ocorrem quando são comprimidas contra o corpo.

O quadro clínico se inicia com alterações locais e, depois, sistematiza-se gradativamente. A dor local de pequena intensidade evolui para sensação de queimadura 15 a 60 minutos após a picada. Podem ocorrer pápulas eritematosas e placas urticariformes acompanhadas de infartamento ganglionar regional. As manifestações sistêmicas são múltiplas e incluem tremores, movimentação incessante, atitude de flexão no leito, hiperreflexia osteomúsculotendinosa, contratura facial, opressão precordial, náuseas e vômitos, sialorreia, retenção urinária, dor testicular, priapismo, ptose e edema bipalpebral.

As aranhas da família *Lycosidae* são conhecidas como "aranhas-de-jardim". Os acidentes, apesar de frequentes, não constituem problema de Saúde Pública.

As caranguejeiras, apesar de terem um aspecto assustador, pois são grandes e muito pilosas, causam acidentes destituídos de importância médica.[14]

Solução 3

Da mesma maneira que os acidentes escorpiônicos e ofídicos, o tratamento dos acidentes envolvendo as aranhas se baseia no quadro clínico apresentado pelo paciente. De acordo com a magnitude do quadro, o acidente é classificado como leve, moderado ou grave. A partir daí, é estabelecido se há necessidade do uso de antiveneno e o número de ampolas a ser utilizado.

Nos Quadros de 7.6 a 7.8, estão descritos os tratamentos preconizados para cada tipo de acidente de acordo com a aranha envolvida.[3]

Quadro 7.6 – Foneutrismo.

Classificação quanto à gravidade e manifestações clínicas, tratamento geral e específico			
Classificação	***Manifestações clínicas***	***Tratamento geral***	***Tratamento específico***
Leve*	Dor local na maioria dos casos, eventualmente taquicardia e agitação	Observação até 6 horas	–
Moderado	Dor local intensa associada a sudorese e/ou vômitos ocasionais e/ou agitação e/ou hipertensão arterial	Internação	2 a 4 ampolas de SAAr* (crianças) IV
Grave	Além das anteriores, apresenta uma ou mais das seguintes manifestações: sudorese profusa, sialorreia, vômitos frequentes, hipertonia muscular, priapismo, choque e/ou edema pulmonar agudo	• **Unidade de Tratamento Intensivo**	5 a 10 ampolas de SAAr* IV

*SAAr: soro antiaracnídico: 1 ampola = 5 mL (1 mL neutraliza 1,5 dose mínima mortal).

Fonte: Manual de Diagnóstico e Tratamento de Acidentes por Animais Peçonhentos. 2. ed., Brasília – Fundação Nacional de Saúde, 2001.

Quadro 7.7 – Loxoscelismo.		
Classificação dos acidentes quanto à gravidade, manifestações clínicas, tratamento geral e específico		
Classificação	***Manifestações clínicas***	***Tratamento***
Leve	• Loxosceles identificada como agente causador do acidente • Lesão característica • Sem comprometimento do estado geral • Sem alterações laboratoriais	• **Sintomático** Acompanhamento até 72 horas após a picada*
Moderado	• Com ou sem identificação da Loxosceles no momento da picada • Lesão sugestiva ou característica • Alterações sistêmicas (*rash* cutâneo, petéquias) • Sem alterações laboratoriais sugestivas de hemólise	• **Soroterapia** 5 ampolas de SAAr** IV e/ou • **Prednisona** Adultos 40 mg/dia Crianças 1 mg/kg/dia durante 5 dias
Grave	• Lesão característica • Alteração no estado geral: anemia aguda, icterícia • Evolução rápida • Alterações laboratoriais indicativas de hemólise	• **Soroterapia** 10 ampolas de SAAr** IV e/ou • **Prednisona** Adultos 40 mg/dia Crianças 1 mg/kg/dia durante 5 dias

*Pode haver mudança de classificação durante esse período; **SAAr: soro antiaracnídico.

Fonte: Manual de Diagnóstico e Tratamento de Acidentes por Animais Peçonhentos. 2. ed., Brasília – Fundação Nacional de Saúde, 2001.

Quadro 7.8 – Latrodectismo.		
Classificação dos acidentes quanto à gravidade, manifestações clínicas e tratamento		
Classificação	***Manifestações clínicas***	***Tratamento***
Leve	• Dor local • Edema local discreto • Sudorese local • Dor nos membros inferiores • Parestesia em membros • Tremores e contraturas	• **Sintomático** Analgésicos, gluconato de cálcio, observação
Moderado	• Além dos acima referidos • Dor abdominal • Sudorese generalizada • Ansiedade/agitação • Mialgia • Dificuldade de deambulação • Cefaleia e tontura • Hipertemia	• **Sintomático** Analgésicos, sedativos e • **Específicos** SALatr** 1 ampola, IM*
Grave	• Todos os supra mencionados e • Taqui/bradicardia • Hipertensão arterial • Taquipneia/dispneia • Náuseas e vômitos • Priapismo • Retenção urinária • Fácies latrodectísmica	• **Sintomático** Analgésicos, sedativos e • **Específicos** SALatr 1 a 2 ampolas, IM*

*IM: intramuscular; **SALatr: soro antilatrodético.

Fonte: Manual de Diagnóstico e Tratamento de Acidentes por Animais Peçonhentos. 2. ed., Brasília – Fundação Nacional de Saúde, 2001.

Todas as medidas de prevenção contra os acidentes escorpiônicos supracitadas se aplicam também aos acidentes com aracnídeos e vice-versa:

- Manter os ambientes limpos, evitar entulhos, limpar periodicamente terrenos baldios vizinhos numa faixa de 1 a 2 metros das casas.
- Ter cuidado ao vestir roupas e sapatos, sacudi-los previamente, não pendurar roupas nas paredes.
- Não colocar as mãos em buracos, sob pedras e troncos podres.
- Combater a proliferação de insetos, para evitar o aparecimento das aranhas que deles se alimentam.
- Vedar frestas e buracos em paredes, assoalhos e vãos entre o forro e as paredes, consertar rodapés despregados, colocar saquinhos de areia nas portas, colocar telas nas janelas.
- Afastar as camas e berços das paredes. Evitar que roupas de cama e mosquiteiros encostem no chão.
- Preservar os inimigos naturais das aranhas: aves de hábitos noturnos (coruja, joão--bobo), lagartos, sapos, galinhas, gansos, macacos, coatis etc. (na zona rural).

Problema 4

Caso clínico 5

EBN, feminino, 2 meses, deixada sem supervisão no bebê conforto no chão, foi atacada pelo cão da família. Apresentou ferimento extenso na cabeça, evolução com choque hipovolêmico, rebaixamento do nível de consciência e convulsões.[15]

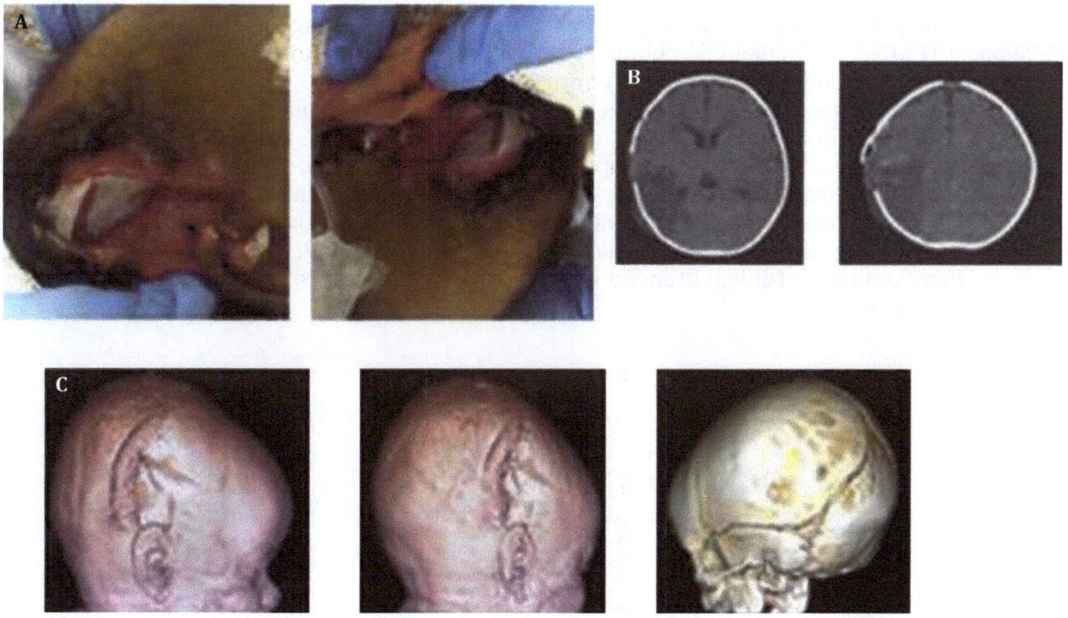

Figura 7.1. Ferimento secundário a mordida de cão – pré-operatório e tomografia computadorizada de crânio, com reconstrução de imagem 3D.

Fonte: Peixoto AO, Sarti L, Uzun RS et al.

Falha de supervisão é certamente uma das maiores causas de injúrias não intencionais em crianças. Especificamente com animais domésticos, a familiaridade induz à falsa sensação de segurança, permitindo a interação do animal e da criança sem supervisão. Quanto mais jovem a criança, maior a chance de acidentes de maior gravidade, pelas seguintes características:[15,16]

- Cão da própria casa.
- Atitude mais exploratória.
- Comportamento de risco com beijos e abraços (acidente provocado).
- Falta de habilidade em reconhecer um provável ataque, bem como se defender do mesmo.

Nesse contexto, os ferimentos tendem a ser principalmente na cabeça da criança por causa da menor altura, pelo fato de a cabeça ser proporcionalmente maior que o corpo e porque a criança geralmente está brincando ou engatinhando no chão.

Crianças mais velhas são mais frequentemente atacadas fora do ambiente doméstico, por cães de rua, com ferimentos mais prevalentes nos membros.[16]

Quanto às crianças menores, deve-se considerar:

- Maior chance de serem vítimas de acidentes dentro de casa.
- Causa provocada.
- Cães domiciliados.
- Lesões na cabeça e pescoço.

No que concerne às crianças maiores, deve-se considerar:

- Maior chance de acidentes em ambiente externo.
- Causa acidental.
- Cães não passíveis de observação.
- Ferimentos nas extremidades.

Solução 4

Acidentes grandes e graves seguem as diretrizes de abordagem do *Pediatric Advanced Life Support* (PALS)[17] no manejo do choque, controle do sangramento e cuidados com as feridas. Ferimentos menores contemplam quatro pontos de atenção:

- Sutura: limpeza exaustiva do ferimento. Sutura pode ser realizada com atenção maior *à* hemostasia do que à estética.
- Atenção às infecções de pele após a mordida. A principal bactéria a ser lembrada é *Pasteurella multocida*, Gram-negativa produtora de β-lactamase.
- Verificação da vacinação antitetânica: indivíduos feridos com mais de 5 anos da última dose de vacina antitetânica devem receber reforço vacinal.
- Profilaxia antirrábica: atenção especial ao manejo da profilaxia de raiva, conforme fluxograma:[18]

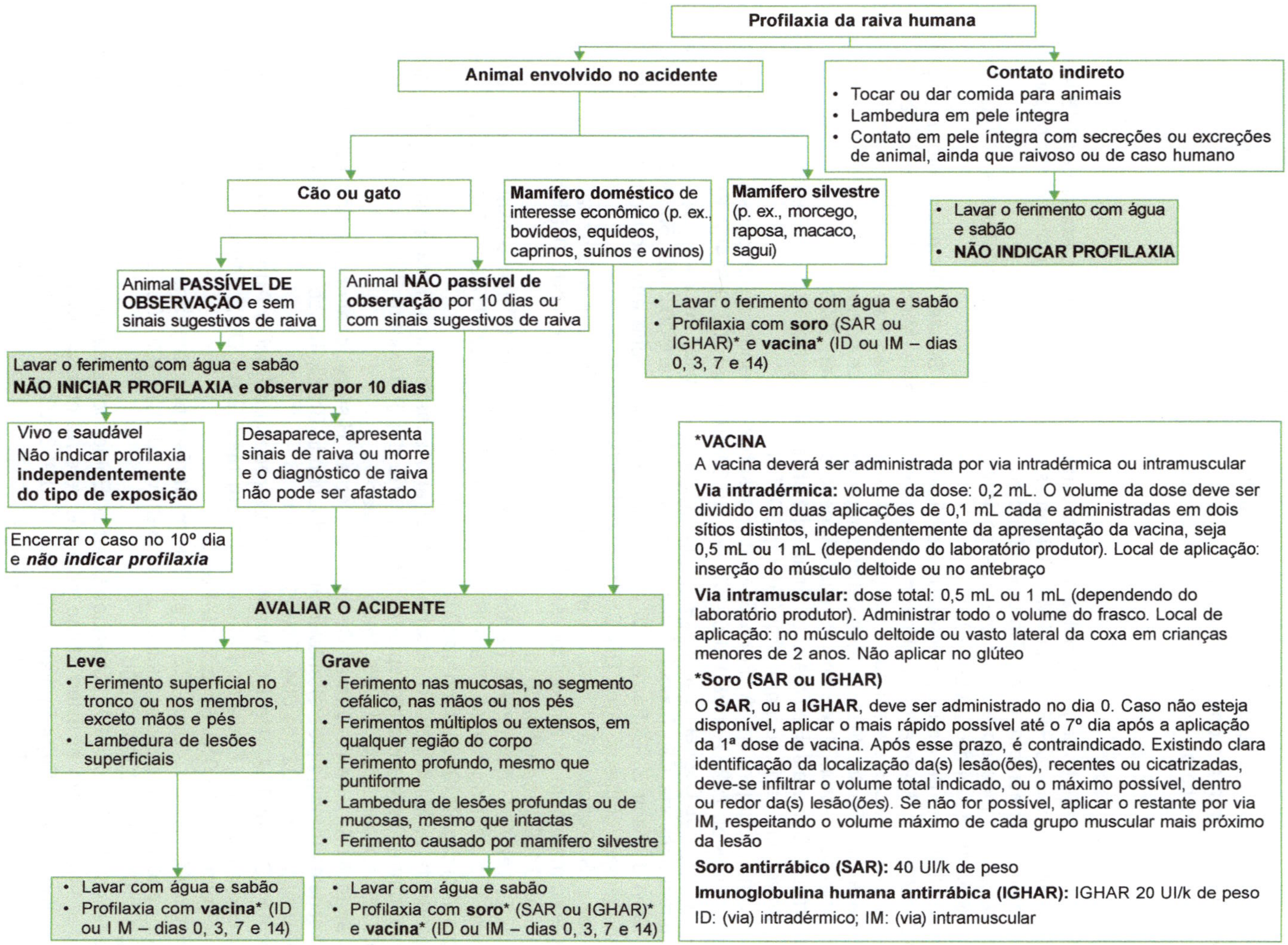

Figura 7.2. Fluxograma de profilaxia pós exposição – raiva humana.

Fonte: Ministério da Saúde, Secretaria de Vigilância em Saúde – Departamento de Imunizações e Doenças Transmissíveis. Nota Tecnica. n. 8, 2022.

Outros *pets*:

- Gatos: responsáveis por acidentes leves em sua maioria, mais arranhaduras do que mordidas, com tratamento à base de cuidados locais e atenção à profilaxia antirrábica, como nos cães. Além disso, deve-se lembrar sempre do diagnóstico da "doença da arranhadura do gato", ou bartonelose, nos quadros de linfadenite em crianças. A doença é causada pela bactéria *Bartonella henselae* e é tratada à base de macrolídeos.
- Outros animais domésticos como iguanas, jabutis, chinchilas e hamsters devem ser lembrados como potenciais transmissores de Salmonelose.

Referências bibliográficas

1. Tabnet Datasus [Internet]. Disponível em: www.tabnet.datasus.gov.br. Acesso em: 18 set 2023
2. Belluomini F, Conrado RM, Fraga AMA. Acidentes com animais peçonhentos e não peçonhentos. In: Tratado de pediatria. 5. ed. Barueri: Manole, 2022.
3. Manual de diagnóstico e tratamento de acidentes por animais peçonhentos. 2. ed. Brasília: Fundação Nacional de Saúde, 2001.
4. Brasil. Ministério da Saúde. Secretaria de Vigilância em Saúde. Departamento de Vigilância Epidemiológica. Manual de controle de escorpiões. Brasília: Ministério da Saúde, 2009.
5. Alerta aos serviços de saúde – março 2021 [Internet]. São Paulo: Secretaria de Estado da Saúde de São Paulo. 2021. Disponível em: http://www.saude.sp.gov.br/cve-centro-de-vigilancia-epidemiologica-prof.-alexandre-vranjac/. Acesso em: 18 set. 2023.
6. Gutiérrez J, Calvete J, Habib A et al. Snakebite envenoming. Nat Rev Dis Primers. 2017;3:17063. Disponível em: https://doi.org/10.1038/nrdp.2017.63.
7. Knudsen C, Jürgensen JA, Føns S et al. Snakebite envenoming diagnosis and diagnostics. Front Immunol. 2021;Apr 28.12:661457. doi: 10.3389/fimmu.2021.661457. Epub 2021.
8. Bucaretchi F, De Capitani EM, Vieira RJ et al. Coral snake bites (Micrurus spp.) in Brazil: a review of literature reports. Clin Toxicol (Phila). 2016;54(3):222-234. doi: 10.3109/15563650.2015.1135337.
9. Le Geyt J, Pach S, Gutiérrez JM et al. Paediatric snakebite envenoming: recognition and management of cases. Arch Dis Child. 2021;106:14-19.
10. Oliveira IS, Pucca MB, Cerni FA et al. Snakebite envenoming in Brazilian children: clinical aspects, management and outcome. J Trop Pediatr. 2023;69(2):fmad010. Disponível em: https://doi.org/10.1093/tropej/fmad010.
11. Guile L, Lee A, Gutiérrez JM. Factors associated with mortality after snakebite envenoming in children: a scoping review. Trans R Soc Trop Med Hyg. 2023.117(9):617-627. Disponível em: https://doi.org/10.1093/trstmh/trad031.
12. Bucaretchi F, Mileti LNCR, Ricardi AST et al. Assessment of local pain and analgesia in envenoming by wandering spiders (Phoneutria spp.). Toxicon. 2023 Apr;226:107083. doi: 10.1016/j.toxicon.2023.107083. Epub 2023 Mar 8.
13. Miranda ALS, Guerra-Duarte C, Lima SA et al. History, challenges and perspectives on Loxosceles (brown spiders) antivenom production in Brazil. Toxicon. 2021 Mar;192:40-45. doi: 10.1016/j.toxicon.2021.01.004. Epub 2021 Jan 16.
14. Halmo LS, Hurst IA, Ng PC, Wang GS. Latrodectus Facies After Latrodectus Hesperus Envenomation in a Pediatric Patient. J Emerg Med. 2019 Oct;57(4):523-526. doi: 10.1016/j.jemermed.2019.06.018. Epub 2019 Sep 3.
15. Peixoto AO, Sarti L, Uzun RS et al. Bite of Canis lupus familiaris in an infant causing skull injury and neurological sequelae. J Vet Behav. 2020;38:103-106. Disponível em: https://doi.org/10.1016/j.jveb.2020.03.006.
16. Medeiros MM, Marson FAL, Marques LS et al. Epidemiological profile of dog attacks to patients under 14 years old assisted at the pediatric referral emergency unit of a tertiary hospital in Campinas, Brazil. Front Pediatr. 2022 Aug 3.10:963803. doi: 10.3389/fped.2022.963803.
17. Suporte Avançado de Vida em Pediatria. Manual do Profissional. PALS da American Heart Association e American Academy of Pediatrics. 2022.
18. Brasil, Ministério da Saúde. Nota Técnica 8/2022-CGZV/DEIDT/SVS/MS: Informa sobre atualizações no Protocolo de Profilaxia pré, pós e reexposição da raiva humana no Brasil. Brasília, 2022.

Capítulo 8

Choque elétrico

Sulim Abramovici
Cristina Quagio Grassiotto

Introdução

Quando o corpo humano entra em contato direto com uma fonte de eletricidade, a corrente passa por ele, produzindo o que se denomina "choque elétrico".[1,2]

A incidência desse tipo de acidente em crianças vem aumentando gradativamente, resultado da maior utilização de eletricidade nas residências. Apesar de não ser muito comum, é potencialmente grave, motivo pelo qual deve merecer especial atenção tanto por parte dos médicos como dos responsáveis pela criança. Os acidentes domésticos com correntes de baixa voltagem envolvem principalmente crianças.[3] O número de casos diminui bastante quando a família é orientada sobre a prevenção dos acidentes com eletricidade.[4]

No adulto, os acidentes elétricos ocorrem mais frequentemente no local de trabalho. As crianças, porém, estão mais expostas aos acidentes envolvendo eletricidade em casa. No Brasil, 43% dos acidentes envolvendo eletricidade acontecem em casa.[4]

Na natureza, ferimentos elétricos relacionam-se a raios e são mais graves.

No Brasil, 342 crianças de 0 a 10 anos perderam a vida vítimas de choques elétricos no período de 9 anos – de 2013 a 2022.[5]

A faixa etária de maior risco para choques elétricos vai dos 2 aos 9 anos, sendo que grande parte deles atingem menores de 5 anos. Crianças mais jovens são expostas quando mordem fios elétricos ou introduzem objetos metálicos (garfos, facas, tesouras) em tomadas ou aparelhos elétricos.[4]

Queimaduras elétricas correspondem a 4% das tratadas em serviços pediátricos de emergência e representam 4% das cerca de 40 mil internações anuais por queimaduras nos Estados Unidos. Apresentam maior morbidade e mortalidade; entre 60% e 70% dos eventos são relacionados com fios e extensões elétricas e 10% a 15% com tomadas.[6]

Estudo de lesões elétricas em crianças num período de 10 anos, em um centro terciário de queimados pediátricos, mostrou que são mais prevalentes no sexo masculino, a média de idade foi de 9,9 anos, mais frequentemente acompanhadas de trauma adicional, apresentam maior área total de superfície queimada, os procedimentos cirúrgicos são realizados com maior frequência e o tempo de internação é maior.[6]

A gravidade do acidente depende da intensidade da corrente elétrica, do caminho que esta percorre no corpo da vítima e da duração do contato com a fonte. Em crianças, quase a metade das eletrocuções ocorre com baixa tensão elétrica (< 1.000 volts – corrente alternada), não causando queimaduras visíveis ou marcas nas vítimas.[3] Os acidentes por corrente elétrica de alta voltagem são mais graves, porém raros na faixa etária pediátrica.

O choque elétrico causa principalmente uma queimadura. A lesão ocorre quando a energia elétrica é convertida em energia térmica (calor). A temperatura atingida determina a gravidade da lesão e a corrente elétrica pode ser responsável por alterações cardíacas importantes, além de pulmonares, neurológicas, musculoesqueléticas, vasculares e oculares.[4]

Queimaduras na boca atingem o lábio inferior com maior frequência.[4]

Não há tratamento específico para ferimentos por eletricidade e a prevenção continua sendo a melhor forma de minimizar sua frequência e gravidade.

Problema 1

Caso clínico 1

GSB, lactente de 5 meses de idade, sexo feminino, com história de ter caído da cama sobre chão molhado tendo contato com fio de eletricidade "encapado com fita isolante". Foi encontrada hipotônica, "revirando os olhos", cianótica e com secreção na boca; apresentava ferimento no braço direito e na mão esquerda. Procurou posto de saúde, onde deu entrada em regular estado geral, taquipneica, com taquicardia, cianose de extremidades. Inicialmente, recebeu expansão de volume e ventilação com pressão positiva com ambu e oxigênio, sendo transferida para o serviço de referência.

Antecedentes Pessoais (AP): pré-natais: mãe refere não ter feito pré-natal; a filha nascida de parto normal domiciliar, a termo, chorou logo ao nascer, não apresentou intercorrências. Pós-natais: a criança não recebeu aleitamento materno. Antecedentes Familiares (AF): mãe 34 anos, doméstica, tabagista, etilista; pai 25 anos, tabagista, etilista. Moradia de dois cômodos que abriga cinco pessoas; refere tomar água fervida; não tem saneamento básico; rede elétrica improvisada com extensão de fios expostos e sem proteção adequada.

A criança deu entrada na emergência: regular estado geral, hidratada, eupneica, acianótica e afebril. Membro superior direito: lesão circular de 4 cm de diâmetro com área central de necrose em porção anterior distal do braço direito, próximo ao cotovelo, edema importante, e boa perfusão periférica em extremidade e pulsos presentes. Mão esquerda: bolhas de 0,5 cm em 2º, 3º e 4º dedos.

Ao atender uma criança vítima de choque elétrico, SEMPRE se deve avaliar (Figura 8.1):

- extensão da queimadura;
- alterações cardíacas;
- alterações pulmonares;
- complicações neurológicas;
- lesões musculoesqueléticas;
- alterações oculares;
- lesões auditivas;
- infecções;
- insuficiência renal aguda;
- complicações vasculares.

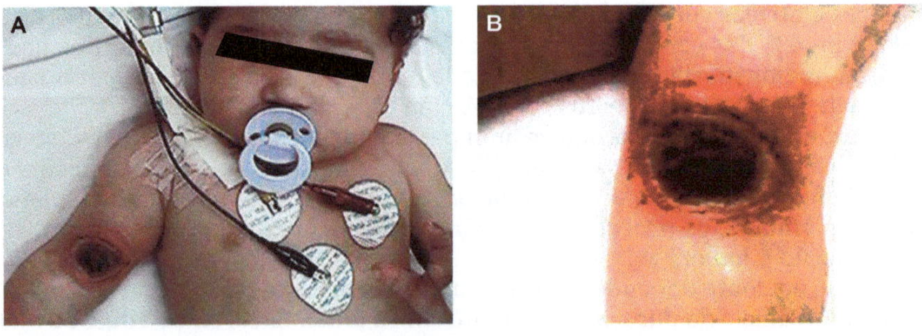

Figura 8.1. A e B Lesões presentes à entrada do pronto-socorro.
Fonte: Prontuário do paciente. Acervo da autoria do capítulo.

Tabela 8.1 – Exames de entrada do paciente.

Hemograma	*Gasometria arterial*	*Outros*
20.800 leucócitos 6% bastonetes 71% segmentados 12% linfócitos 6% monócitos Plaquetas: 260 mil	pH 7,31 PaO_2 92 mmHg PCO_2 30 mmHg $SatO_2$ 96% HCO_3 13 mEq/L	Ureia 34 mg/dL Creatinina 0,40 mg/dL ALT 156 U/L AST 63 U/L CPK 8.373 UI/L CKmB 114 UI/L Calcio 4,8 mg/dL Sódio 132 mEq/L Potássio 5,1 mEq/L

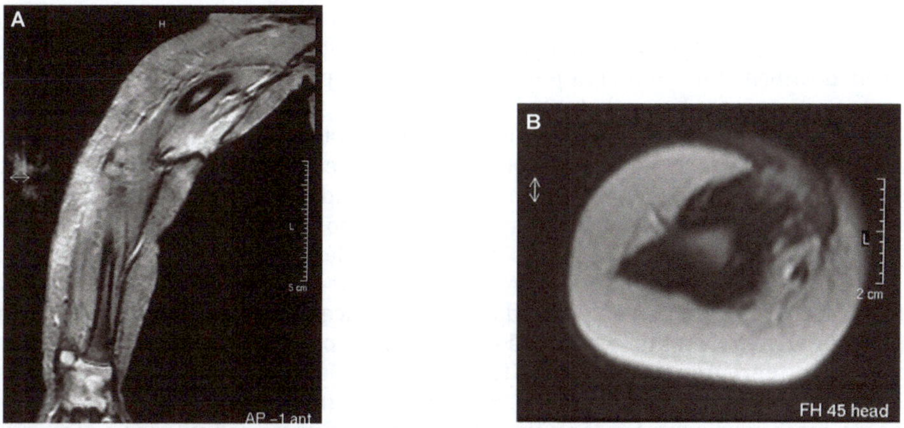

A – Densificação de subcutâneo de região posterior de cotovelo, atingindo plano muscular. Alteração da anatomia de musculatura, sem sinais de coleção.

B – Edema de plano muscular anterior. Parte óssea normal.

Figura 8.2. A e B – Imagens de ressonância nuclear magnética.
Fonte: Acervo da autoria do capítulo.

A criança evoluiu bem. Feitos curativos locais, sem necessidade de desbridamento, recebendo alta no 14º dia (Figura 8.3).

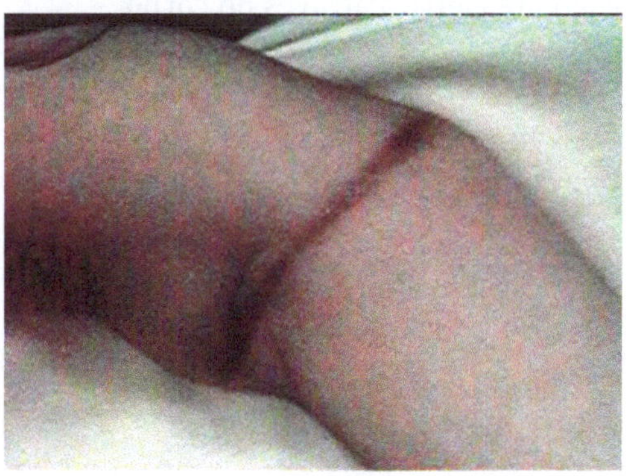

Figura 8.3. Aspecto da lesão no momento da alta hospitalar.
Fonte: Acervo da autoria do capítulo.

Corrente elétrica é o fluxo de elétrons através de um condutor. A intensidade da corrente elétrica é medida em ampères (A) e a força que leva ao movimento dos elétrons é a voltagem, medida em volts (V). Qualquer coisa que impeça o fluxo de elétrons pelo condutor cria resistência, medida em ohms (Ω). Pela lei de Ohm, a intensidade da corrente elétrica é diretamente proporcional à voltagem da fonte e inversamente proporcional à resistência do condutor.[1,2,7]

As linhas de condução de eletricidade são classificadas pela sua voltagem, variando de baixa (até 600 volts) a ultra-alta (acima de 1 milhão de volts). Linhas de alta voltagem estão, em geral, em locais afastados e isolados, com pouco risco de acidentes. Através de uma sucessão de transformadores, a voltagem é reduzida e as linhas que chegam às casas e aos edifícios são de baixa voltagem.

A corrente elétrica pode ser distribuída de duas formas: corrente alternada (os elétrons fluem de forma cíclica, com frequência de 60 ciclos/segundo - 60 Hz) e corrente contínua (os elétrons fluem em uma única direção). Nossas casas recebem corrente alternada por ser esta uma forma de distribuição mais eficiente, com voltagem de 120 a 240 volts. A corrente alternada é, porém, potencialmente mais perigosa que a contínua, pois pode causar contrações musculares tetânicas, repetidas, que podem prolongar o contato da vítima com a fonte. A corrente contínua, utilizada em desfibriladores e marca-passos, por sua vez, produz uma contração única que tende a empurrar a vítima para longe da fonte.[8]

O raio é uma forma de corrente contínua com voltagem superior a 1 milhão de volts, que pode gerar temperaturas de mais de 25.000 °C. Sua duração, porém, é extremamente curta (1 a 2 milésimos de segundo), o que impede que objetos atingidos por raios derretam. O acidente elétrico pode causar lesão por três mecanismos: complicação direta pela passagem da corrente por órgãos e tecidos (como o coração); conversão da energia elétrica em térmica (causa queimaduras); produção de contrações musculares severas (pode causar fraturas e sufocamento).

De forma geral, o tipo e a extensão da injúria elétrica dependem da intensidade da corrente elétrica (amperagem). Portanto, a exposição de diferentes partes do corpo a uma mesma voltagem poderá produzir diferentes correntes (e diferentes graus de lesão) já que a resistência varia entre os vários tecidos. Observa-se resistência mais baixa em nervos, sangue, mucosas e músculos e mais alta em ossos, gordura e tendões. Por esse motivo, os vasos sanguíneos e nervos funcionam como condutores da corrente através do corpo.[2] A pele tem resistência intermediária, que pode variar com sua espessura. Por exemplo, em um trabalhador com mãos calejadas e pele espessa, a voltagem de 120 volts produz uma corrente de 1 mA, fracamente percebida. A mesma voltagem pode causar queimaduras graves em um bebê, que tem pele muito fina. A pele molhada oferece quase nenhuma resistência e, com isso, gera máxima intensidade de corrente e maior risco de choque elétrico. Mucosas úmidas também oferecem resistência baixíssima e, por isto, ferimentos elétricos em mucosas tendem a ser mais graves.[1,4]

Outros importantes fatores determinantes de lesão são a duração do contato com a fonte, a frequência da corrente alternada (com o aumento da frequência, a gravidade da lesão diminui) e o trajeto percorrido pela corrente elétrica através do corpo.

Durante a lesão elétrica, três fluxos de corrente podem ocorrer (Figura 8.4):

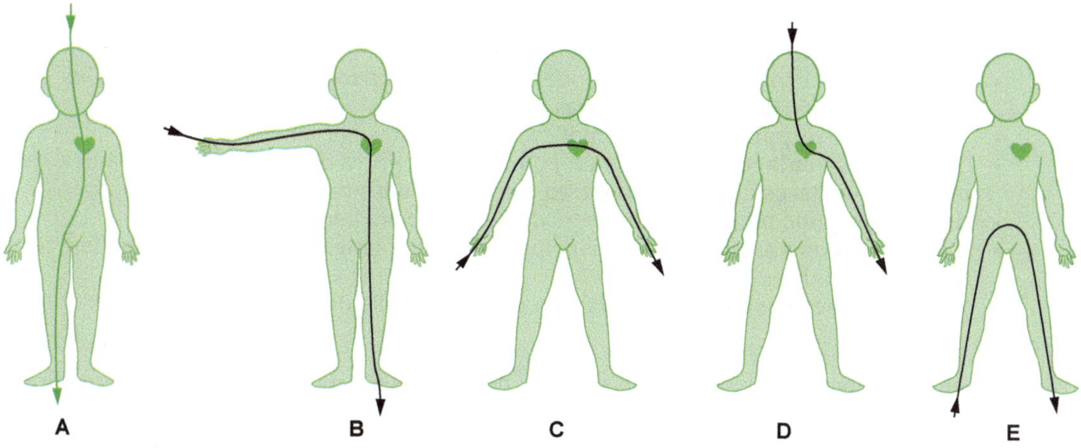

Trajeto	Percentagem da corrente no coração
A. Da cabeça para o pé direito	9,7%
B. Da mão direita para o pé esquerdo	7,9%
C. Da mão direita para a mão esquerda	1,8%
D. Da cabeça para a mão esquerda	1,8%
E. Entre os pés	0%

Figura 8.4. Diferentes circuitos da corrente em função dos pontos de contato.
Fonte: Instituto Federal – Santa Catarina. Disponível em: https://wiki.sj.ifsc.edu.br.

Na passagem mão-mão, a gravidade é maior porque a corrente pode atravessar a medula espinal. No circuito mão-pé, podem ocorrer arritmias cardíacas. A corrente pé-pé geralmente é menos grave.[7]

Nos acidentes causados por descarga elétrica através de raios, os pontos de contato não são precisos, diferindo das lesões elétricas comuns. As lesões podem ser consequentes à descarga direta sobre a vítima, descarga em objeto condutor próximo ou, ainda, pela criação de uma diferença de potencial entre os membros inferiores. Altas temperaturas e forças eletromecânicas são as principais causas de lesão.[9]

- **Queimaduras:** são os tipos mais frequentes de lesões e resultam do contato direto com a fonte de eletricidade. Quando a vítima recebe a descarga elétrica, pode sofrer lesões internas extensas, decorrentes de altas temperaturas. A lesão superficial cutânea pode ser mínima quando comparada com as lesões profundas. Todos os órgãos podem ser atingidos por queimadura elétrica.[4]
  As queimaduras de boca atingem principalmente lábio inferior. As da mão são pequenas, lembram lesões por cigarro e dificultam a avaliação da extensão do acidente.[4]
- **Alterações cardíacas:** a corrente elétrica pode causar parada cardíaca imediata por assistolia e manifestações cardíacas importantes como taquicardia sinusal, fibrilação atrial e fibrilação ventricular nos primeiros momentos do acidente.[1,2,7]
- **Alterações pulmonares:** incluem pneumonia aspirativa e lesões pulmonares térmicas com insuficiência respiratória grave.
- **Complicações neurológicas:** os efeitos imediatos são agitação ou perda de consciência, amnésia, cefaleia, déficits motores ou sensoriais e convulsões. Os efeitos secundários são notados ainda nos 5 primeiros dias do acidente, sendo o principal a presença de dores musculares.

- **Lesões renais:** podem ocorrer por hipovolemia, ocasionando uremia e necrose tubular aguda ou lesões induzidas por rabdomiólise.[10]
- **Lesões musculoesqueléticas:** podem ser encontrados vários tipos de lesões como fraturas ósseas, luxações e rupturas musculares.
- **Síndrome compartimental:** complicação que pode ocorrer.
- **Alterações oculares e otológicas:** pode haver ruptura de membrana timpânica, queimaduras oculares, hemorragia vítrea e aparecimento tardio de cataratas.
- **Infecções:** podem iniciar-se a partir do 3º dia do acidente.
- **Complicações vasculares:** as principais são hemorragia em áreas queimadas, tromboses e vasculites.
- **Complicações gastrointestinais:** são raras por lesão direta, mas podem aparecer por estresse.

Ao auxiliar uma vítima de choque elétrico, deve-se observar a segurança de quem presta o socorro, para que não se torne também uma vítima.

A conduta no atendimento de uma criança vítima de choque elétrico deve começar pela interrupção do contato da criança com a corrente elétrica,[9] para isso, deve-se:

1. Desligar a chave geral ou disjuntor ou retirar o fio da tomada, dependendo do caso.
2. Se isso não for possível, remover o fio que está em contato com a criança, nunca colocando as próprias mãos descobertas (utilizar um objeto seco e não condutor como ferramentas adequadamente isoladas, pedaço de madeira, cabo de vassoura, borracha, jornal ou revista enrolada, corda ou envolver as mãos em um casaco grosso).
3. Se não for possível remover a fonte, tentar afastar a criança; da mesma forma, sem utilizar as mãos descobertas, mas algum tipo de material seco e não condutor.

Assim que a corrente for desligada ou afastada, deve-se avaliar se a criança responde a comandos e se respira. Se for necessário, iniciar manobras de reanimação. Chamar por ajuda, chamar o serviço de emergência ou bombeiros.

Se o choque parecer menor, deve-se procurar queimaduras, especialmente se houve contato da fonte elétrica com a boca. Lembrar que toda queimadura elétrica tem uma porta de entrada (entrada da corrente) e outra de saída (saída da corrente – parte do corpo que faz contato com a terra). Deve-se identificá-las. Tratar as queimaduras da seguinte maneira:

1. Se forem queimaduras de 1º ou 2º graus, deve-se resfriá-las com água corrente. Não colocar gelo e não esfregar as lesões. No caso de queimaduras de 3º grau, resfriar os ferimentos com gazes estéreis molhadas até que chegue o socorro.
2. Despir a vítima de roupas queimadas, remover suas joias ou qualquer objeto junto ao corpo, antes que o inchaço se inicie.
3. Cobrir os ferimentos com gaze ou pano limpo, frouxamente. Não aplicar manteiga, pomadas ou óleos sobre a queimadura.
4. Evitar a perda de calor por parte da vítima, cobrindo as áreas não queimadas com um cobertor.
5. O choque elétrico pode causar lesões e queimaduras internas e, por isso, a queimadura elétrica sempre necessita de avaliação médica. Lembrar que queimaduras de face, mãos, pés e genitais são sempre consideradas graves, independentemente da extensão, e devem ser avaliadas por um médico.

Avaliação médica

Abordagem geral do trauma, segundo orientações do *Pediatric Advanced Life Support* (PALS) e *Advanced Burn Life Support*:[11,12]

- Avaliar rapidamente vias aéreas, função cardiovascular e circulação.
- Avaliar necessidade de imagem de eventual região decorrente de trauma, especialmente coluna cervical.
- Obter imagem de cérebro se houver alteração do estado mental.
- Avaliação neurológica cuidadosa.
- Avaliação global de outras lesões de queimadura.

- Avaliação de membrana timpânica.
- Avaliação oftalmológica: fundo de olho, acuidade visual e conjuntivas.
- Pensar em síndrome compartimental.
- Profilaxia de distúrbios gastrointestinais com protetor de mucosa.
- Avaliação cardíaca cuidadosa e contínua para detecção de arritmias de aparecimento mais tardio.
- Avaliação laboratorial.
- Dosagem de eletrólitos séricos, principalmente cálcio.
- Dosagem de creatinafosfoquinase (CPK).
- Dosagem de troponina sérica.
- Hemograma completo.
- Avaliação da função renal (creatinina e ureia).
- Avaliar necessidade de profilaxia antitetânica, se não estiver completa.
- Hidratação criteriosa.

A solução

Como nos demais tipos de acidentes envolvendo crianças, a prevenção é a melhor maneira de evitar lesões graves. As medidas que devem ser adotadas são simples e eficientes:[4]

1. Nunca deixar as crianças brincarem com tomadas e sempre cobrir todas as tomadas da casa com protetores especiais.
2. Manter os aparelhos elétricos em bom estado; levá-los para o conserto em oficina especializada sempre que apresentarem defeitos ou causarem pequenos choques. Não fazer consertos improvisados.
3. Verificar sempre os fios elétricos. Nunca deixar um fio elétrico desencapado à vista.
4. Instalar o fio terra em chuveiros.
5. Não sobrecarregar a rede elétrica com eletrodomésticos. Não usar régua elétrica em T, benjamim ou extensão para ligar mais de um aparelho por tomada.
6. Manter a rede elétrica do domicílio, seja casa ou edifício, sempre em perfeito estado, com revisões anuais. Não fazer ligação direta ou nem reforçar fusíveis.
7. Nunca deixar os filhos brincar junto à rede elétrica, como empinando pipa, jogando bola, ou em atividades em cima de lajes.
8. Desligar todos os aparelhos eletrodomésticos das tomadas a cada utilização, não deixar fios pendentes.
9. Evitar a presença de aparelhos elétricos em locais com água, como banheira e piscina.
10. Orientar as crianças a não colocarem objetos metálicos (garfos, facas, tesouras) dentro de tomadas ou equipamentos elétricos.
11. Manter as crianças afastadas quando se utilizar o ferro de passar roupas.
12. Orientar as crianças a se afastarem de estações de distribuição, torres de transmissão elétricas e fios de alta tensão.
13. Brinquedos elétricos podem causar queimaduras. Brinquedos ligados em tomadas ou com elementos que produzem calor não são aconselháveis para crianças de menos de 8 anos.
14. Mantenha a criança sob a supervisão de um adulto sempre que houver risco elétrico.

Referências bibliográficas

1. Lee RC, Zhang D, Hannig J. Biophysical injury mechanisms in electrical shock trauma. Annu Rev Biomed Eng. 2000;2:477.
2. Waldmann V, Narayanan K, Combes N et al. Electrical cardiac injuries: current concepts and management. Eur Heart J. 2018;39:1459.
3. Brandão NRA. Lesões por choques e raios elétricos. Disponível em: https://www.medicinanet.com.br/conteudos/revisoes/7427/lesoes_por_choques_e_raios_eletricos.htm. Acesso em: 30 set. 2023.

4. Abramovici S. Choque Elétrico. *In*: Crianças e Adolescentes em Segurança. Waksman RD, Gikas RMC, Blank D (Org.) – 1. ed. Barueri: Manole; 2014. p. 329-333.
5. Souza DF, Martinho E, Martinho MB, Martins JWA (Org.). Anuário Estatístico de Acidentes de Origem Elétrica 2023 – Ano base 2022. Salto-SP: Abracopel, 2023. doi: 10.29327/5194308. Disponível em: https://abracopel.org/estatisticas/anuario-estatistico-de-acidentes-de-origem-eletrica-2022/. Acesso em: 30 set. 2023.
6. Demir S, Demir TO, Erturk A, Oztorun Cİ, Guney D, Erten EE et al. Electrical injuries in children: a 10-year experience at a tertiary pediatric burn center. J Burn Care Res. 2021 Aug 4;42(4):801-809. doi: 10.1093/jbcr/irab012. PMID: 33484258. Disponível em: https://pubmed.ncbi.nlm.nih.gov/33484258/.
7. Kambourlis AC. Electrical injuries. Crit Care Med. 2002;30(11 Suppl):S424-30.
8. Rouse RG, Dimick AR. The treatment of electrical injuries compared to burn injury: a review of pathophysiology and comparison of patient management protocols. J Trauma. 1978;18(1):43-47.
9. Arnoldo B, Klein M, Gibran NS. Practice guidelines for the management of electrical injuries. J Burn Care Res. 2006;27(4):439-447.
10. Bernal E, Arnoldo BD. Electrical Injuries. Disponível em: https://www.sciencedirect.com/science/article/abs/pii/B978032347661400037X. Acesso em: 30 set. 2023.
11. Topjian AA, Raymond TT, Atkins D, Chan M, Duff JP, Joyner BLJ et al. On behalf of the Pediatric Basic and Advanced Life Support Collaborators. Part 4: pediatric basic and advanced life support: 2020 American Heart Association Guidelines for Cardiopulmonary Resuscitation and Emergency Cardiovascular Care. Circulation. 2020;142(suppl 2):S469-S523. doi:10.1161/CIR.0000000000000901. Disponível em: https://www.ahajournals.org/doi/10.1161/CIR.0000000000000901. Acesso em: 30 set. 2023.
12. Advanced Burn Life Support Course Provider Manual: 2018. Disponível em: http://ameriburn.org/wp-content/uploads/2019/08/2018-abls-providermanual.pdf. Acesso em: 30 set. 2023.

Capítulo 9

Síndrome da morte súbita do lactente

Regina Sílvia Costa Carnaúba
Sarah Saul

Introdução

A síndrome da morte súbita do lactente (SMSL) não é recente. Há relatos dos séculos VII e VIII a.C. em que os assírios usavam artefatos para proteção dos seus recém-nascidos e das gestantes a fim de evitar abortos espontâneos, natimortos e morte no berço. Há, ainda, um registro na Bíblia de morte súbita do lactente: "Durante a noite, o filho desta mulher morreu, porque ela se deitou sobre ele" (2Reis:3:19).[1]

"Morte súbita infantil inesperada" (do inglês, *sudden unexpected infant death* ou SUID) é o termo usado para descrever qualquer morte súbita e inesperada, explicada ou não (incluindo SMSL), que ocorra durante o 1º ano de vida. Essas mortes geralmente acontecem durante o sono ou no ambiente de sono. Após investigação dos casos, ela morte pode ser atribuída a diversos fatores como: asfixia; infecção; ingestão de tóxicos; doenças metabólicas; aprisionamento; canalopatias associadas a arritmias ou trauma (injúria não intencional como sufocação acidental e estrangulamento na cama).[1,2]

A definição de SMSL é a morte súbita e inesperada de uma criança com menos de 1 ano de idade, durante o sono, que não pode ser explicada após a avaliação pós-morte, incluindo autópsia, história clínica e social completa, avaliação da cena de morte e seu ambiente, com pico de incidência ocorrendo entre 2 e 4 meses de vida.[3] Na emergência pediátrica, é mais coerente utilizar-se do diagnóstico de "morte súbita infantil inesperada" se não houver evidência de lesão externa e se não houver informações sobre o ambiente para sugerir outra causa de morte.[1]

O problema

Caso clínico 1

Lactente, 45 dias, sexo masculino, branco, deu entrada na emergência da Unidade de Pronto Atendimento (UPA) em parada cardiorrespiratória às 6h45. Foi reanimado pela equipe, sem sucesso, e constatado o óbito. Mãe nega patologias, refere ter amamentado o bebê antes de ele dormir e encontrou-o "sem respirar". Relata que havia deixado o bebê dormindo "de lado", no berço, no quarto próximo ao dela. Laudo do IML descreve ausência de corpo estranho ou malformações, sem alterações significativas.

O caso clínico 1 evidencia um episódio não infrequente de óbito de bebê durante o sono. Um bebê aparentemente sem patologias e dormindo na posição "de lado" constitui-se situação de risco. Bebês que dormem em quartos separados têm risco aumentado de 3 a 11 vezes maior de morte súbita.[3]

A incidência de morte relacionada ao sono, assim como outras causas de mortalidade infantil, apresenta disparidades raciais e étnicas evidentes, refletindo desigualdades sociais.[4] Esses achados podem estar relacionados a fatores culturais, como prevalência de posicionamento supino e outras condições do ambiente de sono entre as diferentes populações raciais e étnicas.[1,4]

Dados demográficos relacionados ao sexo demonstram que aproximadamente 60% a 70% das mortes ocorrem em meninos e é mais frequente no inverno do que no verão.[1,5]

A fisiopatologia dos óbitos relacionados ao sono é bastante complexa e multifatorial, sendo o modelo de risco triplo idealizado por Filiano Kinney (Figura 9.1), o conceito mais amplamente aceito. Esse modelo propõe que SMSL ocorre quando uma criança com vulnerabilidade intrínseca (muitas vezes manifestada por distúrbios na resposta excitatória, cardiorrespiratória e/ou autonômicas) passa por um evento desencadeador exógeno (como a exposição a um ambiente de sono inseguro) durante um período crítico de desenvolvimento.[3,6] Embora as pesquisas apoiem várias vulnerabilidades anatômicas, fisiológicas e genéticas intrínsecas em alguns bebês, a investigação aprimorada da morte e as revisões sistemáticas de séries de casos revelaram estressores exógenos frequentemente modificáveis. A natureza multifatorial de muitas mortes relacionadas ao sono pode dificultar a identificação de uma única causa de morte.[3,7]

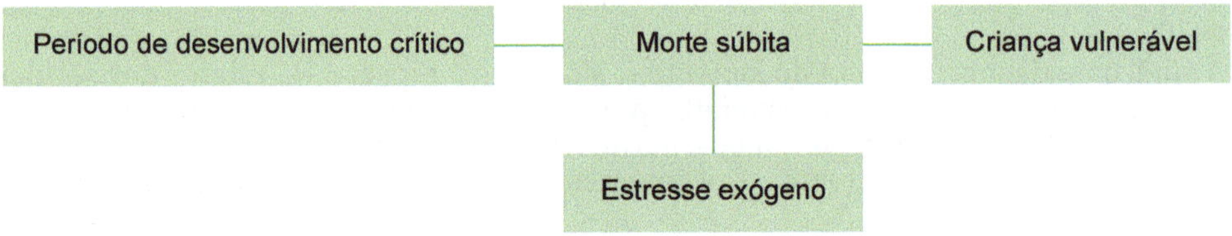

Figura 9.1. Modelo de risco triplo.
Fonte: Adaptada de Spinelli, Collins, Van den Heuvel e Byard, 2017.[6]

Diversos estudos mostram a importância de fatores genéticos associados à SMSL. Hipóteses de causas cardíacas também são descritas: tanto o prolongamento do intervalo QT como o encurtamento estão associados ao risco de arritmia e de morte súbita, estando o QT longo associado a um maior número de casos.[8]

A apneia decorrente do incompleto desenvolvimento do sistema nervoso central (SNC) e baixa resposta à hipóxia podem estar associadas à sua patogênese.[1]

A teoria que aborda a falha de funcionamento do diafragma evidencia que a posição prona aumenta a carga de trabalho do diafragma. Dessa forma, bebês com menos de 6 meses que apresentam músculos respiratórios imaturos estão mais propensos a essa falha diafragmática. Quanto mais novo o lactente, em especial os pré-termos e aqueles classificados de baixo peso ao nascer, maior a chance de fadiga respiratória. Lactentes em vigência de infecções respiratórias têm o risco aumentado ainda mais.[1,6,9]

Vários estudos demonstram que a exposição à fumaça de cigarro pré e pós-natal pode resultar em risco aumentado de SMSL. A exposição à nicotina no período pré-natal causa a hipoventilação, o que pode provocar apneia, reduzindo reflexos ventilatórios.[1]

Existem evidências de que o decúbito lateral, anteriormente recomendado como alternativa segura à posição prona, apresenta risco aumentado para SMSL. Essa posição é considerada instável em virtude da tendência de o bebê rolar da posição de decúbito lateral para ventral.[10,11]

Alguns fatores de risco podem estar relacionados com a SMSL como mostra o Quadro 9.1:

Quadro 9.1 – Principais fatores de riscos relacionados à SMSL.

- **Fatores biológicos:** por exemplo, sexo masculino, falha no despertar e asfixia.[1]
- **Fatores relacionados ao ambiente de sono:** dados norte-americanos mostram que mais de 70% das mortes súbitas inesperadas ocorrem num ambiente de sono inseguro. Ao dormir, as posições lateral e prona são mais perigosas do que a posição supina. A partilha da cama dos pais tem risco aumentado de SMSL, especialmente abaixo de 12 semanas. O uso de assentos de carro para dormir e o de materiais macios são fatores de risco.[12-14]
- **Fatores maternos:** o uso de drogas ilícitas, tabagismo e álcool durante a gestação são fatores de risco para SMSL. Estima-se que o uso de álcool pela mãe durante a gestação seja responsável por 16,4% de todas as mortes pela SMSL. A falta de pré-natal ou pré-natal incompleto ocasionam situações como anemia materna, infecções do trato urinário, além de déficit de ganho de peso do feto, com consequente prematuridade e baixo peso ao nascer, o que torna a criança particularmente vulnerável, com uma incidência de morte 2 a 3 vezes maior do que a encontrada em bebês nascidos a termo saudáveis. Doenças mentais em ambos os pais quadruplicam o risco.[1,15,16]
- **Fatores sociais:** baixa condição socioeconômica e mães solteiras são fatores de risco.[15]

Fonte: Adaptado de Sociedade Brasileira de Pediatria[1]; Parks SE, Erck Lambert AB, Hauck FR, Cottengim[12]; Priyadarshi M, Balachander B, Sankar MJ[14]; Moon RY, Carlin RF, Cornwell B et al[15] e Allen K, Anderson TM, Chajewska U et al.[16].

Caso clínico 2

Um recém-nascido, sexo masculino, de 25 dias, morreu na manhã de domingo (16 de janeiro de 2022) depois de seu pai ter dormido sobre ele, em Avaré, cidade do interior de São Paulo. A Secretaria de Estado de Segurança Pública (SSP) informou que policiais militares atenderam a ocorrência por volta do meio-dia. Informação foi divulgada na terça-feira (18). Em testemunho, os pais do bebê disseram que o recém-nascido estava dormindo entre os dois na cama do casal. O pai, durante a noite, virou-se na cama e ficou por cima do filho. O bebê chegou a ser atendido por uma equipe do Serviço de Atendimento Móvel de Urgência (Samu), que foi acionada assim que os pais dele acordaram, mas o óbito foi constatado.

Esse caso clínico relata mais um óbito relacionada a ambiente de sono não seguro. O compartilhamento da cama aumenta em três vezes o perigo de morte súbita, como o ocorrido com esse recém-nascido.[3,17]

Na cama compartilhada, outra pessoa pode sufocar o bebê com seu peso, com cobertas, lençol ou travesseiro. Além disso, encontramos alguns outros fatores de risco para a SMSL, como sexo masculino e lactente jovem.

Caso clínico 3

Importadora terá de pagar R$ 300 mil por acidente com berço que causou morte de bebê. Empresa importadora e vendedora de berços foi condenada a pagar indenização pela morte de um bebê de 6 meses. Segundo o processo, a respiração da criança foi bloqueada após sua cabeça ficar presa no vão entre o colchão e o forro lateral do berço, o que provocou a morte por asfixia.

No Brasil, a certificação dos berços deve seguir as normas técnicas da ABNT (Associação Brasileira de Normas Técnicas) e do Instituto Nacional de Metrologia, Qualidade e Tecnologia (Inmetro) para garantir que passaram por análises de segurança e qualidade. Os berços adequados apresentam as seguintes características:[1]

- **Estrado:** os de placa inteira são mais adequados.

- **Grades:** a distância entre elas deve ser de, no máximo, 6 cm para evitar que a criança passe o ombro, mãos ou pés pelos vãos. A altura das laterais deve ser medida desde a base de cima do colchão e medir, no mínimo, 60 cm. Devem contar com sistema de travamento se as grades forem móveis.
- **Pintura:** deve ser feita com tinta atóxica.
- **As bordas e partes salientes:** devem ser arredondadas.
- **Colchão:** o colchão ideal para bebês deve ter densidade de 18 (D18). O vão entre a lateral do móvel e o colchão não pode ser maior que 2,5 cm.

A solução

Caso clínico 4

Mariana e Gabriel acabaram de se tornar pais de um menino nascido de 36 semanas de gestação. Ao assistir o noticiário, ficaram sabendo do caso de um bebê que faleceu subitamente durante o sono e ficaram muito assustados. Procuraram a Unidade Básica de Saúde (UBS) mais próxima e questionaram o pediatra sobre as recomendações para que seu bebê tenha um sono seguro.

A seguir, estão descritas as recomendações sobre sono seguro em menores de 1 ano segundo a Academia Americana de Pediatria,[3] a Sociedade Brasileira de Pediatria e a Sociedade de Pediatria de São Paulo:

1. Crianças menores de 1 ano devem ser colocadas para dormir na posição supina em cada sono. Essa orientação deve ser observada inclusive para crianças prematuras ou com doença do refluxo gastroesofágico, pois a anatomia das vias aéreas e os mecanismos de proteção, como o reflexo do vômito, protegem o bebê contra aspiração (Figura 9.2).
   A partir do momento que a criança adquire autonomia para rolar da posição supina para a prona e da prona para a supina, ela pode ser mantida na posição que escolher, mas deve ser inicialmente colocada na posição supina até 1 ano de idade.

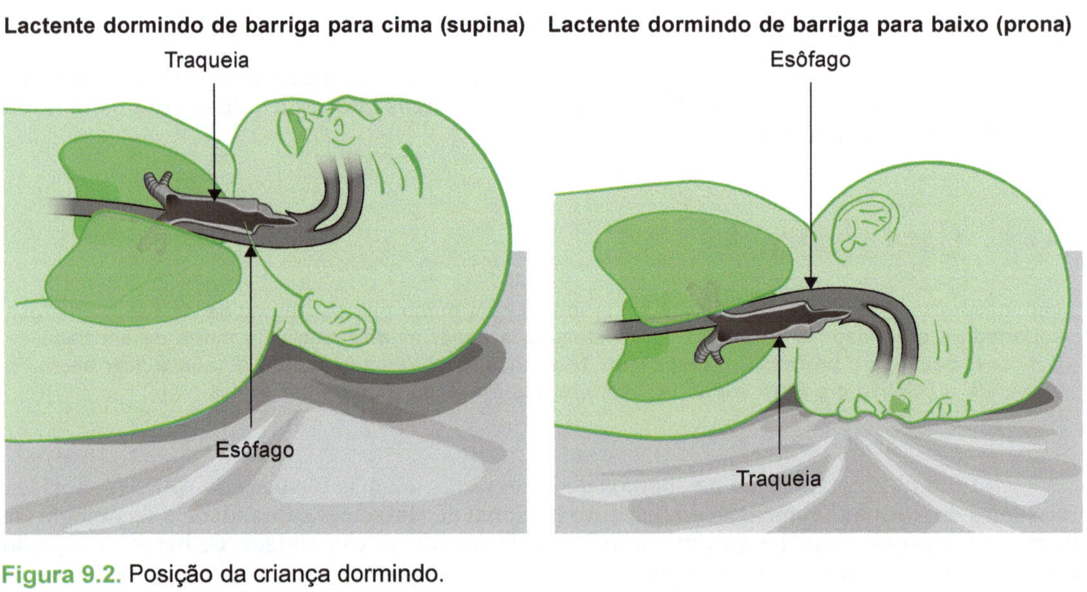

Figura 9.2. Posição da criança dormindo.
Fonte: Moon, Carlin e Hand, 2022.

2. A criança deve ser colocada para dormir numa superfície plana, rígida e não inclinada, por exemplo, um berço dentro dos padrões de segurança, usando-se lençol bem ajustado com elástico preso ao colchão. Não deve haver espaços entre o colchão e as laterais do berço a fim de se evitar aprisionamento da criança. Travesseiros, almofadas, ninhos, rolinhos e protetores de berço não devem ser usados. Não se deve colocar a criança em posição de cabeceira elevada para aliviar sintomas de refluxo gastroesofágico (medida sabidamente ineficaz) ou os de uma infecção de vias aéreas superiores. Colchões para adultos ou crianças maiores não são indicados para bebês menores de 1 ano, pois, em geral, apresentam espuma viscoelástica e ajustável, o que causa reentrâncias e deformidades que podem resultar em sufocamento se a criança rolar para a posição prona.
   Deve-se prestar atenção à presença de fios elétricos, cortinas ou cordões pendurados próximos à área de dormir do bebê e retirá-los, a fim de evitar estrangulamento.
   Dispositivos de segurança para transporte (cadeirinhas) não são adequados para o sono de rotina. Se acontecer de a criança adormecer nesse local, deve ser retirada e colocada em local recomendado, assim que possível e seguro.
   Atenção com o uso de *slings*. A cabeça da criança deve estar acima do tecido, com o rosto visível, mantendo o nariz e a boca sem obstruções.
3. O aleitamento materno tem efeito protetor contra a morte súbita inesperada da criança e deve ser recomendado, salvo contraindicações. Observa-se aumento da redução de risco proporcional à exclusividade do aleitamento materno e ao tempo de amamentação.
4. É recomendado o quarto compartilhado com os pais pelo menos até os 6 meses, mas não se recomenda cama compartilhada. A criança deve ser colocada em berço próximo à cama dos pais, a fim de que seja monitorada e alcançada facilmente para alimentação e satisfação de suas necessidades. Esse arranjo diminui os riscos de sufocamento, estrangulamento ou esmagamento.
   Quando a criança for levada para a cama dos pais para alimentação, ela deve ser colocada no berço assim que os pais estiverem prontos para voltar a dormir. Sofás e poltronas são locais extremamente perigosos para o sono dos bebês, havendo um risco aumentado em 22 a 67 vezes de morte. Os pais devem ser orientados a não alimentar a criança nesses locais, principalmente à noite, quando o risco de adormecerem é maior.
   Existem situações que aumentam ainda mais o risco de compartilhamento da cama, que são:
   - Compartilhamento da cama com alguém tabagista (mesmo que não fume na cama), alguém com o estado de alerta ou a capacidade de acordar prejudicados pela fadiga, alguém sob uso de medicamentos sedativos, consumo de álcool ou uso de drogas ilícitas, cama com colchão macio, que se deforma, aumentam o risco de morte súbita em 10 vezes.
   - Compartilhamento de cama com bebê menor de 4 meses (nascido a termo, com peso adequado), mesmo que os pais não fumem e a criança esteja em aleitamento materno, e o compartilhamento da cama com qualquer pessoa que não seja um dos pais da criança aumentam o risco em 5 a 10 vezes.
   - Compartilhamento de cama com recém-nascido prematuro ou com baixo peso, mesmo que os pais não fumem, aumenta o risco de 2 a 5 vezes.

Os pais que decidirem pelo compartilhamento da cama por questões culturais, necessidade ou outras razões, devem ser alertados sobre esses agravantes do risco de morte súbita inesperada.

Gêmeos devem dormir separados, tanto no hospital como em casa, pois os riscos superam os benefícios do compartilhamento da superfície de sono.

Manter longe da superfície de sono da criança objetos macios como travesseiros, almofadas, cobertores, colchas, edredons, protetores de berço, lençóis não ajustados. É preferível aquecer a criança com camadas de roupas ou cobertores vestíveis (saco de dormir não muito pesado). Protetores de berço não são recomendados, pois estão relacionados à morte de bebês por asfixia, estrangulamento e aprisionamento. As normas de segurança atuais para a fabricação de berços, com espaço adequado entre as grades, protegem a criança de acidentes.

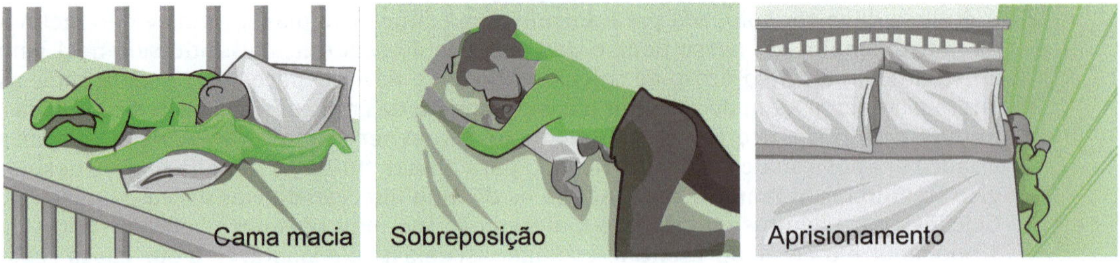

Figura 9.3. Riscos da cama compartilhada.
Fonte: Moon, Carlin e Hand, 2022.

5. É recomendado o uso de chupeta na hora da soneca e do sono noturno.
   Para bebês em aleitamento materno, é recomendado que a chupeta seja ofertada apenas após a amamentação estar bem-estabelecida (criança tem boa pega, com oferta e transferência de leite adequados e bom ganho de peso).
   Para bebês não amamentados ao peito, a chupeta pode ser ofertada assim que a família desejar. Mesmo que o mecanismo de proteção ainda não esteja bem claro, há evidências de que o uso de chupeta proteja o bebê da síndrome da morte súbita, mesmo quando cai da boca da criança durante o sono. Os bebês que recusam a chupeta não devem ser forçados a usá-la. Nunca prender objetos como pelúcia, brinquedos, fraldas, colares à chupeta, pois podem causar asfixia e estrangulamento.
   Não há evidência de que a sucção do dedo tenha efeito protetor contra a morte súbita.
6. Evitar fumar ou se expor à fumaça do cigarro durante a gestação e após o parto, pois este é um dos principais fatores de risco para a morte súbita de bebês. Apesar de não haver estudos sobre o uso de cigarro eletrônico e a morte súbita, esses dispositivos contêm nicotina, que está implicada na morte relacionada ao sono.
7. Evitar o consumo de álcool e o uso de substâncias sedativas, opioides, maconha e outras drogas ilícitas durante a gestação e após o parto.
8. Evitar superaquecer o bebê e cobrir sua cabeça.
   Deve-se vestir o bebê de acordo com a temperatura ambiente, não colocando além de uma camada de roupa a mais do que o adulto está usando; monitorar sinais de superaquecimento, como sudorese, pele avermelhada ou temperatura elevada no peito do bebê. Não é aconselhável usar touca ou chapéus no bebê dentro de casa, a não ser nas primeiras horas de vida ou na UTI neonatal. Nunca colocá-los no bebê para dormir.
9. Recomenda-se pré-natal regular. O acompanhamento pré-natal é uma oportunidade para o aconselhamento dos futuros pais sobre as práticas de sono seguro, além do controle de hábitos perigosos, como o uso de drogas, álcool e fumo. Uma história de pré-natal inadequado deve alertar o pediatra sobre a necessidade de atenção especial às orientações do sono seguro, além da observação de determinantes sociais que levaram a essa situação.
10. Os bebês devem ser imunizados de acordo com o calendário nacional, pois há evidências de que a vacinação possa ter um efeito protetor. Não há evidências de relação causal entre vacinação e morte súbita do lactente.
11. Não usar dispositivos para sono seguro ou monitores cardiorrespiratórios, pois não há evidências de que previnam a morte súbita do lactente. Além disso, podem causar falsa sensação de segurança, fazendo os pais relaxarem a adesão às medidas de proteção do sono seguro.
12. É recomendado que a criança seja colocada de bruços durante alguns períodos ao longo do dia, sempre acordada e supervisionada, a fim de favorecer o neurodesenvolvimento e evitar deformidades cranianas, como a plagiocefalia posicional. Deve-se começar com curtos períodos (alguns segundos) logo após a alta hospitalar e aumentá-los aos poucos, de 15 a 30 minutos por dia, a partir de 7 semanas de idade.
13. Não há evidências de que enrolar ou enfaixar o bebê diminua a incidência de síndrome da morte súbita do lactente.

Referências bibliográficas

1. Sociedade Brasileira de Pediatria. Síndrome da Morte Súbita do Lactente. Documento Científico do Departamento de Medicina do Sono. 2018. Disponível em: https://www.sbp.com.br/fileadmin/user_upload/20226d-DocCient_-_Sindrome_Morte_Subita_do_Lactente.pdf. Acesso em: 20 jul. 2023.
2. Goldstein RD, Blair PS, Sens MA et al. Inconsistent classification of unexplained sudden deaths in infants and children hinders surveillance, prevention and research: recommendations from The 3rd International Congress on Sudden Infant and Child Death. Forensic Sci Med Pathol [Internet]. 2019 [2023 Ago 20]; 15:622-628. Disponível em: https://doi.org/10.1007/s12024-019-00156-9.
3. Moon RY, Carlin RF, Hand I. The task force on sudden infant death syndrome and the committee on fetus and newborn; Sleep-Related Infant Deaths: Updated 2022 Recommendations for Reducing Infant Deaths in the Sleep Environment. Pediatrics [Internet]. 2022 [2023 Ago 20]; 150(1):e2022057990. Disponível em: https://publications.aap.org/pediatrics/article/150/1/e2022057990/188304/Sleep-Related-Infant-Deaths-Updated-2022?autologincheck=redirected. doi: 10.1542/peds.2022-057990.
4. Bartick M, Tomori C. Sudden infant death and social justice: a syndemics approach. Matern Child Nutr [Internet]. 2019 [2023 Ago 20]; 15(1):e12652. Disponível em: https://onlinelibrary.wiley.com/. doi/abs/10.1111/mcn.12652. doi: 10.1111/mcn.12652.
5. Woida FM, Saggioro FP, Ferro MA, Peres LC. Sudden infant death syndrome in Brazil: fact or fancy? Sao Paulo Med J. [Internet]. 2008 [2023 Ago 20]; 126(1):48-51. Disponível em: https://www.scielo.br/j/spmj/a/RfBqsKQSWQKj4nZMb4tp7Cp/?lang=en. doi: 10.1590/S1516-31802008000100009.
6. Spinelli J, Collins-Praino L, Van DHC, Byard RW. Evolution and significance of the triple risk model in sudden infant death syndrome. J Paediatr Child Health [Internet]. 2017 [2023 Ago 20]; Feb;53(2):112-115. Disponível em: https://onlinelibrary.wiley.com/. doi/abs/10.1111/jpc.13429. doi: 10.1111/jpc.13429.
7. Hwang SS. The call to translate data into action to prevent infant death. Pediatrics [Internet]. 2021 [2023 Ago 20]; 147(5). Disponível em: https://pubmed.ncbi.nlm.nih.gov/33906931/. doi: 10.1542/peds.2020-042135.
8. Koh HY, Haghighi A, Keywan C, Alexandrescu S, Plews-Ogan E, Haas EA et al. Genetic determinants of sudden unexpected death in pediatrics. Genet Med [Internet]. 2022 [2023 Ago 20]; Apr;24(4):839-850. Disponível em: https://pubmed.ncbi.nlm.nih.gov/35027292/. doi: 10.1016/j.gim.2021.12.004.
9. Goodstein MH, Stewart DL, Keels EL, Moon RY. Committee on Fetus and Newborn, Task Force on Sudden Infant Death Syndrome. Transition to a safe home sleep environment for the NICU patient. Pediatrics [Internet]. 2021 [2023 Ago 20]; Jul;148(1):e2021052046. Disponível em: https://pubmed.ncbi.nlm.nih.gov/34155135/. doi: 10.1542/peds.2021-052046.
10. Fleming PJ et al. Environment of infants during sleep and risk of the sudden infant death syndrome: results of 1993-5 case-control study for confidential inquiry into stillbirths and deaths in infancy. Bmj 313.7051(1996):191-195.
11. Li DK et al. Posição de sono infantil e o risco de síndrome de morte súbita infantil na Califórnia, 1997-2000. American Journal of Epidemiology. 157.5(2003): 446-455.
12. Parks SE, Erck Lambert AB, Hauck FR, Cottengim CR, Faulkner M, Shapiro-Mendoza CK. Explaining sudden unexpected infant deaths, 2011-2017. Pediatrics [Internet]. 2021 [2023 Ago 20]; 147(5):e2020035873. Disponível em: https://pubmed.ncbi.nlm.nih.gov/33906930/. doi: 10.1542/peds.2020-035873.
13. Center for Disease Control and Prevention. Sudden unexpected infant death and sudden infant death syndrome: data and statistics. [17 jul. 2022]. Disponível em: https://www.cdc.gov/sids/data.htm.
14. Priyadarshi M, Balachander B, Sankar MJ. Effect of sleep position in term healthy newborns on sudden infant death syndrome and other infant outcomes: A systematic review. J Glob Health [Internet]. 2022 [2023 Ago 20]; Jul;16;12:12001. Disponível em: https://pubmed.ncbi.nlm.nih.gov/35838069/. doi: 10.7189/jogh.12.12001.

15. Moon RY, Carlin RF, Cornwell B et al. Implications of mother's social networks for risky infant sleep practices. J Pediatr [Internet]. 2019 [2023 Ago 20]; 212:151-158. Disponível em: https://pubmed.ncbi.nlm.nih.gov/31201032/. doi: 10.1016/j.jpeds.2019.05.027.
16. Allen K, Anderson TM, Chajewska U, Ramirez JM, Mitchell EA. Factors associated with age of death in sudden unexpected infant death. Acta Paediatr [Internet]. 2021 [2023 Ago 20]; Jan;110(1):174-183. Disponível em: https://onlinelibrary.wiley.com/. doi/full/10.1111/apa.15308. doi: 10.1111/apa.15308.
17. Sociedade Brasileira de Pediatria. Nota de Alerta – Recomendações da Academia Americana de Pediatria sobre Sono Seguro em Menores de Um Ano. 2023. [25 jul. 2022]. Disponível em: https://www.sbp.com.br/fileadmin/user_upload/23990b-NotaAlerta-Recomend_AAP_SonoSeguro_1ano.pdf.

Capítulo 10

Intoxicações

Alexandre Massashi Hirata
Carlos Roberto de Medeiros

Introdução

As intoxicações são uma das principais causas de morbidade e mortalidade infantil em todo o mundo.[1,2] Apesar do avanço na detecção de venenos pelos modernos métodos de investigação, infelizmente nem sempre disponíveis, a habilidade de reconhecimento das principais síndromes tóxicas, combinada com uma história clínica detalhada, exame físico completo e resultados de investigações laboratoriais básicas, continua sendo o melhor caminho para a condução eficaz dos casos de crianças com suspeita de envenenamento.[2]

As intoxicações não intencionais, especialmente antes dos 6 anos de idade, são frequentes em virtude da curiosidade natural da criança em explorar o ambiente, da incapacidade de reconhecer os riscos, da mobilidade independente e da maior proximidade do chão, além do seu hábito de levar os objetos à boca.[3,4] O descuido dos pais na administração de medicamentos e a ausência de conhecimento e de discernimento de risco também favorecem a ocorrência de eventos toxicológicos em crianças.[5]

De acordo com relatório anual da *American Association of Poison Control Centers*, ocorreram quase 2,1 milhões de exposições tóxicas em humanos nos Estados Unidos, das quais 40,5% ocorreram em crianças de até 5 anos. As substâncias mais frequentemente envolvidas na intoxicação foram medicamentos, cosméticos, produtos de higiene pessoal e de limpeza doméstica. As substâncias mais frequentemente envolvidas em mortes pediátricas foram os analgésicos (38%).[6]

No Brasil, onde as intoxicações exógenas são de notificação compulsória, o Sistema de Informação de Agravos de Notificação (Sinan) registrou 177.766 casos em 2022, sendo 32,6% acometendo crianças e adolescentes de 0 a 19 anos de idade.[7] Nessa faixa etária, os medicamentos constituíram o principal grupo de substâncias químicas envolvidas (63,8%), seguido pelo grupo dos domissanitários (7,2%).[7,8]

O problema

Caso clínico 1

Menino, 3 anos de idade, é admitido na emergência pediátrica por palidez e hipoatividade. Mãe relata que está resfriado, apresentando tosse e coriza. Deu xarope caseiro (de mel, cebola e abacaxi) e pingou descongestionante nasal no nariz do menino: ele ficou "esquisito" (SIC). À admissão, a criança apresentava-se hiporresponsiva, sonolenta, com palidez cutânea e sudoreica. Temperatura axilar de 35 °C, frequência cardíaca de 60 bpm e pressão arterial de 80 × 50 mmHg.

Caso clínico clássico de intoxicação por vasoconstritor nasal em crianças, sendo a nafazolina um dos agentes mais comuns no Brasil.

O manejo dos pacientes intoxicados ou potencialmente intoxicados requer abordagem organizada e cuidadosa focada no diagnóstico e no tratamento, com medidas a serem tomadas sequencial ou simultaneamente (Figura 10.1).[9] O ponto central do diagnóstico consiste na obtenção de uma história toxicológica apropriada e do exame físico voltado ao reconhecimento de uma das possíveis síndromes tóxicas (ou toxíndromes) e, quando pertinente, a realização de testes diagnósticos específicos.[9]

Na abordagem terapêutica, a prioridade de qualquer paciente que se apresente em uma situação de urgência é o ABCDE, que consiste na avaliação das vias aéreas, da respiração, da circulação e do nível de consciência, com observação apurada de todos os sinais vitais (frequência cardíaca, frequência respiratória, saturação, temperatura e pressão arterial), visando à rápida estabilização do paciente. Assim que possível, exames subsidiários (laboratoriais de sangue: hemograma, eletrólitos, gasometria, função renal e hepática; urina I e eletrocardiograma) devem ser solicitados, pois complementam a avaliação inicial e colaboram na mitigação de riscos imediatos para o paciente.[9]

A depender do tipo de agente tóxico envolvido e do tempo de exposição, medidas de descontaminação ou de depuração poderão ser indicadas, assim como a utilização de antídotos, disponíveis apenas para uma parcela relativamente pequena de agentes químicos e, mesmo assim, com indicações precisas.[9] Por fim, recomenda-se que médicos não familiarizados com a toxicologia clínica consultem um centro de informação e assistência toxicológica (CIATox). Uma lista atualizada dos centros brasileiros, com e-mails e telefones do plantão de emergência, está disponível em www.abract.org.br.

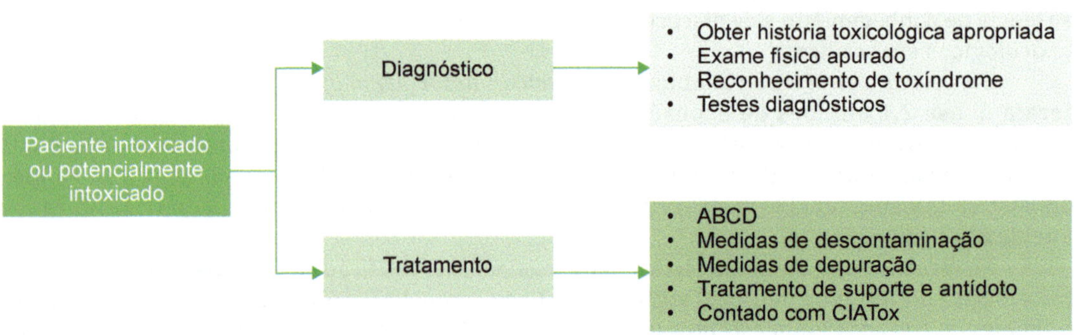

Figura 10.1. Abordagem geral do paciente intoxicado.
Fonte: Baseada em Thompson et al., 2014.[9]

Quando se conhecem as condições da exposição e as substâncias químicas envolvidas, a história toxicológica (HT) se torna clara e a condução do caso, mais tranquila, mas, em muitas ocasiões, as informações são incompletas ou não confiáveis, o que dificulta a atuação do profissional que presta o socorro.

Uma boa maneira de se obter uma HT adequada consiste no emprego da técnica dos cinco "W" (referência a cinco palavras do idioma inglês: *who, whose, what, when* e *why*, conforme descrito no Quadro 10.1.[9]

Quadro 10.1 – A história toxicológica e os 5 "W".

Os cinco "W" em inglês	*Significado/exemplos*
Who	*Quem* é o paciente? Uma criança pré-escolar ou um adolescente?
Whose	*De quem* é o medicamento ou substância? Tomou a própria medicação ou a de outra pessoa?
What	*Qual* produto? Identificar a substância e a via de exposição
When	*Quando* ocorreu a exposição? Estimar o tempo decorrido entre a exposição e o atendimento e se foi uma exposição única ou exposição crônica
Why	*Por que* ocorreu a exposição? Foi um erro de administração de um medicamento, uma exposição por experimentação ou uma tentativa de suicídio?

Fonte: Baseado em Thompson et al., 2014.[9]

O primeiro W (*who*) representa quem é o paciente. O paciente é, por exemplo, um bebê ou um adolescente? Isso é muito importante, pois a sequência das etapas do desenvolvimento social e físico da criança, desde a infância até a adolescência, revela a vulnerabilidade das distintas faixas etárias a uma ampla variedade de potenciais ingestões tóxicas.[10] As intoxicações em crianças pré-escolares, por exemplo, geralmente estão ligadas a medicamentos e a domissanitários estocados de forma inadequada ou a erros na administração de medicamentos (doses ou intervalos entre doses incorretos); já em adolescentes, o uso de substâncias psicoativas recreacionais e tentativas de suicídio podem estar presentes.[10]

O "W" (*whose*) seguinte, de quem é o medicamento ou a substância, é uma informação importante, pois o curso de uma overdose em um paciente saudável pode ser diferente de um paciente que usa o medicamento cronicamente. O terceiro "W" (*what*), qual o produto, objetiva saber não somente o nome ou a classe de uma substância, mas também sua formulação precisa. A forma do agente farmacêutico (comprimidos de liberação imediata, comprimidos de liberação lenta, adesivos transdérmicos, supositórios retais e vaginais, suspensões e elixires) pode impactar diretamente no cuidado do paciente. Da mesma forma, é importante precisar a via de exposição (ingestão, inalação, contato dérmico ou injeção) e a quantidade ou dose estimada de exposição.[9]

O penúltimo "W" (*when*) significa quando, ou seja, há quanto tempo ocorreu a exposição. Essa informação permite, dentro de certos limites, prever o início dos efeitos e a evolução clínica. O "W" final (*why*) refere-se ao por quê: por que o paciente teve a exposição? A exposição foi uma tentativa de suicídio, um erro de administração da medicação, acidental ou recreacional? Cada uma dessas possibilidades tem padrões de risco diferentes para as diversas exposições.[9]

Finalmente, muitos pacientes pediátricos podem chegar à unidade de saúde já sintomáticos e muito alterados ou muito sedados para responder às perguntas de forma adequada. É importante que os médicos considerem o envenenamento um diagnóstico potencial em crianças que apresentam sintomas de etiologia obscura.[11]

Resumindo, deve-se sempre tentar obter uma história completa do paciente, das testemunhas da exposição ou dos membros da família/contatos sociais. Perguntas específicas pertinentes à história toxicológica devem se concentrar no momento da exposição, na(s) substância(s) envolvida(s), no método de exposição (ingestão, inalação, injeção, absorção dérmica e assim por diante) e em quaisquer medicamentos em uso doméstico (p. ex., prescrições do paciente, prescrições dos membros da família, medicamentos de venda livre e vitaminas/suplementos). Lembrar que as crianças pequenas sofrem mais exposições por um único agente, em oposição aos múltiplos agentes observados mais comumente em ingestões intencionais. É importante separar adolescentes e jovens adultos de seu cuidador, pois eles podem ser mais abertos sobre o uso de substâncias ou de medicamentos quando estão sozinhos.[11]

O reconhecimento dos sinais e dos sintomas que compõem as síndromes tóxicas mais comuns é de grande utilidade para o diagnóstico, sobretudo quando o possível agente tóxico é desconhecido, permitindo considerar um grupo de substâncias prováveis e, consequentemente, a abordagem do paciente e o tratamento mais precoce possível. O Quadro 10.2 mostra as síndromes tóxicas mais comuns.

Quadro 10.2 – Síndromes tóxicas mais comuns.

Síndrome tóxica	*Sinais vitais*	*Pupilas*	*Sistema nervoso central*	*Outros sistemas*	*Agentes tóxicos*
Hipnótica Sedativa Narcótica	Hipotermia Bradicardia Hipotensão Bradipneia	Miose	• Depressão do SNC • Depressão respiratória • Coma	• Hiporreflexia • Edema pulmonar	• Barbitúricos • Benzodiazepínicos • Opioides
Colinérgica	Hipotermia Bradicardia Hipotensão Bradipneia	Miose	• Confusão mental • Convulsões • Coma	• Sialorreia intensa • Sudorese • Lacrimejamento • Náusea/vômito • Dispneia • Broncoconstriçao • Fasciculações	• Organofosforados • Carbamatos • Nicotina
Anticolinérgica	Hipertermia Taquicardia Hipertensão Taquipneia	Midríase	• Agitação • Alucinação • *Delirium* • Convulsões	• Retenção urinária • Mioclonias • Convulsões • Mucosas secas	• Atropínicos • Anti-histamínicos • Antidepressivos tricíclicos
Simpaticomimética Adrenérgica	Hipertermia Hipertensão Taquicardia Hiperpneia	Midríase	• Agitação • Alucinações • Paranoia • Convulsões	• Diaforese • Tremores • Hiperreflexia	• Cocaína • Anfetamina • Teofilina • Efedrina • Cafeína
Serotoninérgica	Hipertermia Taquicardia Hipotensão ou hipotensão	Miose ou midríase	• Agitação • Confusão • *Delirium* • Alucinações • Coma	• Diarreia • Sudorese • *Flush* • Hipotonia • Hiperreflexia • Trismo • Tremores • Mioclonias • Rabdomiólise	• Antidepressivos tricíclicos e inibidores da recaptação da serotonina: fluoxetina, paroxetina, sertralina, amitriptilina, clomipramina
Extrapiramidal	Não característicos	Midríase	• Sonolência • Crise oculogírica	• Tremores • Hipertonia • Opistótono • Trismo	• Haloperidol • Fenotiazínicos • Metoclopramida • Bromoprida

Fonte: Baseado em Fruchtengarten LVG, Zucoloto AD, 2020.[12]

Medidas de descontaminação

As medidas de descontaminação têm como objetivo reduzir a exposição ou a absorção do agente intoxicante. São exemplos: lavagem gástrica; irrigação intestinal (que envolve a administração de grandes quantidades de solução isotônica de polietilenoglicol para limpar o intestino); e o uso do carvão ativado (administrado oralmente ou por sondagem nasogástrica para adsorver a toxina e prevenir a absorção sistêmica). Muito utilizadas no passado, hoje essas técnicas têm indicação limitada, apresentam riscos e nunca devem ser realizadas de forma rotineira, considerando-se também a falta de evidências definitivas dos seus reais benefícios.[11,13,14] Recomendamos que os profissionais de Saúde liguem para um CIATox imediatamente após o reconhecimento de potencial envenenamento pediátrico para discutir a utilidade dessas medidas caso a caso.

Medidas de depuração

Os métodos mais utilizados em toxicologia são a diurese alcalina ou ácida, a hemodiálise, a hemoperfusão e a plasmaferese. Há várias limitações relacionadas ao uso, sendo este reservado em situações especiais em que a intoxicação tem elevado grau de morbidade ou mortalidade, não há antídoto disponível ou outro método capaz de reduzir a absorção ou aumentar a excreção do agente intoxicante.

Antídotos

Um antídoto é uma droga, medicamento, substância química ou quelante administrado como remédio que pode antagonizar ou neutralizar os efeitos de outra droga ou agente intoxicante.[15] Alguns podem apenas neutralizar determinado medicamento, enquanto outros (como o carvão) podem ajudar a reduzir a toxicidade de vários medicamentos. A maioria dos antídotos não é 100% eficaz e ainda podem ocorrer mortes mesmo quando um antídoto é administrado.[15] Além disso, os antídotos estão disponíveis apenas para um número limitado de agentes responsáveis pelas intoxicações.

O Quadro 10.3 mostra os principais antídotos utilizados nas toxíndromes pediátricas mais comuns. Seu uso deve ser judicioso e obedecer a critérios precisos quanto à indicação, dosagem e forma de administração, além da necessidade de ser considerada a quantidade do agente tóxico envolvido, assim como o tempo de exposição.

Quadro 10.3 – Principais antídotos utilizados nas toxíndromes pediátricas e para alguns agentes específicos.

Agente tóxico	***Antídoto***
Benzodiazepínicos	Flumazenil
Fenotiazida/haloperidol	Biperideno
Ferro	Desferroxamina
Betabloqueador	Glucagon
Antidepressivos tricíclicos	Bicarbonato de sódio
Paracetamol	N-Acetilcisteína

Fonte: Baseado em Toxbase[17].

Medicamentos

Dentro da vasta quantidade de medicamentos que podem resultar em exposições tóxicas em pacientes pediátricos, destacamos, de forma resumida, aqueles que mais frequentemente são motivo de consultas aos centros de informação e de assistência toxicológica brasileiros e os que podem causar toxicidade significativa,[11] mesmo em pequenas ingestões exploratórias.[8,16]

Lembramos que certos medicamentos são perigosos mesmo em ingestões tão pequenas quanto um único comprimido e que, à medida em que novos medicamentos são fabricados, especialmente aqueles em doses mais altas e formulações de libertação prolongada, a lista de substâncias tóxicas para as crianças continua a aumentar.[11]

- **Antidepressivos tricíclicos:** ainda estão amplamente disponíveis, e novas utilizações, como o tratamento da fibromialgia, mantêm-nos no mercado e nas casas dos pacientes. A toxicidade inclui bloqueio dos canais de sódio (prolongamento do QRS), que pode progredir para arritmias cardíacas, convulsões (podem causar a morte se não forem controladas). Doses elevadas podem causar síndrome serotoninérgica: rubor; hipertermia; hipertensão; taquicardia; mioclonia; hiperreflexia; e rabdomiólise.[8]
- **Betabloqueadores:** o envenenamento grave cursa com colapso cardiovascular (alargamento de QRS, hipotensão, bradicardia, arritmias) depressão do sistema nervoso central (SNC) e convulsões. Outros acometimentos possíveis são broncoespasmo, edema pulmonar e hipercalemia.[17]
- **Benzodiazepínicos:** comumente causam sonolência, ataxia, disartria e nistagmo. Coma, hipotensão, bradicardia e depressão respiratória são de ocorrência ocasional. Os efeitos graves da sobredosagem incluem rabdomiólise e hipotermia. Anormalidades do eletrocardiograma (ECG) incluem bloqueio transitório de 1º e 2º graus e prolongamento do intervalo QT.
- **Bloqueadores de canais de cálcio:** verapamil, diltiazem e amlodipina causam vasodilatação, diminuição da contratilidade miocárdica e distúrbios na condução elétrica cardíaca, além de resistência à insulina (hiperglicemia). Outros sintomas: hipotensão, bradi ou taquicardia, anormalidades de condução (bloqueios cardíacos de 1º, 2º ou 3º graus),[8] distúrbios gastrointestinais, tonturas, rubor, cefaleia, fadiga, distúrbios visuais, agitação, confusão mental, depressão do SNC e, ocasionalmente, coma.[17] Acidose metabólica, hipercalemia e hipocalcemia podem estar presentes.[17]
- **Nafazolina:** amina simpaticomimética da classe das imidazolinas, agonista dos alfa-adrenoceptores. É um vasoconstritor usado principalmente como descongestionante nasal. A administração intranasal de doses superiores a 0,05 mg/kg causa sinais de intoxicação, particularmente em bebês, e, acima de 0,3 mg/kg, em crianças com mais de 2 anos de idade. Os efeitos mais comuns são depressão do SNC, bradicardia e hipotensão, podendo também ocorrer depressão respiratória, edema pulmonar, convulsões, vômitos, hipotermia, sudorese, dor de cabeça, boca seca e palidez,[17] agitação, ansiedade e alucinações.[18]
- **Paracetamol:** sua toxicidade depende da quantidade ingerida, do tipo de exposição e do tempo decorrido desde a exposição. Após sobredosagem significativa, uma grande proporção de paracetamol é convertida num metabólito tóxico, N-acetil-p-benzeno-quinona imina (NAPQI), que geralmente é metabolizado pela glutationa. Uma vez esgotadas as reservas de glutationa, o NAPQI causa lesão hepatocelular. É improvável que ocorra toxicidade grave, se a criança menor de 6 anos tiver ingerido menos de 150 mg/kg, ou menos de 75 mg/kg, para crianças maiores de 6 anos. A necessidade de tratamento com o antídoto N-Acetilcisteína (NAC) é determinada com concentração plasmática × tempo desde a ingestão no nomograma de Rumack-Mattheus.

Domissanitários

Caso clínico 2

Bebê morre intoxicada após pai e avó confundirem produto de limpeza com suco de uva, no interior de SP. Líquido utilizado para limpar alumínio tinha coloração roxa e estava armazenado em garrafa plástica de suco.

20/02/2017 – 11h35min/Atualizada em 20/02/2017 – 15h12min

Uma menina de 10 meses morreu intoxicada no domingo após o pai e a avó confundirem um produto de limpeza com suco de uva. O caso ocorreu em Jaú, no interior de São Paulo.

(Continua)

Caso clínico 2 (*Continuação*)

Segundo informações de Polícia Militar, o produto era feito para limpar alumínio, tinha coloração roxa e estava armazenado numa garrafa de suco. Por volta das 11h30min, a criança chorava no colo do pai, e a avó, pensando em saciar a fome da neta, colocou o líquido na mamadeira, confundindo com suco de uva.
– O pai falou que estava fazendo a filha dormir, e a sogra dele pegou o líquido e colocou na mamadeira. Logo em seguida, a criança começou a passar mal – informou o capitão Sérgio Henrique Murad, do 1º Batalhão de Polícia Militar de Jaú. A menina foi levada pelo Samu ao hospital Santa Casa de Misericórdia, onde a equipe médica tentou reanimá-la por 40 minutos. A criança não resistiu e faleceu.

Os domissanitários referem-se aos produtos destinados à limpeza; geralmente são cáusticos compreendendo tanto produtos alcalinos como os ácidos. Exemplos: detergentes, alvejantes, desinfetantes, desodorizantes, água sanitária, entre outros.[3]

O aumento do número de casos de intoxicações por domissanitários pode ser explicado pelo seu armazenamento em locais inadequados, ao alcance de crianças ou em embalagens inapropriadas, diferentes das originais, e com cores atrativas às crianças.[5]

Como agravante, os domissanitários não autorizados para consumo domiciliar, considerados ilegais ou clandestinos, são utilizados e armazenados por grande parcela da população no Brasil. São formulações de fabricação não autorizadas e comercializadas sem o registro na Agência Nacional de Vigilância Sanitária (Anvisa), vendidos por ambulantes ou em lojas de produtos para limpeza em geral. Na maioria das vezes, apresentam-se em cores atrativas às crianças e frequentemente são armazenados em embalagens plásticas reaproveitadas de refrigerantes e têm rótulos sem a formulação dos produtos ou com informações incorretas ou falsas.[4]

A ingestão cáustica é mais comum em crianças de 1 a 3 anos, com predomínio no sexo masculino (50% a 62%). A maioria das ingestões é acidental e as quantidades ingeridas tendem a ser pequenas. Os agentes alcalinos são mais comumente ingeridos em comparação com os agentes ácidos.[19]

A lesão decorrente de produtos cáusticos ocorre por vários mecanismos de acordo com o agente envolvido:[19]

- **Agente alcalino (pH > 11,5 a 12,5):** acarreta necrose de liquefação com consequente desintegração da mucosa e perfuração. A gravidade depende da concentração do produto e do tempo de contato do agente com a mucosa. Mesmo agentes alcalinos de baixa concentração podem provocar necrose superficial se em contato com a mucosa por 1 hora.
- **Agente ácido (pH < 2):** produz necrose de coagulação. A lesão tende a ser menor e a perfuração menos comum em comparação com os agentes alcalinos, pois o coágulo que se forma na superfície impede a penetração da substância tóxica. Porém, é mais comum a lesão em vias aéreas em consequência do estímulo de engasgo pelo gosto ruim e tentativa de cuspir o produto ingerido.

As manifestações clínicas mais frequentes após exposição com domissanitários são vômitos, disfagia, queimaduras orais, salivação, estridor, rouquidão, tosse, dispneia, hematêmese, dor retroesternal e abdominal, lesões cutâneas e na córnea. Os domissanitários de uso clandestino estão associados a maior ocorrência de internações, assim como de realização da endoscopia digestiva alta (EDA).[4]

Lesão gástrica é mais comum nas ingestões de grande volume de produtos alcalinos e mais grave nas substâncias ácidas, podendo resultar em obstrução, perfuração, hemorragia e morte por erosão na veia brônquica.

A indução de vômitos está contraindicada pela possibilidade do agravamento da lesão esofágica inicial e risco de pneumonia química aspirativa. O carvão ativado não deve ser administrado, pois as substâncias corrosivas são pouco absorvidas e o carvão obstruirá a visão do endoscopista. Uso de agentes diluidores e neutralizantes (líquidos como leite e água) e alimentos não devem ser administrados por questões de segurança (pode induzir náuseas e vômitos) e falta de eficácia.[3,4,19]

Pacientes assintomáticos, sem evidência de lesão oral, podem ser observados por 2 a 4 horas. Oferecer líquidos após esse período e, se ocorrer boa ingesta e não apresentar sintomas, podem ser liberados.[3]

A radiografia de tórax é adequada para qualquer paciente com sintomas respiratórios. A endoscopia digestiva alta (EDA) é conveniente na suspeita de ingestão de uma substância mais cáustica ou de causticidade questionável, mesmo em pacientes assintomáticos.[19]

Deve-se realizar EDA, até 24 horas após o acidente, em pacientes sintomáticos, como disfagia, para avaliar a extensão da lesão esofágica e, se necessário, para passagem de sonda nasogástrica ou gastrostomia. Cuidados intensivos, intubação orotraqueal e/ou traqueostomia podem ser necessários quando houver o comprometimento da via área.[3,19]

Todos os pacientes com queimaduras esofágicas significativas devem ser avaliados com esofagograma com contraste solúvel em água, 2 a 3 semanas após a ingestão, para avaliar a formação de estenoses. Pacientes com queimaduras mais graves podem tem obstrução esofágica completa em 3 semanas. Pacientes que desenvolvem estenose manifestará sintomas obstrutivos em até 2 meses e sintomas recorrentes após 2 anos. Aproximadamente 2% dos indivíduos com lesão esofágica grave desenvolverá carcinoma de células escamosas do esôfago.[19]

A solução

A prevenção é a melhor forma para evitar a ocorrência de intoxicações e as suas complicações, algumas vezes letais. A suspeita clínica de intoxicação exógena deve sempre fazer parte dos diagnósticos diferenciais, principalmente quando o quadro clínico não for compatível com a história.[4] Seguem algumas orientações quanto às medidas preventivas para a ocorrência de intoxicações:[4,20]

- Usar embalagens com tampas à prova de abertura por crianças. Em 2013, a Anvisa publicou uma resolução que obriga o uso de embalagem plástica rígida para produtos corrosivos, resistente à ruptura e com tampa de dupla segurança à prova de abertura.
- Armazenar medicamentos, domissanitários e outros produtos em locais seguros, fechados e fora de alcance de crianças.
- Não usar medicamentos sem orientação médica, ler com atenção as instruções da receita e da bula e verificar o seu prazo de validade.
- Manter medicamentos ou substâncias tóxicas em suas embalagens originais.
- Nunca armazenar substâncias tóxicas em garrafas de refrigerantes, potes de sorvete ou manteiga ou em embalagens de outros produtos.
- Nunca comprar produtos de limpeza clandestinos.
- Não oferecer leite, água, outros líquidos ou alimentos.
- Não provocar vômitos.
- Tentar identificar o produto que causou o acidente e a quantidade ingerida.
- Levar a criança ao serviço médico mais próximo, de preferência, junto à embalagem, ao rótulo ou à bula do produto suspeito.

Referências bibliográficas

1. Gummin DD, Mowry JB, Beuhler MC et al. 2021 Annual Report of the National Poison Data System© (NPDS) from America's Poison Centers: 39th Annual Report. Clinical Toxicology, 2022;60(12):1381-1643. doi: 10.1080/15563650.2022.2132768.
2. Hui WF, Hon KL, Leung AKC. An overview of the pediatric toxidromes and poisoning management. Curr Rev Clin Exp Pharmacol. 2021;16(4):318-329. doi: 10.2174/1574884715666201201090210. PMID: 33261543.
3. De Paulis. Intoxicações exógenas agudas. *In*: Sociedade Brasileira de Pediatria (org.). Tratado de Pediatria. 5. ed. Barueri: Manole, 2022. v. 1, p. 509-16.
4. Campos MAS, Bucaretchi F, Fernandes LCR et al. Exposições tóxicas em crianças a saneantes de uso domiciliar de venda legal e clandestina. Ver Paul Pediatr. 2017;35(1):11-7.
5. Rocha EJS, Gonzalez AD, Girotto E, Guidoni CM. Análise do perfil e a tendência dos eventos toxicológicos ocorridos em crianças atendidas por um hospital universitário. Cad. Saúde Colet. 2019;27(1):53-9.

6. Gummin DD, Mowry JB, Beuhler MC, Daniel A. Spyker et al. Annual Report of the National Poison Data System© (NPDS) from America's Poison Centers: 39th Annual Report, Clinical Toxicology, 2021;60(12):1381-1643. doi: 10.1080/15563650.2022.2132768.
7. Brasil. Ministério da Saúde. Secretaria de Vigilância em Saúde. Sistema de Informação de Agravos de Notificação. Intoxicação exógena, 2023. Disponível em: http://tabnet.datasus.gov.br/cgi/deftohtm.exe?sinannet/cnv/Intoxbr.def. Acesso em: set. 2023.
8. Berg SE, McCann SD. Pediatric toxicology: an updated review. Pediatr Ann. 2023 Apr;52(4):e139-e145. doi: 10.3928/19382359-20230208-05. Epub 2023 Apr 1. PMID: 37036778.
9. Thompson TM, Theobald J, Lu J, Erickson TB. The general approach to the poisoned patient. Dis Mon. 2014 Nov;60(11):509-24. doi: 10.1016/j.disamonth.2014.10.002. Epub 2014 Nov 7. PMID: 25454682.
10. Lee VR, Connolly M, Calello DP. Pediatric poisoning by ingestion: developmental overview and synopsis of national trends. Pediatr Ann. 2017 Dec 1;46(12):e443-e448. doi: 10.3928/19382359-20171121-01. PMID: 29227519.
11. Ross JA, Eldridge DL. Pediatric toxicology. Emerg Med Clin North Am. 2022 May;40(2):237-250. doi: 10.1016/j.emc.2022.01.004. Epub 2022 Apr 5. PMID: 35461621.
12. Fruchtengarten LVG, Zucoloto AD. Síndromes tóxicas e a avaliação clínica das intoxicações agudas. *In*: Silva CAM (org.); Solé D et al (eds.). Emergências toxicológicas: princípios e prática do tratamento de intoxicações agudas. Barueri: Manole, 2022. p. 45-52.
13. Avau B, Borra V, Vanhove AC, Vandekerckhove P, De Paepe P, De Buck E. First aid interventions by laypeople for acute oral poisoning. Cochrane Database of Systematic Reviews 2018, Issue 12. Art. n.: CD013230. doi: 10.1002/14651858.CD013230.
14. Hoegberg LCG, Shepherd G, Wood DM, Johnson J, Hoffman RS, Caravati EM et al. Systematic review on the use of activated charcoal for gastrointestinal decontamination following acute oral overdose. Clin Toxicol (Phila). 2021 Dec;59(12):1196-1227. doi: 10.1080/15563650.2021.1961144. Epub 2021 Aug 23. PMID: 34424785.
15. Hon KL, Hui WF, Leung AK. Antidotes for childhood toxidromes. Drugs Context. 2021 Jun 2; 10:2020-11-4. doi: 10.7573/dic.2020-11-4. PMID: 34122588; PMCID: PMC8177957.
16. Eldridge DL, Van Eyk J, Kornegay C. Pediatric toxicology. Emerg Med Clin North Am. 2007 May;25(2):283-308; abstract vii-viii. doi: 10.1016/j.emc.2007.02.011. PMID: 17482021.
17. Toxbase. The primary clinical toxicology database of the national poisons information service. 2023. Disponível em: https://www.toxbase.org. Acesso em: set. 2023.
18. Norman K, Nappe TM. Alpha receptor agonist toxicity. 2023 Aug 7. *In*: StatPearls [Internet]. Treasure Island (FL): StatPearls Publishing; 2023 Jan. PMID: 29763199.
19. Fishman DS. Caustic esophageal injury in children. UpToDate. Retrieved August, 2023. Disponível em: https://www.uptodate.com/contents/caustic-esophageal-injury-in-children?source=history_widgetchildren?search=foreign%20bodies&source=search_result&selectedTitle=1~150&usage_type=default&display_rank=1. Acesso em: set. 2023.
20. Departamento de Segurança da Criança e do Adolescente. Sociedade Brasileira de Pediatria. Intoxicações exógenas. Pediatria para famílias. Sociedade de Pediatria de São Paulo. 2016;76:11-13.

Capítulo 11

Acidentes com armas de fogo

Regina Sílvia Costa Carnaúba
Tania M. R. Zamataro

Introdução

Milhões de crianças no mundo vivem em lares com armas de fogo, sendo muitas destas armazenadas carregadas e/ou destravadas. As armas causam milhares de mortes e ferimentos em crianças todos os anos. O risco de suicídio na adolescência está fortemente associado à disponibilidade de armas de fogo.[1,9] A ausência destas nos lares e comunidades onde há crianças e adolescentes é a medida mais confiável e eficaz para prevenir lesões delas decorrentes nessa população.[1,2] O armazenamento seguro (armas descarregadas e travadas, munição guardada separadamente) reduz o risco de ferimentos em crianças e adolescentes.

O problema

Caso clínico 1

LMO, 2 anos, dá entrada na emergência de um hospital com quadro FAF (ferimento por arma de fogo) em face. Estava brincando com a prima de 5 anos, quando encontraram uma pistola 0.380 ACP, escondida no quintal de casa. A menina de 2 anos foi atingida por um tiro acidental disparado pela prima ao manusear a arma. A família prontamente acionou o Serviço de Atendimento Móvel de Urgência (Samu), que chegou ao local após 18 minutos do chamado. A criança foi entubada com imobilização cervical (colocado colar na sequência) e ventilada com bolsa-valva; dois acessos foram pegos e iniciada a infusão de solução cristaloide durante o percurso de 15 minutos até o hospital.

Deu entrada em mau estado geral, descorada 2+/4+, frequência cardíaca (FC) de 62, pressão arterial (PA) 50x? (PA mínima indetectável) Glasgow de 5, apresentando ferimento transfixante por arma de fogo em fronte: orifício central circular, com bordas levemente irregulares, circundado imediatamente por uma orla de tatuagem (incrustação de pólvora) e de esfumaçamento (depósito da fuligem da fumaça), com deslocamento e dilaceração de tecidos, lesão conhecida como "câmara de mina de Hoffman" (Figura 11.1).

(*Continua*)

Caso clínico 1 (*Continuação*)

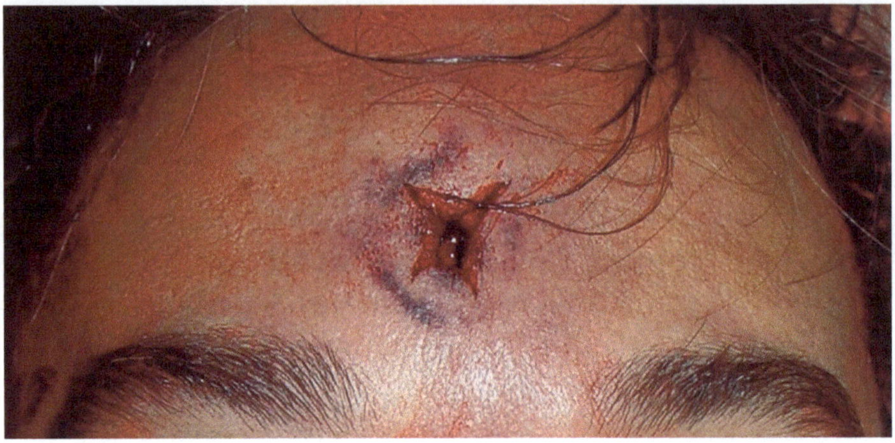

Figura 11.1. Lesão em "câmara de mina de Hoffman".
Fonte: Malthus.com.br.

(*Continua*)

Abordar o alto número de mortes evitáveis entre crianças causadas por armas de fogo é uma importante questão de Saúde Pública e política. As agressões por projéteis de arma de fogo (PAF) respondem hoje por elevadas morbidade e mortalidade em nosso meio,[3] mas também se constitui em um problema mundial de Saúde Pública, principalmente em grandes centros urbanos. As lesões variam de pequenos ferimentos a grandes avulsões teciduais na dependência de três princípios: dissipação da energia cinética do projétil na ferida; produção de projéteis secundários; e a cavitação, que resultarão no esmagamento, destruição ou perfuração das estruturas.[4]

Deve-se considerar o fenômeno da cavitação que explica por que uma estrutura fora do trajeto do projétil, à distância de centímetros, pode ser lesada. Sabe-se que as armas de pequeno porte formam cavidade de cinco a seis vezes maior do que o diâmetro do projétil.[4] Portanto é possível que lesões a nervos e vasos à distância decorram desse fenômeno. Vale ressaltar a possibilidade, também, de traumatismo raquimedular resultante do mecanismo de "chicote" nos traumatismos faciais por PAF.

Um estudo sobre lesões acidentais por arma de fogo em crianças (*Análise retrospectiva de ferimentos não intencionais por arma de fogo em crianças que se apresentam a um departamento de emergência pediátrica*, conduzido pelo Programa de Pesquisa Pediátrica do Fort Worth and Cook Children's Health Care System) analisou ferimentos acidentais por arma de fogo em pacientes pediátricos menores de 19 anos no Departamento de Emergência Infantil de Cook, em Fort Worth, Texas. Constatou que os disparos ocorreram com mais frequência na casa do paciente, amigos ou familiares e que, na maioria dos casos, uma criança atirou em outra sem querer ou uma criança atirou em si mesma. Tiroteios não intencionais acontecem com crianças de todas as idades. Em casas com armas, a probabilidade de morte acidental por tiro é quatro vezes maior.[5]

Trauma cranioencefálico (TCE) por FAF tem taxa de mortalidade de 20% a 90% em adultos e 20% a 65% na população pediátrica, com uma probabilidade de 71% de causar a morte no local. Além da mortalidade, déficits motores, paralisias de nervos cranianos e defeitos de campo visual são sequelas frequentes. As convulsões pós-traumáticas precoces foram a complicação mais comum (18%).[6]

Caso clínico 1 (*Continuação*)

Após estabilização inicial, o ABCDE, houve controle de hemorragias superficiais do crânio com suturas e curativos compressivos. Coletados exames, incluindo Hb/Ht, tipagem sanguínea, eletrólitos, gasometria arterial e glicemia e encaminhada à tomografia computadorizada (TC) de crânio e coluna cervical (com imobilização cervical).[7] Figura 11.2.

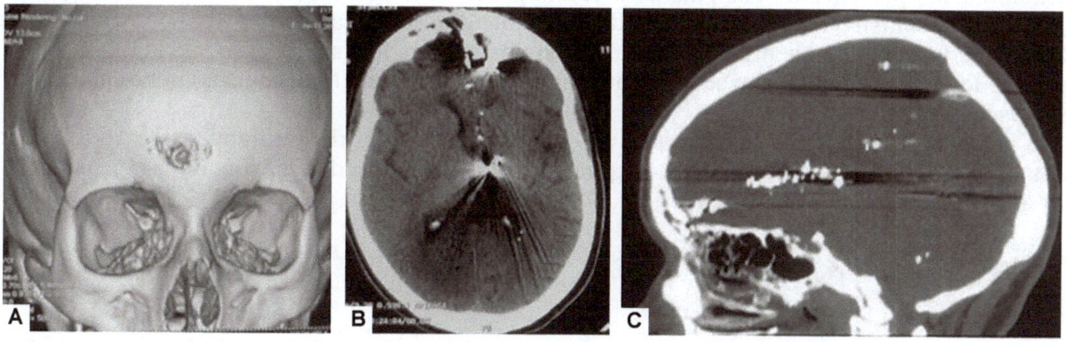

Figura 11.2. TC de crânio de FAF – (**A**) Ferimento de entrada anterior frontal da bala. (**B**), (**C**) Cortes axiais do cérebro na janela parenquimatosa (**B**) e sagitais na janela óssea (**C**) revelando múltiplos detritos de chumbo intracerebrais.

Fonte: Daghfous A, Bouzaïdi K, Abdelkefi M et al., 2015.

Além dos detritos de chumbo, há partículas ósseas advindas do crânio lesado. O tecido cerebral é forçado radialmente pelo projétil, criando-se momentaneamente uma cavidade, logo preenchida por sangue e tecido necrótico. O diâmetro dessa cavidade será tanto maior quanto maiores forem a velocidade e a massa. Na maioria dos casos, o trajeto é único, mas a bala pode ricochetear contra a tábua interna e/ou seguir curso tangencial ao longo desta. A mortalidade dos ferimentos cerebrais por arma de fogo é elevada. Em uma série de 254 casos, só 10% sobreviveram mais que 24 horas e só 10 pacientes mais que 1 semana. Nos sobreviventes, as principais complicações são infecções (meningites, abscessos) e focos epileptogênicos tardios.

Por um bom tempo, acreditou-se que, em virtude de sua alta temperatura, os projéteis, ao penetrarem os corpos, encontravam-se estéreis. Entretanto, Wolf e colaboradores demonstraram a existência de proliferação bacteriana ao identificarem *Staphylococcus aureus* em gelatinas estéreis após disparos experimentais. Níveis críticos de proliferação (105 bactérias por grama de tecido) podem ser encontrados em tecidos lesionados em, aproximadamente, 6 horas após o disparo. Isso nos leva a considerar esses ferimentos potencialmente contaminados.[4]

Projéteis ou fragmentos incrustrados em tecido humano podem ser fontes potenciais de intoxicação por chumbo, como visto em numerosos trabalhos na literatura. Fragmentos deixados em contato com fluidos sinoviais e ossos fraturados também podem ser responsáveis por um aumento no nível de chumbo na corrente sanguínea.[4,8]

Caso clínico 2

AMC, 14 anos, após uma discussão com os pais, cometeu suicídio utilizando um revólver calibre 38 da família. A família ouviu o disparo, vindo do quarto da adolescente: arrombaram a porta que estava trancada, encontrando-a sobre a cama, inconsciente. O Samu foi acionado, porém foi atestado o óbito no próprio local. Investigação policial subsequente identificou que a arma era do pai, que a guardava carregada numa gaveta de fundo falso no armário do quarto dele. Segundo os pais de AMC, ela não sabia onde a arma ficava e nunca havia manuseado nenhuma arma de fogo antes. Acrescentaram dizendo que a adolescente era alegre, mas que estava passando uma fase difícil de adaptação na escola nova.

O suicídio é um grave problema de Saúde Pública em países de alta renda, e ainda mais em países de baixa e média renda onde ocorrem quase 80% dos casos. De forma alarmante, adolescentes e adultos jovens são altamente vulneráveis: suicídios entre jovens representam quase um terço de todos os casos no mundo, sendo a segunda principal causa de morte na faixa etária de 15 a 29 anos.[9]

Vários estudos demonstraram uma relação entre acesso a armas de fogo e suicídio.[10] Aproximadamente 80% dos suicídios com armas de fogo ocorrem na casa do jovem ou de um parente, sendo a arma pertencente aos pais ou a cuidador em 90% dos casos.[11] As armas de fogo são o principal mecanismo de morte em suicídios e homicídios na faixa etária pediátrica. Dadas a alta letalidade (aproximadamente 90%) e a impulsividade associadas à ideação suicida, remover armas de fogo de casa ou armazená-las com segurança é fundamental, especialmente para jovens em risco de suicídio.

Em 2020, o suicídio foi responsável pela morte de mais de 6 mil jovens de 15 a 24 anos nos Estados Unidos, sendo também responsável por um terço das mortes de crianças de 10 a 14 anos.

Caso clínico 3

Um adolescente e um homem encapuzados atacaram a Escola Estadual Raul Brasil, em Suzano (SP), na manhã da quarta-feira (13/03/2019), e mataram sete pessoas, sendo cinco alunos e duas funcionárias do Colégio. Entraram na hora do lanche, munidos de um revólver calibre 38, 4 *jet luders*, um arco e flecha tradicional, um tipo "besta", um machado. Em seguida, um dos assassinos atirou no comparsa e, então, suicidou-se. Os assassinos eram ex-alunos do colégio.

Homicídios relacionados a armas de fogo foram a terceira principal causa de morte de jovens nos Estados Unidos em 2020, e as taxas aumentaram mais de 60% de 2014 a 2020. No geral, 15% das mortes de crianças e adolescentes são causadas por armas de fogo e mais da metade dessas mortes é decorrente de homicídios.[5]

Entre todas as crianças e jovens, a circunstância mais comum que precipita o homicídio por arma de fogo é uma discussão, respondendo por 34% das mortes de crianças pequenas e 40% dos adolescentes. Entre as vítimas de 0 a 12 anos, 31% estão relacionadas à violência por parceiro íntimo, 28% estão relacionadas a outro crime e em 15% a vítima era uma testemunha. Entre os adolescentes de 13 a 17 anos, 31% são precipitados por outro crime, 21% estão relacionados a gangues e 13% estão relacionados a drogas. A maioria (85%) das crianças menores (0 a 12 anos) foi morta em casa, mais de dois terços dos perpetradores tinham mais de 25 anos, e quase metade desses homicídios incluiu múltiplas vítimas. Em contraste, há maior probabilidade de os homicídios de adolescentes serem perpetrados por pessoas de 13 a 24 anos de idade e têm a mesma probabilidade de ocorrer em casa ou na rua. Quase sempre, a arma letal é um revólver.[1-3]

Na maioria dos casos (88%), o ataque foi cometido por apenas um autor. Em apenas três casos, a ação foi praticada por duas pessoas simultaneamente. A maior parcela de autores é composta por alunos (59%) ou ex-alunos (33%). Ataques com tiros geram três vezes mais vítimas fatais. Sessenta por cento das armas foram obtidas dentro da própria residência do agressor e pertenciam ao pai, à mãe ou a algum outro parente. Além disso, 60% tinham registro legal identificado, sendo 40% comprovadamente registradas por um parente que trabalhava na área da segurança (policial, perito, guarda) e 20% subtraídas de seu proprietário legal e revendidas, ou vendidas diretamente por ele, a exemplo do caso em Sobral (CE), em que um atirador esportivo foi preso em razão da suspeita de ter vendido ilegalmente sua arma para o pai do adolescente agressor.[12]

A solução

Caso clínico 4

LSS, 40 anos e MHSS, 34 anos, são casados há 9 anos e têm 2 filhos de 6 e 8 anos. Iniciaram a prática de tiro esportivo há 4 anos, tendo adquirido uma pistola 9 mm, um revólver calibre 40, uma carabina 38 e uma espingarda 12 *pump*. LSS queria guardar as armas em casa, mas a esposa temendo pelas crianças, insistiu que deixassem guardadas no clube de tiro. LSS questiona qual a forma mais segura de manter as armas em casa?

Várias associações médicas pediátricas, incluindo a Academia Americana de Pediatria, acreditam que a melhor maneira de prevenir as injúrias relacionadas a armas de fogo é removê-las das casas. Ao se optar por mantê-las em casa, as armas deverão ser armazenadas em local adequado e de modo adequado: cofres ou equivalentes com cadeado ou segredo; a arma deverá ser guardada descarregada (desmuniciada) em um local trancado e a munição, em outro, também trancado.

Uma revisão dos dados existentes de estudos de caso-controle e dados ecológicos mostrou que a disponibilidade de armas de fogo desempenha um papel importante no aumento do risco de suicídio juvenil.[13]

Várias opções de dispositivos foram propostas para diminuir a probabilidade de ferimentos não intencionais por uma arma de fogo, bem como limitar o acesso de usuários não autorizados. Isso inclui travas de gatilho, caixas com segredo, pressões de gatilho muito altas para crianças pequenas. Um estudo em vários locais descobriu que manter uma arma travada e descarregada tem efeitos protetores de 73% e 70%, respectivamente, com relação ao risco de ferimentos não intencionais e suicídio para crianças e adolescentes. Essas descobertas foram consistentes tanto para revólveres como para armas longas (rifles e espingardas).[13]

Apêndice 1 – recursos adicionais de segurança de armas

Dicas

- A melhor maneira de manter as crianças a salvo de armas é remover, do ambiente doméstico, todas as armas.
- Se houver uma arma em casa, ela deve ser mantida sempre descarregada e trancada. Deve estar fora do alcance e da vista das crianças. Deve-se manter munições e armas trancadas em locais diferentes, nunca juntas.
- Dispositivos de segurança, incluindo fechaduras de armas e cofres de armas, devem ser usados para todas as armas da casa.
- Chaves de armazenamento e combinações de fechaduras devem ser escondidas das crianças.
- Antes de visitar amigos e parentes, perguntar se eles têm armas em casa. Se tiverem, deve-se ter certeza de que as mantêm descarregadas e trancadas também.
- Nunca deixar crianças sem supervisão em uma casa em que haja armas.
- Conversar com os filhos sobre armas, ensinando-lhes que, caso se deparem com uma arma, devem ficar longe delas, não as tocarem e que avisem um adulto responsável imediatamente.

Tecnologia de arma inteligente

Uma arma personalizada – ou "inteligente" – emprega tecnologia de uso autorizado, como a leitura do polegar ou a senha disponível em muitos *smartphones*, transformando armas roubadas e armas acessadas por crianças em peças de aço inofensivas, ou seja, inoperantes para usuários não autorizados. Essa tecnologia, já em vigor, evita as situações em que uma criança ou adolescente encontra arma de fogo de um familiar e usa-a para cometer suicídio.[15]

Referências bibliográficas

1. Council on Injury, Violence, and Poison Prevention Firearm-Related Injuries and Deaths in Children and Youth Pediatrics v. 150, n. 6, Dec. 2022.
2. Hemenway D, Solnick SJ. Children and unintentional firearm death. Inj Epidemiol. 2015;2(1).
3. Sofia R, Betina WB. O aumento da violência contra crianças e adolescentes no Brasil em 2022. *In*: Fórum Brasileiro de Segurança Pública. 17º Anuário Brasileiro de Segurança Pública. São Paulo: Fórum Brasileiro de Segurança Pública, p. 188-203, 2023. Disponível em: https://forumseguranca.org.br/wp-content/uploads/2023/07/anuario-2023.pdf. Acesso em: 1 jan. 2023.
4. Segundo AVL, Zimmermman RD, Nogueira EFC, Lopes PHS. Inclusão do estudo da balística no tratamento dos ferimentos faciais por projétil de arma de fogo. Rev Cir Traumatol. Buco-Maxilo-Fac., Camaragibe v. 13, n. 4, p. 63-70, out./dez. 2013.
5. Fowler KA, Dahlberg LL, Haileyesus T, Gutierrez C, Bacon S. Childhood firearm injuries in the United States. Pediatrics. 2017;140(1).
6. Coughlan MD, Fieggen AG, Semple PL, Peter JC. Craniocerebral gunshot injuries in children. Childs Nerv Syst. 2003 Jun;19(5-6):348-52.
7. Daghfous A, Bouzaïdi K, Abdelkefi M, Rebai S, Zoghlemi A, Mbarek M et al. Contribution of imaging in the initial management of ballistic trauma. Diagn Interv Imaging. 2015 Jan;96(1):45-55.
8. Araújo DLM, Eloi DV, Gontijo JGS, Nascimento IT, Brandão GVB, Marçal GF et al. Lesões cranianas por Projéteis de Arma de Fogo (PAF): possíveis efeitos do chumbo. REAC 2021 – v. 28, p. 1-6.
9. Department of Mental Health and Substance Abuse, World Health Organization. Live Life: Preventing suicide, September 2018 – Disponível em: https://www.who.int/publications/i/item/live-life-preventing-suicide: Acesso em: 1 jul. 2023.
10. Swanson SA, Eyllon M, Sheu YH, Miller M. Firearm access and adolescent suicide risk: toward a clearer understanding of effect size. Inj Prev. 2020;27(3):264-70.
11. Council on Injury, Violence and Poison Prevention Executive Commitee. Firearm-related injuries affecting the pediatric population. Pediatrics. 2012;130(5). Disponível em: http://pediatrics.aappublications.org/content/130/5/e1416.full. Acesso em: 1 jul. 2023.
12. Bruno L. Raio-x de 20 anos de ataques a escolas no Brasil 2002-2023. Instituto Sou da Paz – Maio 2023. Disponível em: https://soudapaz.org/wp-content/uploads/2023/05/Raio-x-ataque-a-escolas.pdf. Acesso em: 2 jul. 2023.
13. Schaechter J. Guns in the home. Disponível em: https://www.healthychildren.org/English/safety-prevention/at-home/Pages/Handguns-in-the-Home.aspx. Acesso em: 12 jun. 2023.
14. Andres P. Personalized smart guns: a futuristic dream or a pragmatic solution? 19 Duke Law & Technology Review. 2022;198-225.

Seção 2
Proteja

Capítulo 12

Casa mais segura

Alexandre Massashi Hirata

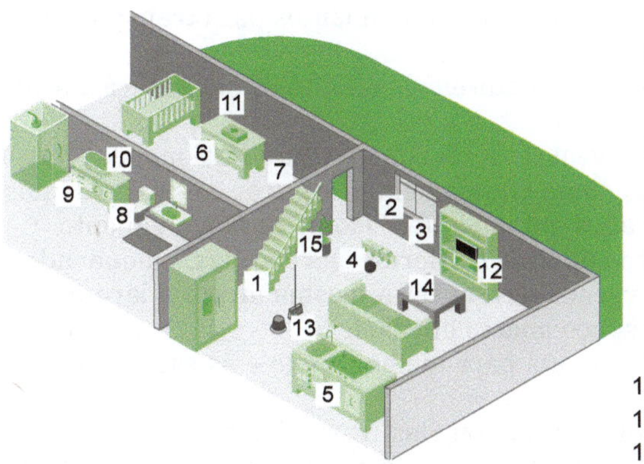

1. Instalar portões de segurança na parte superior e inferior das escadas
2. Instalar redes, telas ou grades de proteção nas janelas
3. Não deixar sofá ou pequenos mobiliários perto das janelas
4. Recolher brinquedos e objetos espalhados pelo chão
5. Preparar os alimentos preferencialmente nos queimadores posteriores do fogão, mantendo os cabos das panelas virados para a parte de trás
6. As portas gavetas dos móveis devem ter um sistema de travas ou de proteção que evite a abertura e o esmagamento dos dedos
7. Evitar objetos pesados que possam cair em cima das crianças
8. As tampas dos vasos sanitários devem ser mantidas fechadas, de preferência, com travas de segurança
9. Evitar guardar medicamentos, cosméticos, perfumes, produtos de higiene pessoal, produtos de limpeza e qualquer produto tóxico na parte inferior do armário, e sim em lugares altos e, preferencialmente, trancados
10. Nunca deixar o bebê sozinho na banheira
11. Manter medicamentos fora de alcance das crianças
12. Fixar bem os televisores e móveis leves na parede
13. Qualquer recipiente doméstico, como baldes e bacias, deve ser esvaziado e guardado ou colocado com a boca virada para baixo após o uso
14. Colocar protetor de bordas e quinas (de silicone, borracha) em mesas e aparadores.
15. Verificar se os vasos das plantas estão bem presos e fixos e não ter plantas tóxicas ou venenosas no ambiente doméstico

Figura 12.1. Casa mais segura.
Fonte: Desenvolvida pela autoria do capítulo.

Os acidentes domésticos são uma importante causa de internação hospitalar e de mortes em crianças e adolescentes. Na maioria dos casos, podem ser evitados com medidas simples de prevenção. É importante que se identifiquem os riscos de cada espaço físico da casa, de acordo com as etapas do desenvolvimento neuropsicomotor da criança, fazendo-se as adequações necessárias.[1]

O mais importante de tudo são a supervisão ativa e constante e a educação das crianças e dos adolescentes sobre as regras de segurança.

Qual o acidente doméstico mais frequente?

As quedas constituem a principal causa de acidentes domésticos em crianças e adolescentes e representam as principais causas de traumatismo cranioencefálico. A faixa etária com maior número de internações por quedas é de 5 a 9 anos. Lactentes de 0 a 2 anos apresentam maior risco de cair de móveis (cama, berço, trocador e cadeirão), degraus, escadas, carrinhos e andadores. Pré-escolares apresentam riscos que envolvem alturas como quedas de janelas, móveis (cama, beliche e cômoda), degraus, escadas e equipamentos de recreação (*playground*); e entre os escolares e os adolescentes, as quedas estão mais relacionadas a atividades recreativas e esportivas. Uma particularidade no Brasil é a presença de edificações sem telhados definidos (lajes), sendo locais onde frequentemente são realizadas atividades recreativas.[2,3]

Quais as principais medidas de prevenção de quedas no ambiente doméstico?[1-4]

- Nunca deixar bebês sozinhos em lugares onde possam cair (como cama, berço, trocador e cadeirão).
- Abaixar o estrado e colchão do berço assim que a criança começar a se sentar, pois logo ficará em pé com apoio e poderá cair. As grades do berço devem ser resistentes e não devem ser passíveis de escaladas.
- Usar trava de segurança no carrinho e em todos os equipamentos para transportar ou carregar o bebê.
- Colocar a criança na cadeira de alimentação sempre com o cinto de segurança e a tira entre as pernas.
- Todos os móveis, carrinhos e cadeiras devem ter o selo do Instituto Nacional de Metrologia, Qualidade e Tecnologia (Inmetro) como equipamentos seguros contra acidentes.
- Andadores são totalmente contraindicados em qualquer fase do desenvolvimento.
- Instalar portões de segurança na parte superior e inferior das escadas, bloqueando o acesso das crianças a elas. Todos os degraus devem ter a mesma altura e largura (de pelo menos 15 cm) e não deve haver espaço aberto entre eles.
- Deve haver corrimão nos dois lados da escada para melhor apoio e as escadas devem estar bem iluminadas.
- Instalar redes, telas ou grades de proteção nas janelas, varandas e vãos de escada, devendo-se realizar sua manutenção periodicamente, conforme orientação do fabricante.
- Janelas basculantes devem ter travas que limitem a abertura (a 10 cm) e proporcionem boa ventilação.
- Não deixar cadeiras, sofá ou pequenos mobiliários perto de móveis e janelas para evitar que sejam utilizados como "degraus" para a criança alcançar lugares mais altos e de maior risco de queda.
- Quando a criança passar a dormir em uma cama, deve-se manter os protetores nas laterais e nunca colocá-la para dormir em camas altas (como a parte superior do beliche).
- Recolher brinquedos e objetos espalhados pelo chão e nas escadas.
- Manter o piso seco. Utilizar tapetes com forro antiderrapante.
- Usar meia antiderrapante e calçados que fiquem firmes nos pés e que não escorreguem facilmente.

- Evitar brincadeiras e jogos em pisos lisos, molhados e escorregadios.
- Proibir o acesso a lajes, escadas e locais altos que não tenham proteção.
- Não confiar o cuidado de uma criança a outra criança ou a um adolescente.
- Instruir e proibir o uso do celular e eletrônicos portáteis quando a criança ou o adolescente estiver envolvido em outras atividades, especialmente se estiver em movimento ou em lugares de risco.

Quais os cômodos da casa onde mais ocorrem acidentes?

Os acidentes podem ocorrer em todos os ambientes da casa, mas os cômodos de maior ocorrência são a cozinha e o banheiro. Assim, não se deve deixar crianças pequenas entrarem ou permanecerem na cozinha, principalmente durante o preparo das refeições, que é o horário de maior ocorrência de acidentes. A cozinha é local de maior risco para queimaduras, cortes e laceração. Da mesma forma que não se deve permitir o acesso da criança ao banheiro sem supervisão de um adulto.[4]

Como evitar os principais riscos de acidentes na cozinha?[1,3-6]

- Não permitir a entrada da criança na cozinha sem supervisão, nem que use o fogão ou o micro-ondas.
- Não cozinhar e nem manipular líquidos ou outros alimentos quentes com bebês no colo.
- Preparar os alimentos preferencialmente nos queimadores posteriores do fogão, mantendo os cabos das panelas virados para a parte de trás do fogão.
- Testar a temperatura do leite e de outros líquidos, no dorso da mão, antes de serem oferecidos para o bebê.
- Verificar se o fogão é estável e se está firmemente fixo, se os queimadores estão funcionando bem e se se apoiam adequadamente as panelas nele e se o forno tem dupla camada de vidro.
- Colocar o botijão de gás preferencialmente do lado de fora da cozinha, em ambiente arejado, com válvula de segurança, que deverá permanecer fechada quando não utilizado.
- Realizar a limpeza e a manutenção periódica das coifas e dos depuradores de ar.
- Guardar fósforos, isqueiros, acendedores e substâncias inflamáveis protegidos do alcance das crianças.
- Permitir que a criança utilize álcool gel somente sob a supervisão de um adulto; preferir água e sabão para higienização das mãos.
- Jamais passar álcool gel nas mãos e aproximar-se de qualquer fogo.
- Não ter em casa álcool líquido a 70%, pois é uma substância altamente inflamável e pode produzir queimaduras graves e causar incêndios.
- Colocar alimentos e utensílios quentes no centro da mesa.
- Utilizar toalhas do tamanho do tampo da mesa, não devendo pender nas laterais para que não sejam puxadas pelas crianças.
- Objetos cortantes e pontiagudos devem estar fora de alcance das crianças.
- As portas e as gavetas dos armários devem ter um sistema de travas ou de proteção que evite a abertura e o esmagamento dos dedos.

Pode-se aplicar, na queimadura de pele, manteiga, óleo de cozinha, pó de café, pasta de dente ou gelo para aliviar a dor?

Não se deve pôr absolutamente nada sobre a queimadura. Deve-se resfriar a superfície queimada, o mais rápido possível, com água corrente fria por vários minutos. Não se deve romper as bolhas, pois exercem a função de um curativo natural. Deve-se proteger a área lesada com pano limpo e buscar auxílio médico.[5]

Como evitar os principais riscos de acidentes no banheiro?[1,2,4,6]

- Não permitir a entrada da criança no banheiro sem supervisão.
- Deixar a porta do banheiro sem chave ou se manter uma cópia do lado de fora para a eventualidade de a criança se trancar dentro do recinto.
- Testar a temperatura da água no banho, com a mão, em várias profundidades, antes de colocar o bebê na água. Ou utilizar o termômetro de água, mantendo-se a temperatura em torno de 37 °C.
- Nunca deixar o bebê ou a criança pequena sozinha na banheira.
- As tampas dos vasos sanitários devem ser mantidas fechadas com travas de segurança, preferencialmente.
- Manter medicamentos, cosméticos, perfumes, produtos de higiene pessoal, produtos de limpeza e qualquer produto tóxico fora de alcance das crianças, preferencialmente em lugares altos e trancados.
- Secador, chapinha de cabelo e barbeador devem ficar fora de alcance das crianças.

Mediante um cenário de risco para choque elétrico, quais as medidas de prevenção diante desse tipo de acidente?[1,2,4]

- Colocar protetores em todas as tomadas.
- Verificar sempre o estado das instalações elétricas.
- Nunca deixar fios expostos (como tomadas ou interruptores sem o espelho ou placa de proteção).
- Nunca usar fios desencapados ou sem o plugue de encaixe na tomada.
- Nunca deixar soltos fios ligados na tomada (como carregador de celular).
- Se possível, encostar os móveis à parede escondendo as tomadas e os fios.
- Utilizar fios elétricos e cabos de equipamentos elétricos regulados pelo Inmetro e pela Agência Nacional de Telecomunicações (Anatel).
- Os cabos de equipamentos elétricos devem ter dimensões para alcançar a tomada.
- Manter os aparelhos elétricos desligados ou desconectados da tomada quando estiverem fora de uso.
- Evite ligar vários aparelhos em uma mesma tomada (evitar o uso dos benjamins ou réguas/extensões elétricas em "Ts").
- Não deixar aparelhos elétricos próximos a banheiras, piscinas ou a outros reservatórios de água.
- Não permitir que as crianças brinquem aperto da rede elétrica (como empinar pipas).

Quais medidas devem ser adotadas para a prevenção de acidentes em outros ambientes domésticos?[1,2,4,6]

- Impedir o acesso da criança à lavanderia.
- Deixar produtos de limpeza, inseticidas, pesticidas e outras substâncias tóxicas fora de alcance das crianças, preferencialmente em lugares altos e trancados.
- O tanque de lavar a roupa deverá ser chumbado na parede e no chão para que não caia sobre a criança.
- Realizar manutenção periódica dos aquecedores a gás, devendo ser instalados em áreas arejadas.
- Qualquer recipiente doméstico como baldes e bacias, assim como as piscinas portáteis, deve ser esvaziado e guardado ou colocado com a boca virada para baixo após o uso. Uma coleção de água de 2,5 cm é suficiente para causar afogamento.
- Verificar se os vasos das plantas estão bem presos e fixos e não haver plantas tóxicas ou venenosas no ambiente doméstico.
- Fixar bem os televisores e móveis leves na parede para que não caiam sobre as crianças.
- Colocar protetor de bordas e quinas (de silicone, borracha) em mesas e aparadores.

- Não deixar sacos plásticos, cordões, puxadores e fios ao alcance das crianças.
- Colocar sinalização coloridas em portas de vidro na altura da criança.
- Ter atenção aos locais de entrada e saída de veículos, para que não ocorram atropelamentos, assim como não permitir que crianças brinquem perto de portões de garagem.
- Não permitir que a criança entre ou permaneça desacompanhada em um veículo automotor. A chave do carro deve estar fora do seu alcance.
- Sempre ter em mãos o telefone do Serviço de Atendimento Móvel Urgência (Samu, 192) e da Rede Nacional de Centros de Informação e Assistência Toxicológica (Disque-Intoxicação 0800 722 6001).

Referências bibliográficas

1. Brito AR, Saul S, Pfeiffer L. Normas de segurança por faixa etária – no domicílio. *In*: Sociedade Brasileira de Pediatria (org.). Tratado de Pediatria. 5. ed. Barueri: Manole, 2022. v. 1, p. 367-75.
2. Saul S. Quedas e outros acidentes comuns. *In*: Sociedade Brasileira de Pediatria (org.). Tratado de Pediatria. 5. ed. Barueri: Manole, 2022. v. 1, p. 363-66.
3. Departamento Científico de Segurança. Sociedade Brasileira de Pediatria. Crianças e adolescentes em segurança. Waksman RD, Gikas RMC, Blank (org.). Barueri: Manole, 2014.
4. Departamento Científico de Segurança. Sociedade Brasileira de Pediatria. Os acidentes são evitáveis e, na maioria das vezes, o perigo está dentro de casa! Manual de Orientação. SBP. 2020;4:8p.
5. Brito AR. Queimaduras. *In*: Sociedade Brasileira de Pediatria (org.). Tratado de Pediatria. 5. ed. Barueri: Manole, 2022. v. 1, p. 358-62.
6. Heatthychildren.org. American Academy of Pediatrics. [Citado em Ago 2023]. Disponível em: https://www.healthychildren.org/english/safety-prevention/Pages/default.aspx.

Capítulo 13

Transporte mais seguro

Renata D. Waksman
Sarah Saul

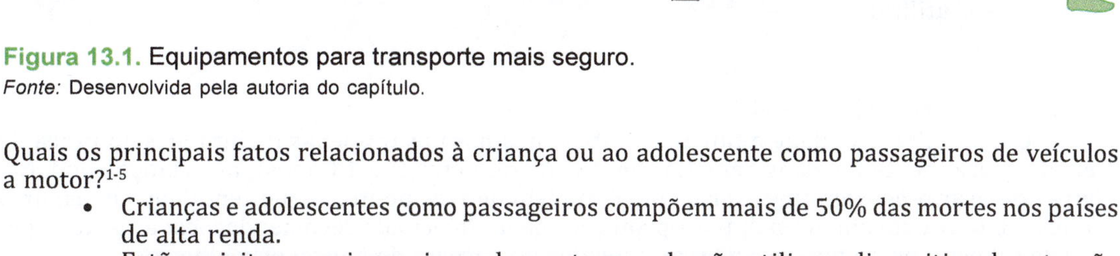

Figura 13.1. Equipamentos para transporte mais seguro.
Fonte: Desenvolvida pela autoria do capítulo.

Quais os principais fatos relacionados à criança ou ao adolescente como passageiros de veículos a motor?[1-5]

- Crianças e adolescentes como passageiros compõem mais de 50% das mortes nos países de alta renda.
- Estão sujeitos a maiores riscos de morte quando não utilizam dispositivo de retenção (DR), nos bancos dianteiros e traseiros dos veículos.
- O local do veículo mais seguro para crianças é o meio do banco traseiro, desde que restritas por DR apropriados para sua idade e tamanho.
- O banco traseiro do veículo é muito mais seguro do que o da frente; o risco de lesões graves numa colisão é 70% menor para menores de 15 anos utilizando-se o cinto de três pontos do que se estivessem no banco dianteiro.
- O uso dos dispositivos de retenção (DR) voltados para trás reduz a probabilidade de lesões fatais em cerca de 70% entre bebês e de 54% a 80% entre crianças menores.
- Quando os assentos de segurança e os dispositivos elevatórios (*boosters*) são usados e instalados de forma adequada, reduzem as mortes em 71% e lesões graves em crianças de 4 a 7 anos em 59%.
- O uso correto de cinto de segurança reduz de 40% a 50% o número de mortes.
- Ao se utilizar somente o cinto de segurança de três pontos do veículo na criança (sem o DR adequado), há risco maior de lesões pelas faixas do cinto como fratura da coluna lombar e lesão abdominal.

- A faixa transversal do cinto de segurança, se colocada atrás da criança ou embaixo de seus braços, não confere proteção e pode aumentar o risco de lesões graves.

Quais as quatro prioridades, apoiadas em evidências científicas, quanto ao transporte seguro de crianças em automóveis?[4,5]

1. Menores de 13 anos devem ser transportados sempre no banco traseiro.
2. Usar um DR adequado em todas as viagens e trajetos.
3. O DR tem de ser apropriado à idade e ao tamanho da criança ou do adolescente.
4. Instalar o DR da maneira correta.

Todas as prioridades têm o mesmo grau de relevância.

Quais os modelos de DR para o transporte seguro de crianças e adolescentes em veículos a motor?[1,2,6-10]

- **Modelo bebê conforto:** instalado de costas para o movimento do carro, usado desde o nascimento até que o bebê ultrapasse o limite máximo de peso ou altura permitido pelo fabricante.
- **Modelo cadeirinha conversível ou reversível (pode ficar de costas ou de frente para o painel):** as crianças que ultrapassarem o limite de peso ou altura máxima do modelo bebê conforto devem passar para o modelo seguinte, permanecendo voltado para trás o maior tempo possível idealmente, até os 4 anos de idade. Quando voltado para a frente, deve ter arnês (correias que se ajustam sobre a criança para contê-la melhor no assento).
- **Assento elevatório:** todas as crianças cujo peso ou altura estejam acima do limite do modelo anterior devem usar um assento elevatório (*booster*). Existem modelos com assento + encosto e outros somente com assento; devem ser posicionados corretamente e com o cinto de três pontos adequadamente afivelado. Na situação de o veículo ter somente faixa subabdominal no banco traseiro, esse tipo de DR não poderá ser utilizado.

E o cinto de segurança do veículo?[1,2,6-10]

Quando tiverem idade e tamanho suficientes para usar apenas o cinto de segurança do veículo (geralmente ao atingirem 1,45 m de altura, entre 9 e 13 anos), as crianças poderão deixar de usar o *booster*. Deve ser usado o modelo de três pontos – que tem duas faixas: uma torácica e outra subabdominal, para proteção ideal. Principais recomendações: a parte superior da cabeça e as costas devem estar apoiadas no encosto do banco; os joelhos dobrados e os pés, apoiados no chão do veículo; a faixa torácica do cinto deve estar acima da zona média do esterno e da clavícula, sem ficar muito próximo ao pescoço, e atravessar o centro do tórax; a faixa subabdominal deve estar acima dos ossos da pélvis (e não acima do estômago da criança ou do adolescente).

O que são os sistemas de segurança Isofix e Latch?[11,12]

O Isofix é um sistema europeu de fixação de cadeirinhas infantis, com três pontos de ancoragem para o assento, que passa a fazer parte da carroceria do veículo – o assento e o carro deverão ter o sistema Isofix para sua instalação correta (na base de trás do DR, existem duas barras de fixação e uma terceira na parte frontal da base ou na superior das costas – o Isofix utilizará um terceiro ponto de ancoragem). O veículo deve dispor de duas barras na parte de baixo do encosto do banco e um terceiro ponto, que pode ser de dois tipos: *top tether* (a fixação é feita na parte traseira do banco de trás ou no gancho no assoalho do porta-malas); e a haste de suporte (a presilha de fixação fica no assoalho do carro, abaixo de onde o assento será fixado). Ver Figura 13.2.

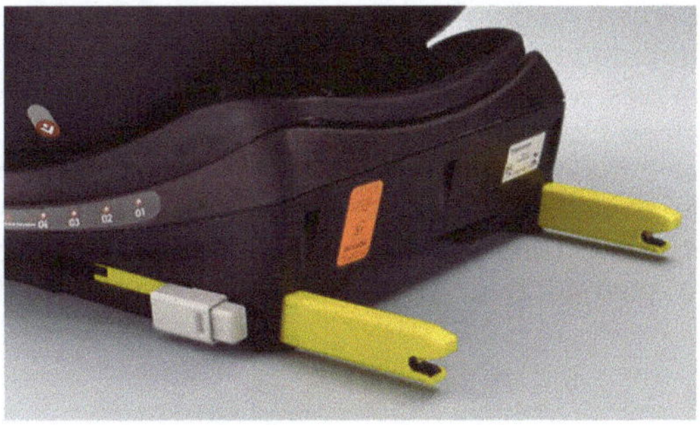

Figura 13.2. Isofix – sistema de ancoragem.
Fonte: Acervo da autoria do capítulo.

Outro dispositivo de segurança é o sistema Latch (*lower anchors and tethers for children* – âncoras inferiores e cinto para crianças) que fixam o assento no automóvel. É mais seguro colocar a cadeirinha do carro em uma posição em que possa ser instalada firmemente com o sistema de ancoragem inferior (Figura 13.3).

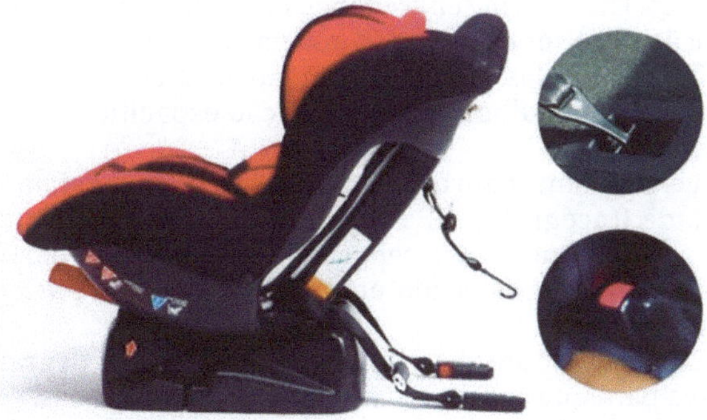

Figura 13.3. Latch – sistema de ancoragem.
Fonte: Acervo da autoria do capítulo.

Como deve ser o transporte seguro do bebê prematuro?[13-15]

Bebês prematuros devem ser avaliados antes da alta hospitalar para garantir que possam permanecer, com segurança, em uma posição semi-reclinada. Devem ser colocados no DR, na angulação em que será utilizado no veículo: monitorizar episódios de apneia, bradicardia e/ou dessaturação de oxigênio.

Essas observações devem durar inicialmente até 30 minutos e o tempo deve ser aumentado progressivamente, até alcançar 90 a 120 minutos, para simular viagens de carro mais longas.

Para acomodar o bebê em um DR virado para trás, deve estar confortavelmente encaixado no encosto do assento, com as costas firmemente apoiadas, sem risco de escorregar. As faixas do cinto de segurança do DR devem ser afiveladas corretamente, normalmente contém uma ou duas fivelas ou fechos na altura do peito e da cintura – para o afivelamento adequado, é importante consultar o manual de instruções e praticar antes de colocar o bebê. É necessário ajustar o arnês à distância de um dedo de um adulto do corpo do bebê, sem apertar excessivamente nem restringir a respiração da criança.

Em assentos voltados para trás, o occipital proeminente (parte posterior da cabeça) de um bebê prematuro pode empurrar a cabeça para frente, especialmente se o assento estiver inclinado ou muito vertical, o que pode causar obstrução das vias aéreas.

São recomendados DR com menor distância entre a faixa que fica entre as pernas e o encosto do banco (reduzem a possibilidade de a criança deslizar primeiro os pés para frente e por baixo do arnês). Nos primeiros meses, as viagens devem ser curtas – não superiores a 30 minutos. Em viagens mais longas, devem-se fazer pausas regulares para retirar o bebê do assento.

O assento deve estar o mais afastado possível dos encostos do banco da frente – para que a proteção da cabeça e do pescoço do bebê seja maior em caso de colisão frontal.

O pediatra deve ser consultado para que oriente como deve ser o transporte seguro de um bebê prematuro e para que o manual de instruções do fabricante do sistema de retenção ser lido com atenção.

Quais os pontos principais para a segurança do transporte do adolescente?[5,16,17]

As medidas de proteção mais efetivas, segundo evidências científicas, incluem:

- O responsável pelo transporte não deve consumir bebidas alcoólicas.
- Usar o cinto de segurança no automóvel em qualquer situação – somente adolescentes com altura superior a 1,45 m podem usar o cinto de segurança de três pontos do veículo.
- Não dirigir automóveis antes dos 18 anos e/ou sem a devida habilitação.

Quais os principais requisitos de segurança no transporte escolar?[18,19]

- O veículo e o motorista devem ser credenciados pelo Departamento de Trânsito (Detran) e a documentação deve ser exigida e fixada na parte interna do veículo, em local visível.
- O veículo deve passar pelas vistorias normais no Detran e ter mais duas vistorias especiais (em janeiro e em julho) para verificação específica dos itens de segurança para transporte escolar.
- Verificar se o veículo tem seguro contra acidentes, no máximo 7 anos de uso, registrador de velocidade (tacógrafo), GPS (não é obrigatório, mas altamente recomendado), boas condições de higiene, grade separando os alunos da parte onde fica o motor e o material escolar deve ser colocado em local apropriado para que não comprometa a segurança das crianças.
- O piso do veículo deve ser antiderrapante e as bordas dos degraus devem ser identificadas com cor viva para que possam ser facilmente visualizadas. As portas devem facilitar a entrada e saída do ônibus e deve haver corrimãos para maior assistência. Os assentos situados à frente das escadas ou que não estejam protegidos pelo encosto dos bancos dianteiros deverão ter algum tipo de proteção fixa – se forem ocupados por crianças que tiverem altura inferior a 1,45 m, os cintos de segurança nesses locais deverão ter três pontos de fixação e deverão ser previstos assentos elevatórios (*boosters*).
- O veículo deve ter apresentação diferenciada, com pintura de faixa horizontal na cor amarela nas laterais e na traseira, contendo a palavra "Escolar" na cor preta. Idealmente, o veículo deve ter, na parte externa, a placa de identificação, com o nome da escola, endereço e telefone; e a identificação do motorista e seu telefone de contato visíveis no painel.
- O condutor deve ter idade superior a 21 anos, habilitação para dirigir veículos na categoria D, ter sido submetido a exame psicotécnico com aprovação especial para transporte de alunos e ter se formado em curso de Formação de Condutor de Transporte Escolar.
- A maioria das escolas indica, mas não se responsabiliza pelo transporte. Os pais devem procurar referências sobre aquele que foi escolhido e saber seu nome completo e telefone.
- O número de crianças que o veículo pode transportar deve ser igual ao número de cintos de segurança; verificar se estão sendo utilizados da maneira correta.
- Os pais e a escola devem conhecer o trajeto que será feito pelo transporte e não podem permitir que as crianças sejam transportadas em pé ou que o número de crianças transportadas seja maior que o autorizado por lei.
- Recomenda-se que a duração do trajeto em cada sentido não exceda 1 hora.
- Crianças em idade pré-escolar, isto é, abaixo dos 7 anos, necessitam do uso de assentos de segurança: cada criança deve ficar em seu assento e todas com o cinto de segurança afivelado.

- Além do condutor, deve haver um adulto que monitore as crianças e os adolescentes para que permaneçam em seus lugares, respeitem o espaço dos demais, não carreguem objetos soltos e não gritem ou briguem.
- Pesquisar a área de embarque e desembarque das crianças. Não deve ser permitido que sejam feitos no meio da rua, mas sempre pelo lado da calçada e com supervisão de um adulto.
- É fundamental que o ônibus tenha assentos para passageiros com deficiência.
- As crianças e os adolescentes devem conhecer e praticar exercícios de evacuação para os casos de acidentes.
- É muito importante que os pais colaborem com a fiscalização, exigindo que as normas de segurança sejam cumpridas.

Como deve ser o transporte seguro em aeronaves?

De acordo com a Agência Nacional de Aviação Civil (ANAC), do Brasil, as viagens aéreas com crianças e adolescentes devem cumprir as seguintes normas:[20]

- Crianças de até 2 anos de idade podem ser transportadas no colo pelo seu responsável – nesse caso, a forma mais segura de transporte é a utilização do cinto somente pelo responsável, sem passar o cinto pela criança. Observação: caso os responsáveis optem por adquirir um assento exclusivo para o transporte da criança menor de 2 anos, obrigatoriamente deverá ser utilizado um sistema de contenção (como "cadeirinha" ou bebê conforto) próprio ou do operador aéreo, com etiqueta ou selo que ateste que o equipamento foi aprovado para uso aeronáutico por um país filiado à Organização de Aviação Civil Internacional.
- Crianças acima de 2 anos não podem ser transportadas no colo, devendo seus pais ou responsáveis adquirirem assentos para uso exclusivo delas. Usarão o cinto desses assentos.

Conforme o que exposto até aqui, consegue-se perceber que o transporte de crianças pequenas em aviões é totalmente inadequado, deixando-as sujeitas a traumatismos graves – mesmo nas situações de turbulência, quando é exigido o afivelamento do cinto de segurança de todos os passageiros.

Organizações internacionais recomendam que todas as companhias aéreas sejam obrigadas a transportar cada passageiro no seu próprio assento, independentemente de idade, altura e peso e exigem o uso de dispositivo restritivo nas decolagens, pousos e situações de turbulência. Nos Estados Unidos, a Administração Federal de Aviação torna facultativo o uso de DR nos voos, mas recomenda enfaticamente que os pais levem os filhos nos assentos de segurança apropriados para cada faixa de idade, embora permita que bebês menores de 2 anos sejam levados no colo, sem a aquisição de uma passagem para estes.[5]

A Agência Europeia para a Segurança da Aviação (EASA, European Union Aviation Safety Agency),[21] a partir de 2019, passou a orientar o uso dos assentos a bordo: DR aprovado para "utilização em aeronaves", sendo seu uso e o número de DR por fila de assentos dependentes da política da companhia aérea. A EASA certificou um DR para bebês/crianças adequado para até 18 kg ou até 100 cm de altura, que pode ser instalado voltado para a frente ou para trás.

Recomenda também que o DR fique preferencialmente na janela, desde que não obstrua o acesso dos passageiros à saída mais próxima; que fique preso ao assento; e a criança, durante todo o voo, deverá estar na posição vertical sempre que os passageiros precisarem colocar os cintos de segurança.

Os modelos são:

- **DR voltado para a frente:** pode ser instalado tanto em um assento de avião voltado para a frente como virado para trás, sempre na mesma direção do assento do avião. A instalação pode exigir um "encurtador de cinto" (verificar as instruções do fabricante).
- **DR voltado para trás:** pode ser usada a bordo, mas só poderá ser instalado em um assento voltado para a frente da aeronave; seu uso pode ser limitado em virtude da

distância entre as filas de bancos de passageiros e poderá também exigir um "encurtador de cinto".

Um DR projetado e aprovado para ser fixado a um assento somente por meio de Isofix ou equivalente (Latch) pode ser instalado apenas em assentos de aeronaves equipados com esses pontos de conexão (ancoragem).

Quais as principais dicas para o transporte seguro de crianças em barcos?[22]

- Usar **sempre** colete salva-vidas.
- Não levar bebês em barcos até que tenham peso suficiente para usarem um colete salva-vidas de tamanho adequado.
- Todos devem conhecer as regras e os procedimentos principais de segurança, como: nunca deixar as crianças sozinhas no convés, saber o que fazer em caso de emergência, repetir as regras de segurança cada vez que embarcar, praticar simulações preventivas (de incêndio até "homem ao mar"), crianças maiores devem ser ensinadas a usar o rádio em caso de emergência.
- Crianças devem ser mantidas aquecidas, sem correr e as mãos e pés devem ser mantidos dentro do barco.
- Adolescentes só devem operar barcos em ambientes supervisionados e de acordo com as leis locais e estaduais:
    - A criança deve saber nadar e ser supervisionada em águas abertas.
- Todos – adultos e crianças – devem conhecer as habilidades de resgate na água e ressuscitação cardiopulmonar (RCP).
- Conhecer os recursos de segurança náuticos disponíveis, como as verificações de segurança da embarcação e cursos de segurança náutica.
- Todos devem saber as leis e os regulamentos sobre navegação.
- Nunca operar um barco sob a influência de drogas ou álcool.
- Todos, especialmente o operador e os adultos, devem estar atentos às condições do clima, a outros velejadores e nadadores.

Referências bibliográficas

1. Waksman RD, Blank D. Acidentes de trânsito. *In*: Silva LR, Solé D, Silva CAA, Constantino CF, Liberal EF, Lopez FA (eds.). Tratado de pediatria: Sociedade Brasileira de Pediatria, 5. ed. v. 1. Barueri: Manole, 2022. p. 337-43.
2. Blank D, Waksman RD. Segurança. *In*: Deutsch AD, Oliveira CAC, Schvartsman C, Daniel FDA, Troster EJ, Pires EMSG et al. (eds.). Pediatria essencial. Rio de Janeiro: Atheneu, 2022. p. 121-36.
3. UNICEF. Technical Guidance for Child and Adolescent Road Safety. Published on 17 November 2022. Disponível em: https://www.unicef.org/media/130721/file/UNICEF_Child_and_Adolescent_Road_Safety_Technical_Guidance_2022.pdf. Acesso em: 27 ago. 2023.
4. Zonfrillo MR, Durbin DR, Winston FK. Child passenger safety: protecting your patients on every trip. J Pediatr (Rio de Janeiro). 2012 Jul;88(4):283-5. Disponível em: http://www.ncbi.nlm.nih.gov/pubmed/22878696. Acesso em: 15 ago. 2023.
5. Blank D, Waksman RD. Segurança no trânsito. *In*: Burns DAR, Campos JD, Silva LR, Borges WG (eds.). Tratado de pediatria: Sociedade Brasileira de Pediatria, 4. ed. v.1. Barueri: Manole, 2017. p. 75-80.
6. 10 Estratégias para a segurança de crianças no trânsito. Organização Mundial de Saúde. #SafeKidsLives, 2015. Disponível em: https://apps.who.int/iris/bitstream/handle/10665/162176/WHO_NMH_NVI_15.3_por.pdf?sequence=11. Acesso em: 6 ago. 2023.
7. Peden M. Saving lives through vehicle safety. The Lancet Global Health. v. 8, Issue 6, E746-E747, June 01, 2020. Disponível em: https://www.thelancet.com/journals/langlo/article/PIIS2214-109X(20)30189-3/fulltext DOI: https://doi.org/10.1016/S2214-109X(20)30189-3. Acesso em: 6 ago. 2023.

8. Blank D. Departamento Científico de Segurança. O pediatra e a segurança dos ocupantes de veículos automotores. Documento Científico n. 3. Rio de Janeiro: Sociedade Brasileira de Pediatria (SBP); 2019. Acesso em: 12 ago. 2023.
9. National Safety Council. Injury Facts. Occupant Protection. Disponível em: https://injuryfacts.nsc.org/motor-vehicle/occupant-protection/child-restraint/. Acesso em: 27 ago. 2023.
10. National Highway Traffic Safety Administration. Car Seats and Booster Seats. National Highway Traffic Safety Administration; 2019. Disponível em: https://www.nhtsa.gov/equipment/car-seats-and-booster-seats. Acesso em: 17 dez. 2022.
11. Fundación MAPFRE. What is the Isofix system? Disponível em: https://www.fundacionmapfre.org/en/education-outreach/road-safety/child-restraint-systems/safer-child-car-seats/isofix/. Acesso em: 12 ago. 2023.
12. Healthy Children-American Academy of Pediatrics. Car Seat: Information for families. Disponível em: https://www.healthychildren.org/English/safety-prevention/on-the-go/Pages/Car-Safety-Seats-Information-for-Families.aspx. Acesso em: 15 set. 2023.
13. Bull MJ. Car Seat Tolerance Screening for Late Preterm Infants. Pediatrics 2020;145(1):e20193369. doi: https://doi.org/10.1542/peds.2019-3369. Acesso em: 15 dez. 2022.
14. Transporting a premature baby in the car. Disponível em: https://www.fundacionmapfre.org/en/blog/transporting-a-premature-baby-in-the-car/. Acesso em: 20 set. 2023.
15. RoSPA Road Safety Research. Carrying premature and low birth weight babies in child car seats. November 2018. Disponível em: www.childcarseats.org.uk/media/1014/carrying-premature-and-low-birth-weight-babies-evidence-review.pdf. Acesso em: 20 set. 2023.
16. World Health Organization. Pedestrian safety: a road safety manual for decision-makers and practitioners. Geneva: WHO; 2013. Disponível em: http://apps.who.int/iris/bitstream/10665/79753/1/9789241505352_eng.pdf?ua=1. Acesso em: 20 set. 2023.
17. Committee on Injury Violence and Poison Prevention, Committee on Adolescence. The Teen Driver. Pediatrics. 2006;118(6):2570-81. Disponível em: http://pediatrics.aappublications.org/content/118/6/2570.abstract. Acesso em: 20 set. 2022.
18. Guia do Transporte Escolar. Brasil. Disponível em: https://www.gov.br/fnde/pt-br/acesso-a-informacao/acoes-e-programas/programas/pnate/media-pnate/cartilhas-e-manuais/guia_do_transporte_escolar.pdf. Acesso em: 20 set. 2023.
19. Transporte escolar: como garantir a segurança das crianças? Disponível em: https://seudireito.proteste.org.br/transporte-escolar-como-garantir-seguranca-das-criancas/. Acesso em: 20 set. 2023.
20. Agência Nacional de Aviação Civil (ANAC). Viagem com crianças e adolescentes. Disponível em: https://www.gov.br/anac/pt-br/assuntos/passageiros/viagem-com-criancas-e-adolescentes. Acesso em: 20 set. 2023.
21. Flying with children. EASA Europ Union Safety. 2019. Disponível em: https://www.easa.europa.eu/sites/default/files/dfu/Flying-with-children.pdf. Acesso em: 20 set. 2023.
22. Boat safety for kids: how to keep them safe. Samantha W. Disponível em: https://www.rightboat.com/blog/boating-with-kids-how-to-keep-them-safe. Acesso em: 20 set. 2023.

Capítulo 14

Esportes mais seguros

Luciana Jardim Issa

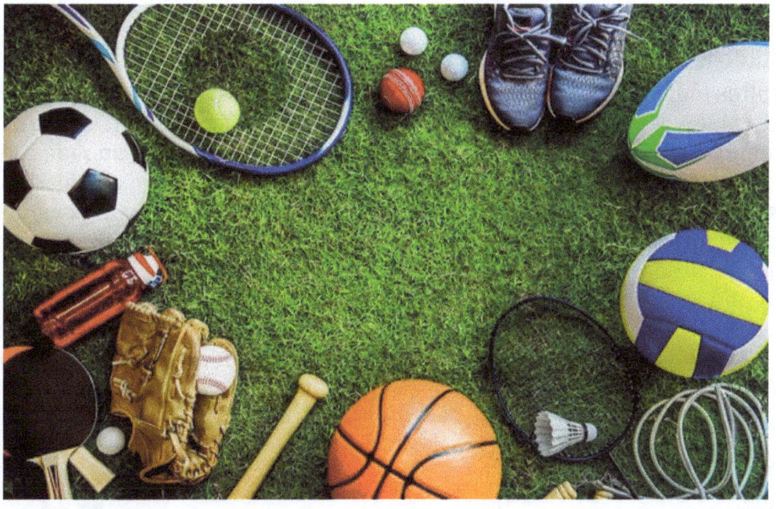

Figura 14.1. Equipamentos de esportes.
Fonte: Acervo da autoria do capítulo.

A prática esportiva é fundamental não só para o desenvolvimento físico, como para o socioemocional de crianças e adolescentes. Dados do Instituto Brasileiro de Geografia e Estatística (IBGE) de 2015 mostraram que 57% dos adolescentes de 15 a 17 anos, no Brasil, praticaram atividade física naquele ano (Figura 14.2).[2]

No Brasil, os esportes mais praticados, de acordo com o Atlas do Esporte Brasileiro de 2004, são: futebol; vôlei; tênis de mesa; natação; surfe; e *skate*.[2] Porém, há de se considerar peculiaridades locais como clima, proximidade do mar, a possibilidade de acesso a clubes ou quadras esportivas, além de tendências e modismos.

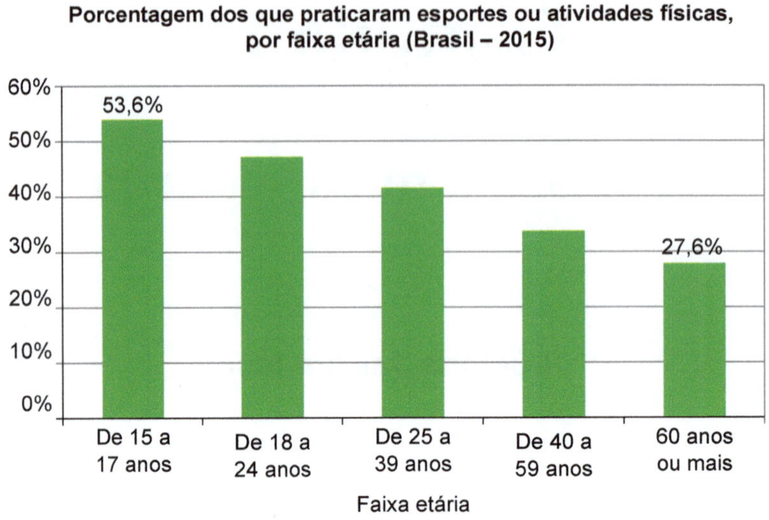

Figura 14.2. IBGE educa.
Fonte: IBGE, Suplemento "Prática de esporte e atividade física" da Pesquisa Nacional por Amostra de Domicílios (PNAD) 2015. Disponível em: https://educa.ibge.gov.br/criancas/brasil/2697-ie-ibge-educa/jovens/materias-especiais/19051-pnad--esportes-2015-pratica-de-esportes-e-atividades-fisicas.html.

Qual a importância de se discutirem lesões não intencionais na prática esportiva?

Com os altos índices de sedentarismo, o aumento de atividade física tem sido elemento-chave na promoção de saúde. A prática de esportes promove melhorias na saúde e na qualidade de vida, tanto que é promovida como uma verdadeira droga contra doenças relacionadas ao estilo de vida. Não obstante, isso não ocorre sem efeitos adversos. A participação em atividades esportivas é a principal causa de lesões não intencionais em adolescentes em muitos países desenvolvidos. A participação em esportes organizados é uma importante causa de hospitalização de adolescentes, contudo a maior parte das lesões pode ser prevenida.[3]

Um trabalho retrospectivo realizado em um serviço de urgência de Frankfurt evidenciou que, em 5 anos, houve um aumento da incidência de fratura de extremidades com pico de incidência de 8 a 12 anos. Nessa mesma faixa etária, acidentes por esportes também aumentaram (Figura 14.3):[4]

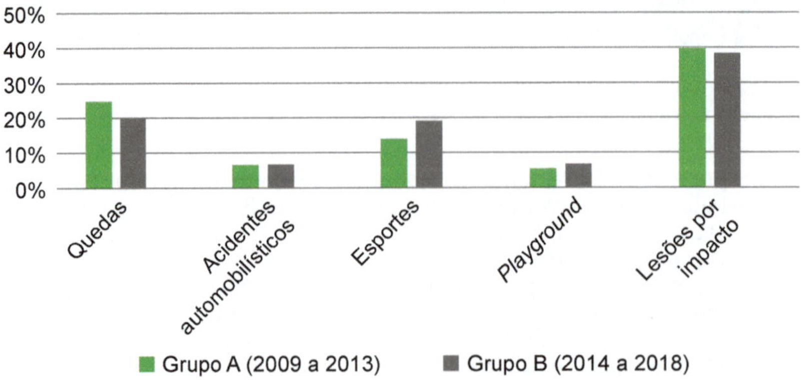

Figura 14.3. Procura pelo pronto atendimento por injúrias não intencionais.
Fonte: Adaptada de Voth M et al., 2022.

Felizmente, sabe-se o que funciona para prevenir algumas dessas lesões mais graves, medidas que contemplam desde o uso de equipamentos de proteção ao preparo físico com fortalecimento muscular, atenção aos possíveis sinais de concussão e garantia de segurança no local da prática.

Como garantir a segurança no local da prática esportiva?

Os locais variam muito conforme o esporte a ser praticado, podendo ser quadras, ginásios, campos, pistas, parques, piscina ou mar:

- Checar o entorno, observar circulação de veículos, especificamente nos casos do ciclismo e *skate*.
- Respeitar a condições climáticas em esportes ao ar livre: temperatura e chuva, por exemplo.
- Observar a manutenção dos equipamentos e da estrutura usados na prática do esporte (gramado, traves e travessão, aros, redes).
- Nos esportes praticados no mar, observar correntezas e correntes de retorno (ver Capítulo 19 – Ambiente aquático mais seguro).
- Presença de salva-vidas treinados nos esportes aquáticos.
- Iluminação adequada e sinalização clara.
- Acesso controlado, impedindo a entrada de pessoas não autorizadas.

Ao implementar essas medidas se segurança, cria-se um ambiente esportivo mais seguro e reduz-se o risco de lesões. A segurança deve ser uma prioridade em todas as práticas esportivas, desde as recreativas até as mais competitivas.

Qual a importância dos equipamentos de proteção?

Os equipamentos de proteção são fundamentais na prevenção de lesões não intencionais na prática esportiva.

Os traumas cranianos decorrentes da prática esportiva estão aumentando em relação às demais causas de traumas cranianos justamente pelo aumento de crianças e adolescentes. O uso de capacetes se mostrou eficiente na redução de lesões na cabeça não fatais e fatais em várias práticas esportivas e recreacionais. O pediatra tem papel fundamental na orientação para o uso de capacetes em esportes como ciclismo, *skate*, patinação, equitação e esportes na neve uma vez que existem fortes evidências de que o dispositivo diminuiu fatalidades e traumatismos cranianos.[5]

Na prática de futebol por exemplo, caneleiras, protetores articulares e chuteiras adequadas podem reduzir a incidência de entorses e fraturas. As lesões de membros inferiores correspondem a mais de 50% das lesões em adolescentes durante a prática esportiva, sendo cerca de 30% entorses e 23% fraturas.[4]

Outros equipamentos: luvas, joelheiras (vôlei), protetores bucais (boxe, hóquei), protetores de ouvido, *rash guard* (jiu-jítsu) e *wetsuit* (surfe, *wake board* etc.).

Lembrando que a escolha dos equipamentos de proteção deve ser adequada ao esporte em questão e ao nível de habilidade da criança ou do adolescente. Além disso, é importante garantir que os equipamentos se encaixem corretamente e sejam usados de maneira adequada para garantir a máxima eficácia na proteção contra lesões.

É necessário orientar aquecimento ou alongamento estruturados antes da atividade física?

Conforme demonstrado anteriormente, as lesões não intencionais decorrentes da atividade física recreativa ou não têm aumentado na faixa etária pediátrica. Reduzindo-se as lesões, é possível manter o resultado positivo na prevenção da obesidade, na saúde cardiovascular e no desenvolvimento de habilidades motoras.

A prática de aquecimento estruturado, incluindo exercícios aeróbicos, de força e alongamento com duração de 10 a 15 minutos, pode reduzir em 30% as lesões decorrentes da prática esportiva em crianças e adolescentes.[6] Os melhores resultados dependeram dos tipos de exercícios realizados e da maior adesão a estes.

Essa diminuição ocorre nas lesões agudas e por sobrecarga, reduzindo o custo pessoal, social e econômico imposto por elas, incluindo o tratamento e a reabilitação. Importante salientar que o impacto dessas medidas é mais evidente em crianças maiores e em adolescentes, uma vez que as crianças menores têm menor consciência corporal e tendem a não se proteger durante as atividades.[6]

Quais são os principais fatores que podem desencadear lesões e quedas nos esportes?

A frequência e o tipo de lesão dependem da faixa etária, do tipo de esporte, do nível de habilidade técnica e do histórico de lesões prévias. O estirão de crescimento, a variação de maturidade e a falta de habilidades motoras complexas necessárias para determinados esportes estão entre os fatores de risco para lesões nos jovens atletas. Também pode ocorrer desequilíbrio entre força e flexibilidade.

Ocorre o desenvolvimento assíncrono dos ossos e das partes moles enquanto há uma rápida expansão óssea. Ligamentos e musculatura não acompanham esse rápido crescimento ósseo, uma vez que se alongam lenta e passivamente, ficando mais tensos de forma progressiva. Esse aumento de tensão nas articulações, nas unidades musculotendíneas, apófises e placas de crescimento coloca essas estruturas sob risco de lesão.[7]

Na transição da infância para a adolescência, aumentam as lesões agudas e as por sobrecarga:

- O risco de fraturas aumenta, tanto do osso como da placa de crescimento, e há associação com o pico de crescimento.
- A cartilagem de crescimento é menos resistente a lesões por esforço repetitivo.
- Durante o crescimento, há piora da coordenação e do equilíbrio.

Quais as principais lesões que podem ocorrer com adolescentes?

Um estudo realizado em Portugal com 651 adolescentes de 10 a 18 anos que praticavam esportes nas escolas mostrou, por ordem decrescente, distensões, entorses e fraturas, mais frequentes em membros inferiores (MMII), seguidas dos membros superiores (MMSS) e coluna e torso (tronco) em pequena proporção (Figura 14.4).

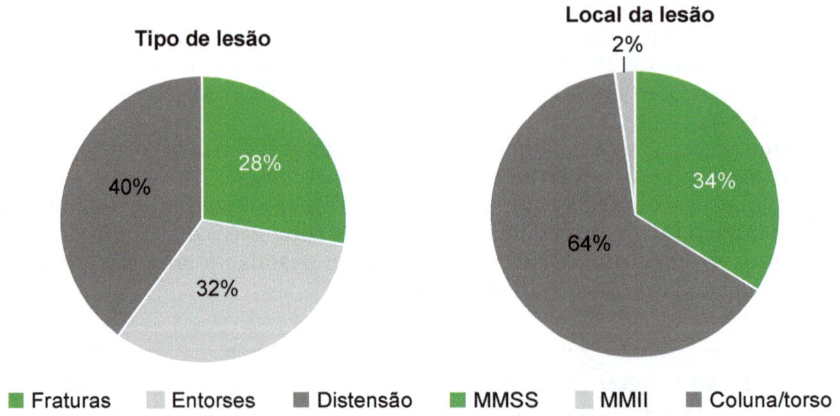

Figura 14.4. Tipos e locais de lesões.
Fonte: Adaptada de Costa e Silva et al., 2022.

Quais os riscos das lesões de ligamento cruzado anterior (LCA) e como preveni-las?

Caso clínico 1

CBZ, 12 anos, treina futebol na escola, competindo em jogos interclasses e entre escolas. Durante a prática esportiva, teve queda com forte dor em joelho esquerdo.

Ao exame: dor à mobilização de joelho com instabilidade e teste de gaveta anterior positivo.

A ressonância nuclear magnética (RNM) evidenciou rotura completa do ligamento cruzado anterior de joelho esquerdo (Figura 14.5).

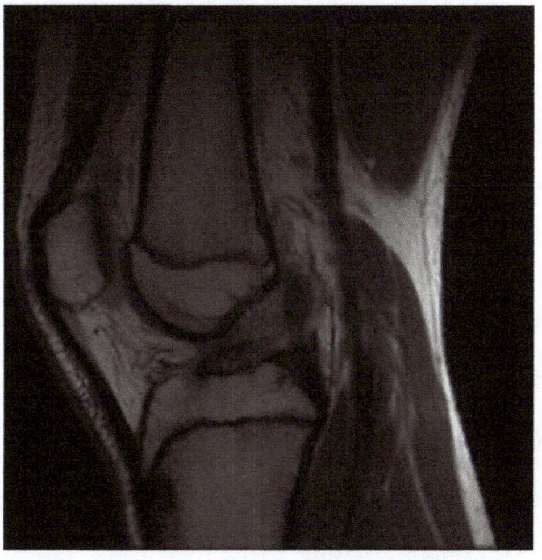

Figura 14.5. RNM de joelho esquerdo com lesão de LCA.

Fonte: Acervo da autoria do capítulo.

As lesões de LCA estão aumentando na última década, isso ocorre tanto pela participação nos esportes de crianças cada vez mais jovens como pelo aumento de diagnóstico e melhor uso da Medicina Diagnóstica. As meninas estão sob maior risco dessa lesão principalmente em esportes como futebol, basquete e *softball*. Um estudo com meninas escolares que jogavam basquete, futebol e vôlei demonstrou que 74% das lesões nessa população eram no joelho. As consequências dessa lesão incluem o custo tanto do procedimento cirúrgico como o da reabilitação, além do afastamento da atividade esportiva. A longo prazo, as lesões de LCA, mesmo após cirurgia reconstrutora, podem evoluir com osteoartrite irreversível.

Exercícios de fortalecimento e programas de treinamento específicos são eficazes na prevenção dessas lesões, portanto devem ser orientados e incentivados.[8]

O que são concussões e qual a importância desse tipo de lesão?

As concussões são um tipo de injúria cerebral resultante de redução do fluxo cerebral após um impacto, geralmente na cabeça. A hipótese é que, pelo baixo fluxo cerebral, ocorram sinais e sintomas que caracterizam a concussão: cefaleia; alteração de equilíbrio; irritabilidade; perda de memória; e dificuldade de concentração. Em uma pesquisa realizada com jovens atletas universitários, 20% referiram que acharam que tiveram uma concussão e, destes, 78% não procuraram atendimento médico durante o treino ou o jogo. Não procurarem atendimento era porque pensaram se tratar de um problema sem gravidade.[9]

Há maneiras de prevenir as concussões por meio da adoção de políticas de fiscalização e proibição de jogadas que coloquem os atletas em grande risco de trauma na cabeça. No Canadá e nos Estados Unidos, por exemplo, medidas já foram tomadas para prevenir concussões no hóquei no gelo e nas *cheerleaders*. Trazendo para a realidade brasileira, concussões podem ocorrer tanto pelo impacto com outro jogador como pela prática do cabeceio. Um estudo com jogadoras em idade escolar mostrou que 54,3% das concussões ocorreram por impacto com outra jogadora e 30,5% foram decorrentes da prática do cabeceio.[10]

Enquanto não há políticas específicas para prevenção ou técnicas específicas que eliminem seus riscos, é possível começar identificando as práticas que coloquem crianças sob maior risco.

Como técnicos e professores podem se envolver para promover maior segurança?

Apenas pouco mais da metade dos técnicos tem treinamento para identificar lesões; apesar disso, 94% dos pais acreditam que todos os técnicos têm esse conhecimento (Figura 14.6).[9]

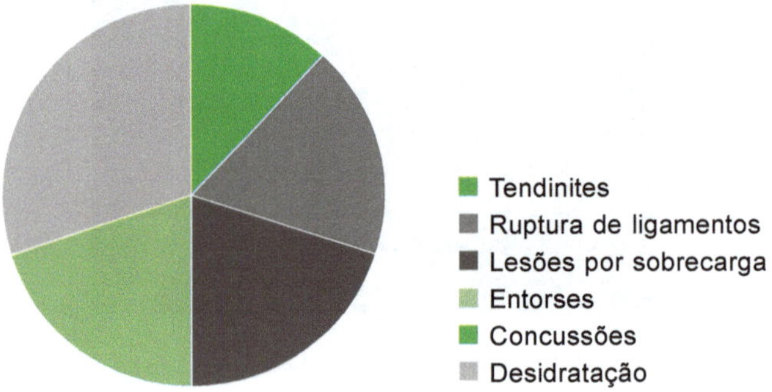

Figura 14.6. Porcentagem de técnicos treinados em tipos diferentes de lesões.
Fonte: Safe Kids.[9]

Falta esse treinamento em técnicos de escolas e nos de clubes. Fica evidente a importância de se promover ativamente esse tipo de treinamento para que quem está trabalhando diretamente com essas crianças e adolescentes durante a prática tenha atenção especial ao tema, não focando apenas no desempenho atlético. Importante também haver alguém treinado em Suporte Básico de Vida, ressuscitação cardiorrespiratória (RCP) e, sendo o caso, no uso de Desfibrilador Externo Automático.

É preciso promover um ambiente em que o jovem atleta se sinta à vontade de falar quando está lesionado; cerca de 54% referiram que já jogaram lesionados por não quererem desapontar a equipe ou por medo se serem deixados fora dela.[9]

Além da identificação e do encaminhamento adequado das lesões, os técnicos têm responsabilidade direta em orientar os jovens atletas a jogarem um jogo limpo (*fair play*). Um terço dos atletas já tiveram lesões decorrentes de faltas ou de jogadas irregulares, que vão desde abrasões e entorses até fraturas e concussões.[9]

Finalizando, a prática de esportes segura não é sobre limitar as crianças, é sobre mantê-las saudáveis e sem lesões para que continuem praticando e brincando segundo seu máximo potencial. O pediatra tem papel fundamental na orientação desde antes mesmo do início da prática esportiva até o cuidado das lesões agudas ou por sobrecarga (Figura 14.7).

Antes de começar			Durante a prática		Após a prática
Avaliação médica prévia	Segurança do local	Orientação dos técnicos	*Fair Play* e fiscalização de jogadas perigosas	Atendimento imediato em caso de lesão	Tratamento adequado de possíveis lesões
Equipamentos de proteção		Aquecimento estruturado	Hidratação		Repouso entre treinos para evitar lesões por sobrecarga

Figura 14.7. Esporte seguro: fluxograma.
Fonte: Desenvolvida pela autoria do capítulo.

Referências bibliográficas

1. IBGE educa. Disponível em: https://educa.ibge.gov.br/criancas/brasil/2697-ie-ibge-educa/jovens/materias-especiais/19051-pnad-esportes-2015-pratica-de-esportes-e-atividades-fisicas.html.
2. Atlas do esporte brasileiro de 2004. Disponível em: https://listasconfef.org.br/arquivos/atlas/atlas.pdf. Acesso em: 24 set. 2023.
3. Anu MR et al. Prevalence of adolescent physical activity-related injuries in sports, leisure time, and school: The National Physical Activity Behavior Study for Children and Adolescents. BMC Musculoskeletal Disorders. 2018;19:58.
4. Voth M et al. Rise of extremity fractures and sport accidents in children at 8-12 years and increase of admittance via the resuscitation room over a decade. European Journal of Trauma and Emergency Surgery. 2022;48:4339-38.
5. Lois KL et al. Helmet use in preventing head injuries in bicycling, snow sports and other recreational activities and sports. Technical Report Pediatrics. 2022;150(3):e202058878.
6. Liyi D et al. Effectiveness of warm up intervention programs to prevent sports injuries among children and adolescents: a systematic review and meta-analysis. Int J Environ Res Public Health. 2022;19:6336.
7. Costa e Silva et al. Sports injurie patterns in children and adolescents according to their sports participation level, age and maturation. BMC Sports Science, Medicine and Rehabilitation. 2022;14:35.
8. Caine et al. The child and adolescent athlete: a review of three potential serious injuries. BMC Sports Science, Medicine, and Rehabilitation. 2014;6:22.
9. Ferguson RW, Green A. Staying in the game: changing the culture of youth sports safety. Safe Kids Worldwide, August 2014.
10. John WO'Kane et al. Concussion among female middle school soccer players. JAMA Pediatr. 2014;168(3):258-264.

Capítulo 15

Escola mais segura

Regina Sílvia Costa Carnaúba

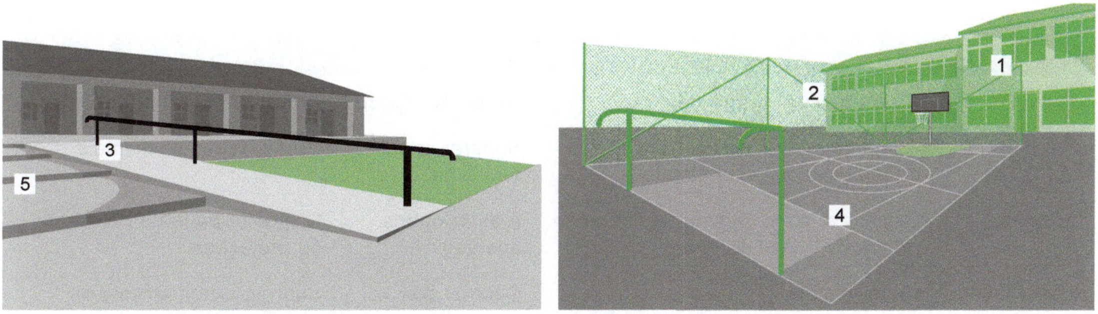

Figura 15.1. Ilustração demonstrando locais na escola com segurança para os alunos.

1. Estrutura física em boas condições, com autorização de funcionamento (o documento é expedido pela Secretaria Estadual de Educação) e alvará sanitário, afixado em lugar visível.
2. O ambiente de ensino deve ser claro, ventilado e silencioso; e o mobiliário deve ser resistente, não conter partes facilmente removíveis, estar íntegro e, de preferência, permitir várias formas de agrupamento, previstas na didática moderna.
3. Escadas devem ter corrimão em todo o percurso, faixas ou piso antiderrapante e sinalização.
4. Quadras poliesportivas (tamanho oficial – 16 m de largura × 27 m de comprimento) devem ter demarcações em cores específicas para cada esporte praticado e ser cercadas, por exemplo, com alambrados para impedir que as bolas atinjam outras pessoas.
5. Controle de quem circula dentro da escola, com entrada e saída escalonadas, evitando aglomerações e facilitando o trabalho do porteiro.

Fonte: Ilustrações livre acesso-freepix.

Por que as escolas devem estar preocupadas com a segurança de seus alunos?

A segurança nas escolas está intimamente relacionada aos princípios de direitos fundamentais da criança, garantidos pela Constituição Federal de 1988, pelo Estatuto da Criança e Adolescente (ECA) de 1990 e pela Convenção sobre os Direitos da Criança, aprovada pela Assembleia Geral da Organização das Nações Unidas (ONU) de 1989, da qual o Brasil é um dos países signatários.

O direito à educação é indispensável ao pleno desenvolvimento da vida e à dignidade da pessoa humana, preparando-a para o exercício da cidadania e qualificando-a para o trabalho. Essa garantia, além do direito à proteção, é dever do Estado e da família.

Quais os princípios da prevenção de acidentes na escola?

Existe um conceito errôneo de que acidentes são eventos incontroláveis, inesperados e imprevisíveis, sendo considerados "normais" no processo de desenvolvimento da criança e do adolescente. Entretanto, um acidente tem causa e determinantes epidemiológicos, podendo ser evitado e controlado. A matriz de Haddon (Quadro 15.1) permite que se avaliem os acidentes nas escolas em cada uma de suas fases temporais, facilitando a formulação de hipóteses de risco específicas e pontos de intervenção efetiva.[1] A partir daí, são criadas estratégias para se diminuírem os riscos e minimizar os danos, caso existam. Essas estratégias não podem interferir e devem estar de acordo com as atividades legítimas da escola, voltadas à aprendizagem e ao desenvolvimento integral dos estudantes.[2]

Quadro 15.1 – Dimensão epidemiológica dos acidentes.

Fases	*Hospedeiro*	*Agente*	*Ambiente físico*	*Ambiente socioeconômico*
Pré-acidente	Campanhas de prevenção	Reduzir a quantidade	Separar agente da vítima	Modificações ambientais
Acidente	Estabilizar e reparar	Diminuir a liberação de energia	Afastar outros agentes	Disponibilidade de barreiras ou proteções
Pós-acidente	Reabilitar		Centros de trauma	Suporte e treinamento de atendimento de emergência

Fonte: Manual de prevenção de acidentes e primeiros socorros nas escolas/Secretaria da Saúde. Coordenação de Desenvolvimento de Programas e Políticas de Saúde. CODEPPS. São Paulo: SMS, 2007. 129 p.

Com o reconhecimento dos riscos inerentes à imaturidade de cada fase do desenvolvimento físico e psíquico da criança e do adolescente, aliado à identificação da falta de conhecimento dos riscos que cercam essa população e à análise estrutural do ambiente, é possível criar estratégias para prevenir esses eventos não intencionais. Para que essas ações tenham sucesso e efetividade, dois fatores são de fundamental importância: legislação efetiva voltada para a segurança. e envolvimento ativo de toda a comunidade em ações de controle de acidentes.[1] A escola é um local privilegiado para educação em Saúde, atingindo crianças, adolescentes, professores, familiares e a comunidade no entorno.[3]

As crianças são seres curiosos e inquietos por natureza. De acordo com a fase de seu desenvolvimento, adquirem novas habilidades que permitem interações variadas com o meio ambiente em que vivem. Dessa forma, é fundamental que cuidadores e professores tenham o conhecimento dos principais acidentes em cada faixa etária e das respectivas medidas de prevenção.

Quais os principais cuidados de segurança a serem adotados nas escolas?

Segurança no *playground*[1]

Em primeiro lugar, deve-se salientar que as crianças devem estar sob supervisão todo o tempo que estiverem no *playground*, principalmente quando usarem balanços e escorregadores e subindo nos brinquedos.

- A área de recreação deve ter pelo menos um terço de seu espaço coberto, são necessárias manutenções periódicas. Os problemas detectados devem ser informados imediatamente ao responsável e, se necessário, o espaço deve ser interditado.
- Os brinquedos e o piso no entorno devem estar de acordo com as normas técnicas (NBR 16071). O piso deve amortecer o impacto e não causar abrasões ou lacerações. A distância entre os brinquedos deve permitir a livre circulação das crianças. Além disso, deve haver identificação da faixa etária adequada para cada brinquedo.

Para informações mais detalhadas, ver o Capítulo 16 – Brinquedos mais seguros.

Segurança de brinquedos[1]

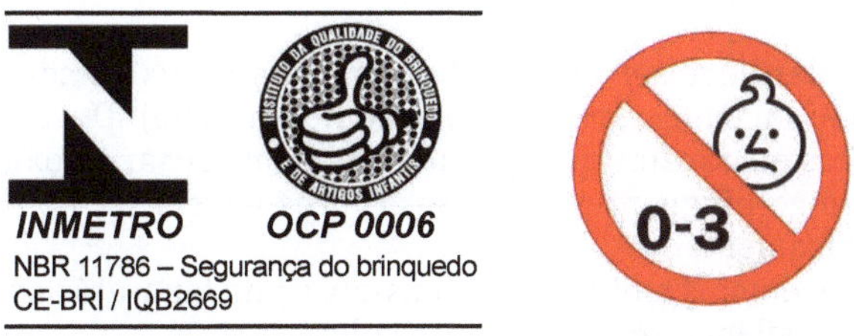

Selo do Inmetro   Símbolo da idade

Figura 15.2. Selos de certificação.
Fonte: Acervo da autoria do capítulo.

As crianças menores de 5 anos são as mais vulneráveis a acidentes com brinquedos, razão pela qual os cuidados com a segurança de brinquedos são de fundamental importância nas creches e pré-escolas. Deve-se respeitar as normas determinadas pelo fabricante quanto à faixa etária e à forma de utilização. Brinquedos pequenos, com partes que se soltam, com cordões, correntes, ou com bordas afiadas, cortantes, devem ser evitados.

Os brinquedos devem ser de material atóxico e em local seguro e ventilado. Recomenda-se a escolha de brinquedos que encorajem a criatividade e, caso haja TV na creche ou na pré-escola, é importante lembrar que o uso de telas por crianças menores de 5 anos não deve exceder 1 hora ao dia.[4]

Para informações mais detalhadas, veja o Prefácio e a Introdução.

Segurança nas práticas esportivas

Com relação às práticas esportivas na Escola, os alunos devem ser educados a seguir as regras do esporte, além de respeitar os demais competidores e o trabalho em equipe. Os equipamentos de segurança para cada esporte, como as caneleiras para a prática do futebol e as joelheiras para a prática do voleibol, devem ser usados, assim como roupas e calçados adequados.[1]

- A quadra de esportes deve ter piso sem desnível, de material que absorva o impacto das quedas. Deve ser cercada, por exemplo, com alambrados, para que as bolas não atinjam outras pessoas.[5] Deve ter colunas e estruturas arquitetônicas protegidas (para evitar lesões).[1]
- Se houver piscina, esta deve ser cercada pelos quatro lados, por cercas de pelo menos 1,5 m de altura e até 12 cm de espaço entre as grades, não escalável, com portão que deve permanecer trancado durante o período sem uso. Deve ter piso antiderrapante no entorno e ralos com tampa antissucção. Crianças menores de 5 anos ou maiores que não saibam nadar devem estar acompanhadas por um adulto na água, a um braço de distância. O profissional deve estar responsável por um número pequeno de crianças e ter treinamento em ressuscitação cardiorrespiratória (RCP).[5]

Para informações mais detalhadas, ver Capítulos 14 – Esportes mais seguros e 19 – Ambiente aquático mais seguro.

Segurança no ambiente físico[1,5]

Vários aspectos devem ser observados na construção, que deve estar de acordo com o código sanitário, com alvará fixado em local visível, juntamente com a autorização de funcionamento, expedida pela Secretaria Estadual de Educação.

Destacam-se, a seguir, alguns pontos de grande importância no cuidado com o ambiente físico da escola:

- O ambiente escolar deve ser livre de buracos, materiais de construção abandonados, madeiras, arame farpados, mato (dentro e no entorno). Deve-se prestar atenção às plantas presentes em jardins, pois algumas podem causar intoxicações quando ingeridas (p. ex., "comigo-ninguém-pode"). As árvores devem ser podadas e sua segurança, avaliada periodicamente.
- As salas de aula e demais ambientes de ensino, como laboratórios e sala de informática, devem ser claros, silenciosos e bem ventilados.
- As portas devem abrir para fora e modo a facilitar a saída em situações de pânico, com dispositivos para fechamento lento a fim de não causar lesões nos dedos.
- Avaliar a necessidade de proteção das janelas e barreiras físicas de acesso às escadas. Estas devem ter corrimão em todo o seu percurso, com faixas ou piso antiderrapante, com sinalização.
- Os banheiros destinados às crianças e aos funcionários devem ser separados e ter os cuidados de manutenção e higiene adequados. Deve-se usar produtos recomendados e escalas de limpeza preestabelecidas. Os vasos sanitários e lavatórios devem ter o tamanho adequado à faixa etária da criança e ser proporcionais ao número de frequentadores. Os chuveiros e os reservatórios de água também devem ter proporção adequada ao número de crianças usuárias.
- Os alimentos devem ser preparados em local que contenha pia com duas cubas e pelo menos uma torneira de água quente. O fogão deve ter proteção lateral, a fim de evitar o contato com panelas quentes ou chama, e forno com trava. Os utensílios devem ser de fácil lavagem e de material inquebrável. Uma medida muito importante é a presença de barreira física que impeça a entrada de crianças na cozinha.
- Grande atenção deve ser dada ao mobiliário escolar:[6] deve ser adequado ao tamanho e à faixa etária da criança, com ergonomia, apresentando contornos arredondados, sem arestas, sem partes que se soltem com facilidade e deve ser estável de modo a evitar quedas. Deve ser resistente e de fácil manutenção, limpeza e reparo, feito de material que seja mau condutor de calor. É recomendado que o mobiliário permita vários modos de agrupamento a fim de garantir alguns tipos de atividades em grupo. Portanto, não pode ser fixo ao chão, nem ter assento e planos de trabalho fixos entre si; deve ser leve o suficiente para que a criança usuária possa movimentá-lo.

  Com relação à ergonomia, salientam-se os seguintes detalhes a serem observados nas mesas e cadeiras (Figura 15.3):[6]

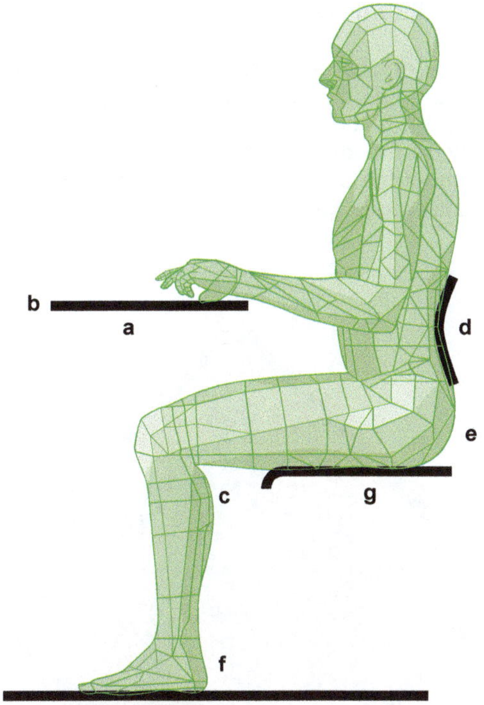

a. Espaço livre entre a parte inferior da mesa, incluindo-se o porta-livros, e a parte superior da coxa do aluno que permita liberdade de movimento.
b. Os cotovelos devem apoiar-se sobre a superfície de trabalho das mesas ou estar numa altura ligeiramente inferior.
c. Espaço livre entre a parte posterior da perna e a borda frontal da superfície de assento, que deve ser arredondada.
d. Apoio lombar entre a 3ª e a 5ª vértebras lombares e apoio dorsal no encosto.
e. Espaço livre entre o apoio lombar e o assento, para acomodação da região glútea.
f. Altura do assento que permita apoio completo das plantas dos pés, a fim de não haver pressão contra os músculos inferiores das coxas.
g. A profundidade do assento deve ser determinada pela extremidade do corpo do usuário definida por suas costas quando sentado.

Figura 15.3. Detalhes da ergonomia na posição sentada.
Fonte: Desenvolvida pela autoria do capítulo.

- Os armários para guardar os materiais também devem ser ergométricos no sentido de permitirem o uso confortável pelo maior e pelo menor usuário. O suporte de comunicação (p. ex., quadro de giz) deve estar afixado a uma altura ao alcance da escrita do maior ao menor usuário, respeitando o alcance visual dos usuários sentados.
- Os berços devem estar distantes de cortinas ou cordões, livre de brinquedos, almofadas, cobertores, com colchão plano, firme e não inclinado, usando lençol bem ajustado com elástico (para mais detalhes veja Prefácio e Introdução).
- O estado de conservação da construção deve ser avaliado periodicamente, com vistorias em rachaduras, irregularidades no piso, estado da pintura, vazamento de água ou esgoto, estado da fiação elétrica, exposição de fios. As instalações elétricas devem estar de acordo com as normas regulamentadoras de Saúde e Segurança no Trabalho, com as regulamentações técnicas estabelecidas e assinadas por profissional habilitado. Fontes de energia elétrica devem ser sinalizadas. Nas creches e pré-escolas, as tomadas devem ser protegidas.

- Na presença de aparelhos de ar-condicionado, sua manutenção e limpeza deve ser periódica.
- Na presença de elevador, são obrigatórios alvará de funcionamento e manutenção periódica por empresa credenciada. O acesso deve ser controlado quanto ao limite do número de usuários e à idade destes.
- São necessários alvará do corpo de bombeiros e adoção de medidas de prevenção de incêndios e procedimentos para evacuação caso necessário. As saídas de emergência devem ser sinalizadas e equipadas com dispositivos de travamento de fácil abertura.

Segurança no trânsito e na área externa da escola

Figura 15.4. Sinalização de segurança em vias públicas.
Fonte: Acervo da autoria do capítulo.

As escolas devem solicitar aos órgãos competentes algumas medidas para evitar acidentes de trânsito no seu entorno:[1,7]

- Construção de calçadas em todo o entorno da escola, com iluminação adequada.
- Faixa para pedestres nas ruas de acesso à escola, de preferência sinalizadas.
- Presença de profissionais que orientem a saída e a travessia dos alunos nas ruas próximas à escola.
- Colocação de semáforo para travessia de pedestres nas ruas de acesso às escolas.
- Gestão de velocidade nas ruas próximas às escolas, de preferência com controle eletrônico, principalmente naquelas localizadas próximo a vias movimentadas.
- Controle monitoramento dos veículos que adentram a escola.
- As crianças sempre devem ser transportadas com dispositivos de retenção adequados à idade.

Para mais informações, veja o Prefácio e Introdução.

De que forma a escola pode ser protagonista na prevenção de acidentes?

A escola é o local onde as crianças e os adolescentes passam grande parte de suas vidas, sendo um ambiente privilegiado para campanhas educativas e programas de conscientização junto a alunos, educadores, funcionários, pais e comunidade.

- A escola também deve desenvolver um programa interno de prevenção de acidentes, com treinamentos periódicos e plano de ação para situações de emergências. A presença de uma equipe treinada para os primeiros socorros e suporte básico de vida, em caso de acidentes, também é recomendada.
- Uma medida interessante, que já se mostrou eficaz, é a criação de uma planilha, identificando os tipos de acidentes, horários e locais da escola de ocorrência. Dessa forma, estratégias podem ser implementadas, como saída e recreio escalonados em horários diferentes para faixas etárias distintas, ou atividades supervisionadas no horário do recreio. Os alunos podem participar da avaliação desses dados como vozes ativas no planejamento de estratégias para redução de acidentes.[3]
- É dever da escola zelar pelo espaço físico adequado, realizar manutenções periódicas e criar um ambiente seguro para os alunos, inclusive com sistema de monitoramento, como câmeras e vigias.
- Manter internet segura, com antivírus e controle de acesso a *sites* perigosos.

Qual o papel dos pais na prevenção de acidentes nas escolas?

Os pais podem colaborar muito na melhoria da segurança nas escolas, tomando algumas atitudes como as descritas a seguir:

- Comprar material escolar seguro, certificados e atóxicos (tintas, canetas, massas de modelar etc.).
- Administrar medicamentos preferencialmente em casa. Caso seja necessário que a criança receba algum medicamento na escola, este deve ser entregue ao responsável por administrá-lo. Nunca deixar a medicação ao alcance, na mochila da criança. O medicamento deve ser guardado em armário alto e trancado, acompanhado da receita médica.
- Ao enviar brinquedos para a escola, cuidado com a adequação para a faixa etária.
- Prestar atenção aos calçados que a criança usará na escola. Evitar chinelos, botinhas com saltos, tamancos, sapatos soltos ou com cadarços.
- Transportar a criança até a escola de forma segura.
- Atentar para o ambiente escolar e o entorno no que se refere à segurança e notificar a escola sempre que perceber situações de risco.

Qual o papel do aluno na prevenção de acidentes na escola?

A participação do aluno na prevenção de acidentes na escola naturalmente dependerá da idade e de seu grau de maturidade, mas desde cedo a criança deve ser incentivada a preservar e os equipamentos de ensino e mobiliário escolar e zelar por eles. Deve respeitar os colegas, professores, funcionários e as regras de convívio social. Acatar e cumprir todas as orientações de segurança em todos os ambientes da escola, como salas de aula, quadras de esportes, salas de vídeo etc. Também deve participar ativamente na percepção dos riscos e na elaboração de estratégias junto com os educadores.

Qual o papel do pediatra na construção de uma escola segura?

O pediatra é figura importante na conscientização e na educação em Saúde para as famílias. Muitos pais afirmam que buscam informação junto aos seus médicos, portanto é importante que seja reservado um espaço na consulta de Puericultura para orientações sobre medidas de prevenção de acidentes.

Outra forma de o pediatra participar por meio de programas governamentais, como o Saúde na Escola (PSE, criado pelo Decreto Presidencial n. 6286, de 5 de dezembro de 2007).[8] Mediante esses projetos, a escola, a comunidade e o médico ou demais profissionais de Saúde da Unidade Básica de Saúde (UBS) de referência unem esforços para construir um ambiente mais saudável no espaço escolar, inclusive com atividades para prevenção de acidentes e violência.

Referências bibliográficas

1. São Paulo (Cidade). Secretaria da Saúde. Manual de prevenção de acidentes e primeiros socorros nas escolas/Secretaria da Saúde. Coordenação de Desenvolvimento de Programas e Políticas de Saúde. CODEPPS. São Paulo: SMS, 2007. 129 p.
2. Departamento de Saúde Escolar da SBP. Prevenção de Acidentes na Escola. [publicação online]; 2023. Disponível em: https://www.sbp.com.br/especiais/pediatria-para-familias/prevencao-de-acidentes/prevencao-de-acidentes-na-escola/. Acesso em: 30 ago. 2023.
3. Edson FL, Roberto TA, Mariana TA, Ana CAO. Escola Segura. Jornal de Pediatria [revista em Internet] 2005 novembro. 81(5). Disponível em: https://www.scielo.br/j/jped/a/8sLR3tHL5z6tFh6m97567Bp/?lang=pt. Acesso em: 30 ago. 2023.
4. Departamento Científico de Segurança da SBP. Os acidentes são evitáveis e na maioria das vezes, o perigo está dentro de casa! [publicação online]; 2020. Disponível em: https://www.sbp.com.br/fileadmin/user_upload/_22337c-ManOrient_-_Os_Acidentes_Sao_Evitaveis__1_.pdf. Acesso em: 30 ago. 2023.
5. Tania MRZ. Segurança nas escolas. [publicação online]; 2022. Disponível em: https://www.spsp.org.br/2022/03/15/seguranca-nas-escolas/. Acesso em: 30 ago. 2023.
6. Ensino fundamental: mobiliário escolar. Karl HB, Pedro LPS, Maria BAB. Brasília: Fundescola – MEC, 1999; 70 p. (Série Cadernos Técnicos I, n. 3).
7. Salvar Vidas – Pacote de medidas técnicas para a segurança no trânsito. Brasília, DF: Organização Pan-Americana da Saúde; 2018. Licença: CC BY-NC-SA 3.0 IGO.
8. Ministério da Saúde [homepage na internet]. Programa Saúde na Escola. Disponível em: https://www.gov.br/saude/pt-br/composicao/saps/pse. Acesso em: 30 ago. 2023.

Capítulo 16

Brinquedos mais seguros

Sarah Saul

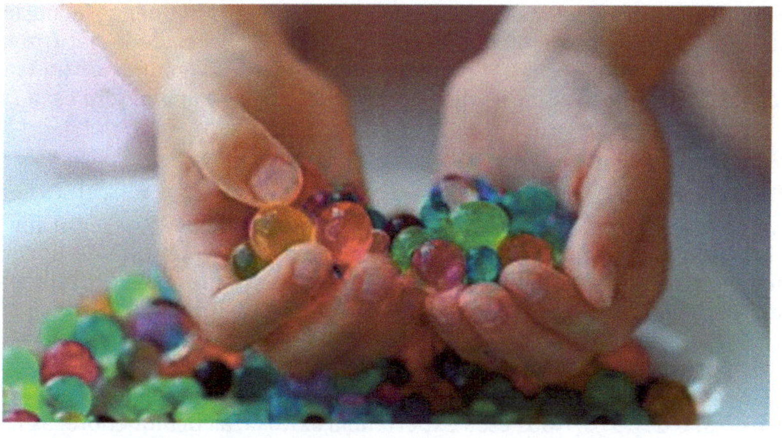

Figura 16.1. Pequenas bolinhas de brinquedo.
Fonte: American Academy of Pediatrics. Safety and prevention at home, 2021.

Qual a importância do brincar para o desenvolvimento infantil?

Brincar é fundamentalmente importante para a criança aprender as habilidades do presente século, como resolução de problemas, colaboração e criatividade, que exigem as habilidades de função executiva, muito importantes para a vida adulta.[1]

A Convenção das Nações Unidas sobre os Direitos da Criança descreve, no artigo 21, o direito de a criança brincar.[1] Brincar não é apenas se divertir, mas também assumir riscos, experimentar e testar limites. Ajuda a desenvolver a autoestima e a confiança, reforça a coordenação motora, criatividade, linguagem, habilidades socioemocionais e cognitivas. Os pediatras devem incentivar os pais e cuidadores a brincar com as crianças e orientar que elas tenham um tempo livre para desfrutar, bem como incentivar os educadores a reconhecer a aprendizagem lúdica como um complemento importante para a aprendizagem didática.[1]

Brincar e estresse estão intimamente ligados e são inversamente proporcionais. Acúmulo de brincadeiras está associado a baixos níveis de cortisol. A brincadeira também ativa a norepinefrina, que facilita o aprendizado e melhora a plasticidade cerebral. Brincar, especialmente quando acompanhado de cuidados estimulantes e afetuosos, pode afetar indiretamente o funcionamento do cérebro, modulando ou amortecendo a adversidade e reduzindo o estresse tóxico a níveis mais compatíveis com o enfrentamento e a resiliência.[1]

Para que a criança se desenvolva, os pais não precisam adquirir necessariamente brinquedos caros. A criatividade e as brincadeiras das crianças são aprimoradas por muitos brinquedos baratos (p. ex., colheres de pau, blocos, bolas, quebra-cabeças, giz de cera, caixas e objetos domésticos simples e disponíveis) e por pais que interagem lendo ou brincando ao lado de seus filhos, conversando com eles e ouvindo-os. São a presença e a atenção dos pais e cuidadores que enriquecem as crianças, não necessariamente aparelhos eletrônicos ou brinquedos caros. Vale ressaltar ainda que os brinquedos podem facilitar a aproximação entre pais e filhos, mas nunca devem ser utilizados para substituir o carinho e a atenção.[2-4]

Os brinquedos, que funcionam como uma ponte entre o sonho e a realidade, devem ser escolhidos seguindo o critério da segurança.[5]

Qual a faixa etária de maior risco para aspiração, sufocação e engasgo?

As crianças menores de 5 anos fazem parte da população de risco para engasgo, aspiração e sufocação, que podem estar relacionados a brinquedos com peças pequenas ou peças que se soltam, tendo em vista que as crianças pequenas e lactentes têm a necessidade natural de colocar tudo na boca, associada ao fato de terem um pequeno espaço de passagem de ar no trato respiratório superior. Cerca de 75% de lesões fatais decorrentes de engasgo acometem essa faixa etária.[6,7]

Qual a importância dos brinquedos e brincadeiras para a criança hospitalizada?

Os brinquedos, jogos e brincadeiras durante uma internação asseguram a continuidade do desenvolvimento da criança, além de ajudar a encontrar um sentido de normalidade em um ambiente amedrontador e estranho.[8] Quando o hospital não oferece recursos para que ela desenvolva essa atividade natural, a criança pode sofrer estresse tóxico. A brincadeira no hospital altera a sua realidade cotidiana, o que acaba sendo um recurso importante para sua adaptação, trazendo efeitos positivos.[2,8]

A primeira brinquedoteca no Brasil foi montada pela Associação dos Pais e Amigos de excepcionais (APAE), no ano de 1973. Após essa experiência exitosa, as brinquedotecas multiplicaram-se no País em diversos hospitais. A equipe de saúde deve oferecer tempo para que a criança possa brincar dentro da rotina hospitalar. Cabe à equipe a escolha do brinquedo adequado e seguro, devendo, portanto, o hospital promover a saúde no sentido amplo.[2]

Reafirma-se, dessa forma, a importância da divulgação e da implementação de medidas de segurança dos brinquedos no ambiente hospitalar.[2,8]

Quais os quatro princípios básicos alicerçados às práticas de segurança com brinquedos?

Seleção

Para escolher um brinquedo, é importante considerar, além da idade, a etapa de desenvolvimento, a segurança e o interesse da criança. A qualidade do brinquedo deve ser verificada, e a opção pela compra precisa estar sujeita ao selo de órgãos verificadores como o Inmetro no Brasil. Esse selo garante que o brinquedo passou por testes de qualidade e segurança. A criança pode ser levada para escolher o brinquedo, entretanto é importante lembrar que a responsabilidade sobre o quesito segurança é do adulto. A criança não tem a maturidade e o discernimento para fazer a escolha adequada. Para lactentes ou crianças menores de 5 anos, deve-se evitar brinquedos que contenham peças pequenas ou destacáveis, que podem ocasionar aspiração ou sufocamento. De maneira geral, os brinquedos mais leves têm menor risco de lesões se caírem sobre a criança. É válido evitar também brinquedos barulhentos e estridentes, com pontas ou bordas afiadas. Evitar, ainda, objetos de arremesso ou lançamento, quando se trata de criança menor de 5 anos. Evitar brinquedos com correntes, tiras ou cordas maiores que 15 cm, pois podem provocar estrangulamento. Balões e bexigas apresentam um risco alto de asfixia, e um adulto deve supervisionar o uso desses brinquedos em menores de 8 anos. Escolher brinquedos com superfície de fácil higiene, o que favorece a limpeza. É importante ressaltar que os cuidadores devem desencorajar brinquedos em formato de armas ou que promovam a violência e evitar também os que estimulem estereótipos raciais, étnicos, culturais ou sexuais.[2,9]

Supervisão

Crianças pequenas devem estar sob supervisão constante durante as brincadeiras. As embalagens dos brinquedos e os envoltórios plásticos devem ser removidos e descartados. Caixas e objetos grandes devem ficar longe das janelas ou varandas, para que não sejam escalados e provoquem quedas. Não devem ser usados próximo às escadas, ruas ou piscinas. É importante mostrar para a criança como usar os brinquedos de forma segura.[2,9]

Manutenção

Os brinquedos devem ser inspecionados com regularidade, de preferência, semanalmente. Se apresentarem alguma avaria, deve-se fazer o reparo imediatamente ou tirá-los do alcance das crianças. Usar sempre tintas atóxicas se for preciso repintar os brinquedos. Os brinquedos de plástico e borracha devem ser lavados semanalmente com água e sabão neutro. Os demais brinquedos e prateleiras devem ser limpos com água e panos umedecidos. Os brinquedos de pelúcia juntam muito pó e não são aconselhados em para crianças com alergia. Como a maioria das crianças tem esse brinquedo, é indicado lavá-lo uma vez ao mês e mantê-lo dentro de sacos transparentes.[2,9]

Armazenamento

A criança deve ser ensinada a guardar os brinquedos após o uso para evitar quedas; para tanto, deve-se selecionar um baú ou caixa onde seja possível armazená-los. Esse recipiente deve ser ventilado e isento de travamento que possa prender os dedos. Os brinquedos destinados às crianças mais velhas devem ser guardados em prateleiras altas ou armários fechados.[2,9]

Quais os principais tipos de lesões relacionadas aos brinquedos e às formas de prevenção?

- **Perfuração:** evitar brinquedos com pontas afiadas.[9]
- **Sufocação e asfixia:** manter objetos pequenos, sacos plásticos e embalagens fora do alcance de crianças. Atenção a brinquedos que desprendem peças pequenas.[7,9]
- **Cortes e contusões:** verificar o bom estado do brinquedo, observando lascas e fragmentos. Guardar sempre os brinquedos após o uso.[9]
- **Afogamento:** vigilância reforçada em banheiros, baldes, piscinas, praias, rios, mesmo em águas rasas.[9]
- **Intoxicações:** não utilizar brinquedos pintados com tinta à base de chumbo.[9]
- **Queimaduras:** vigiar o uso de brinquedos elétricos e exigir o selo do Instituto Nacional de Metrologia, Qualidade e Tecnologia (Inmetro).[9]

Quais os principais brinquedos seguros indicados para estimular as habilidades sensoriais e motoras para crianças menores de 1 ano?

Nessa idade, a criança está mais suscetível aos riscos de sufocação, aspiração e ferimentos com bordas afiadas. A seguir, estão os brinquedos mais adequados para estimular as habilidades sensoriais e motoras nessa faixa etária:[10]

- **Ouvir:** chocalhos, brinquedos com músicas.[11]
- **Focar em objetos:** móbile.[11]
- **Agarrar, alcançar:** blocos de empilhar.[11]
- **Apertar e segurar:** livro de som, bonecos de pano ou de borracha, bola.[11]
- **Ficar em pé e andar:** brinquedos de empurrar ou de puxar.[11]
- **Pressionar e soltar:** painéis com botões que produzem sons.[11]
- **Tocar:** bolhas de sabão, objetos com formatos diferentes.[11]

Quais os principais brinquedos seguros indicados para estimular as habilidades sensoriais e motoras para crianças de 1 a 3 anos?

As crianças de 1 a 3 anos estão mais sujeitas a riscos de aspiração, além de lesões e ferimentos provocadas por choques em móveis, locais de armazenamento de brinquedos, além de bordas afiadas e cortantes.[10]

- **Coordenação motora fina:** bola, dominó, blocos de montar e empilhar, massa de modelar, marionetes.[11]
- **Fazer de conta e imitar:** ferramentas, *kit* médico, objetos de cozinha, bonecas, fantasia, telefone, personagens.[11]
- **Entender padrões e ritmos:** instrumentos musicais, quebra-cabeça, jogos com som e de memória, jogos de combinação.[11]
- **Coordenação motora grosseira:** bola grande e leve, vagões, carrinhos para empurrar, triciclo.[11]
- **Esconde-esconde:** atividades de encontrar.[11]

Quais os principais brinquedos seguros indicados para estimular as habilidades sensoriais e motoras para crianças de 3 a 5 anos?

A criança de 3 a 5 anos já é capaz de jogar, criar, representar histórias. As injúrias não intencionais relacionadas aos brinquedos são intoxicações, ferimentos e lesões de combate por jogos interativos, blocos de montar que podem ser arremessados.[10] Não há evidências de aumento de benefícios com o uso de "brinquedos virtuais" com base em mídia digital para o desenvolvimento infantil em relação aos brinquedos físicos para crianças pequenas.[12] A seguir, estão descritas as principais habilidades que podem ser adquiridas e os brinquedos indicados:[10]

- **Seguir regra:** jogos de tabuleiro.[10,11]
- **Compartilhar:** dividir jogos de construir, atividades externas.[10,11]

Quais os principais brinquedos seguros indicados para estimular as habilidades sensoriais e motoras para crianças em idade escolar?

Nessa idade, a criança já entende e pode obedecer às regras de segurança, portanto, deve estar envolvida na orientação de brincar seguro.[10]

- **Concentração:** conjuntos de mágica.[10,11]
- **Pensamento estratégico:** jogos de tabuleiro.[10,11]
- **Reforço escolar:** jogos de soletrar e memorização.[10,11]
- **Estimular criatividade:** jogos de construção, arte, microscópio, *karaoke*.[10,11]

Quais lesões podem provocar as baterias de botão?

As baterias de botão são amplamente encontradas em brinquedos eletrônicos e é muito importante garantir que elas não estão acessíveis, pois, se ingeridas, causam lesões significativas ao se alojarem no esôfago pediátrico. Essas baterias são feitas de vários produtos químicos e têm

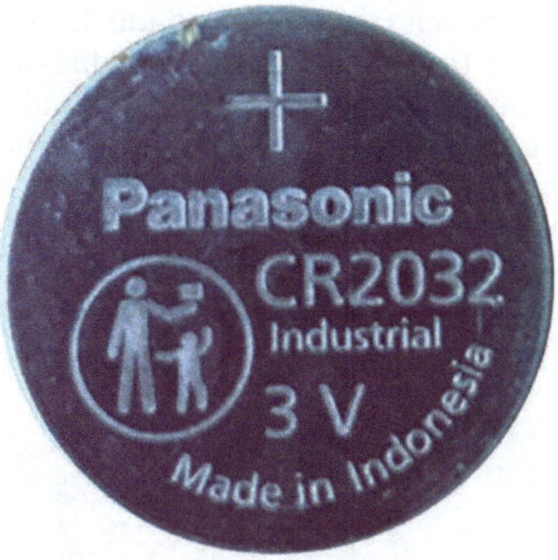

Figura 16.2. Bateria de botão.
Fonte: Acervo da autoria do capítulo.

tamanhos e formato únicos, o que ocasiona um ambiente de pH tecidual local de 10 a 13, podendo induzir necrose liquefativa. Mesmo após a remoção das baterias, essa lesão inicial pode progredir com destruição do tecido. A exposição pode resultar em lesões cáusticas em 2 horas. Os pacientes podem apresentar sintomas vagos semelhantes a doenças virais e nem sempre há um histórico conhecido de ingestão. A radiografia simples pode ser diagnóstica. A base do tratamento é a remoção endoscópica oportuna. Dependendo da gravidade da lesão, após a remoção, deve-se avaliar cuidadosamente possíveis complicações tardias, incluindo fistulização em vasos principais, que geralmente causa a morte. Tendo em vista as possíveis consequências devastadoras da ingestão de baterias de botão, é importante a promoção de campanhas educativas, o uso de etiquetas de advertência e a escolha de brinquedos com baterias fora do alcance das crianças, além de haver a supervisão constante de um adulto durante a brincadeira.[13,14]

Por que brinquedos com ímãs são perigosos?

Hoje em dia, os brinquedos com imãs são muito populares e atraem a atenção das crianças, pois apresentam características coloridas e são acessíveis. Se o brinquedo contiver ímãs, é importante certificar-se de que sejam seguramente incorporados e de que não se soltem facilmente. É preciso ter muita atenção, uma vez que peças pequenas são engolidas com facilidade e, ao chegarem ao intestino, podem aderir umas às outras, causando obstruções e perfurações. Muitas vezes, os sintomas iniciais inespecíficos podem até atrasar o diagnóstico, e já foram identificados casos de óbitos em crianças decorrentes da ingestão de imãs, além de crianças que necessitaram de cirurgia.[13,14]

Como é feita a certificação dos brinquedos no Brasil e qual a sua importância?

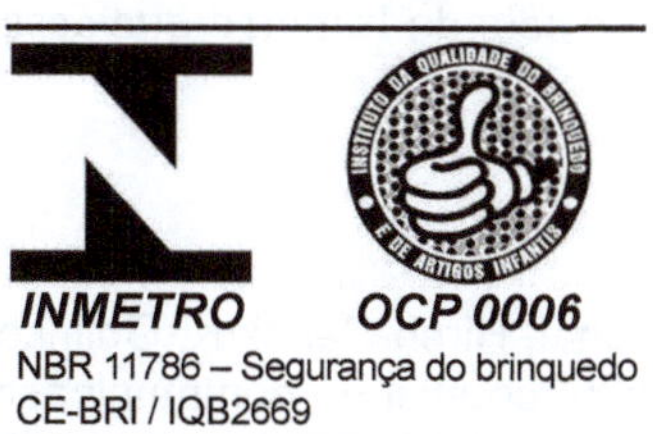

Figura 16.3. Selos de certificação.
Fonte: Zamataro T. Segurança de brinquedos e atividades de lazer.

No Brasil, a certificação da avaliação de conformidade de brinquedos importados e nacionais, distribuídos ou comercializados em território nacional é obrigatória e tem como base a Norma Técnica Brasileira NBR 11.786 – Segurança do Brinquedo, publicada pela Associação Brasileira de Normas Técnicas (ABNT) e regulamentada pela Portaria do Inmetro, n. 302, de 12 de julho de 2021. Os brinquedos, objeto desse Regulamento, deverão ser fabricados, importados, distribuídos e comercializados de forma a não oferecerem riscos que comprometam a segurança do usuário.[9,15]

Por que os pais devem ler os rótulos e embalagens dos brinquedos?

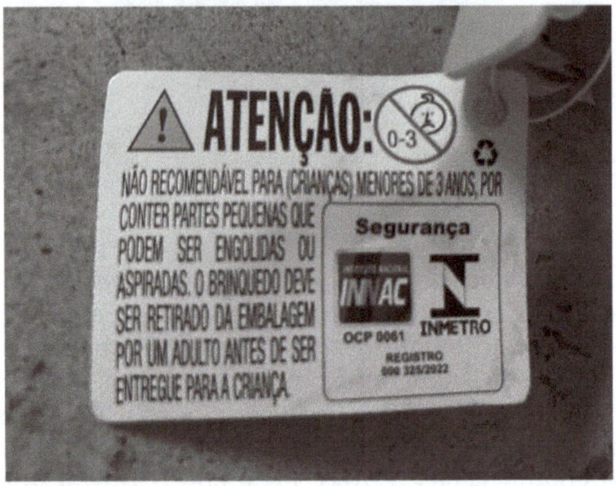

Figura 16.4. Exemplo de etiqueta de embalagem de brinquedos.
Fonte: Acervo da autoria do capítulo.

É importante verificar se o brinquedo tem o selo de conformidade do Inmetro. Além disso, deve-se verificar, no rótulo dos brinquedos, duas informações básicas. A primeira refere-se ao selo de segurança para perigos como peças pequenas, balões ou bolas pequenas que podem apresentar risco de asfixia. A segunda informação refere-se à idade "de desenvolvimento", descreve a idade das crianças para as quais o brinquedo se destina.[9,16]

Qual o perigo do chumbo e ftalatos?

A presença de chumbo em níveis elevados no sangue das crianças está associada a alterações cognitivas. O chumbo pode estar presente na pintura, adesivos (vinil) e bijuterias que acompanham brinquedos.[17]

Os ftalatos (*di-isononil-fitalato*-DINP) são substâncias que podem estar presentes em brinquedos e são responsáveis por conferir ao cloreto de polivinila (PVC) um aspecto emborrachado, maleável e de toque aveludado. Essa substância está associada a mudanças hormonais e reprodutivas. É relevante ressaltar a importância de evitar a compra de brinquedos em mercados informais e de verificar se eles têm o selo do Inmetro que assegura que o brinquedo passou por teste de qualidade e segurança.[15,18]

Referências bibliográficas

1. Yogman M, Garner A, Hutchinson J, Hirsh-Pasek K, Golinkoff RM. Committee on psychosocial aspects of child and family health; council on communications and media. The power of play: a pediatric role in enhancing development in young children. Pediatrics. [Internet]. 2018; Sep;142(3):e20182058. Epub 2018 Aug 20. PMID: 30126932. Disponível em: https://publications.aap.org/pediatrics/article/142/3/e20182058/38649/The-Power-of-Play-A-Pediatric-Role-in-Enhancing?autologincheck=redirected. doi: 10.1542/peds.2018-2058. Acesso em: 18 jul. 2023.

2. Waksman RD, Harada MJCS. Escolha de brinquedos seguros para casa, ambulatório e hospital. Rev Paul Pediatria. 2005;23(4);192-7.
3. Robinson EL, StGeorge J, Freeman EE. A systematic review of father – child play interactions and the impacts on child development. Children. [Internet]. 2021;8(5):389. Disponível em: https://doi.org/10.3390/children8050389. Acesso em: 18 jul. 2023.
4. Robinson EL, StGeorge J, Freeman EE. A systematic review of father – child play interactions and the impacts on child development. Children. [Internet]. 2021;8(5):389. Disponível em: https://doi.org/10.3390/children8050389. Acesso em: 18 jul. 2023.
5. Cetin DN. Children's only profession: playing with toys. Northern Clinics of Istanbul. [Internet]. 2020 [2023 Jul 18];8(4). Disponível em: https://www.ncbi.nlm.nih.gov/pmc/articles/PMC8430366/.
6. Chang DT, Abdo K, Bhatt JM, Huoh KC, Pham NS, Ahuja GS. Persistence of choking injuries in children. Int J Pediatr Otorhinolaryngol. [Internet]. 2021;144:110685. Disponível em: 10.1016/j.ijporl.2021.110685. Epub 2021 Mar 21. pmid: 33819896. Acesso em: 18 jul. 2023.
7. Vega C, Kannikeswaran N, Farooqi A, Arora R. Toys and toy accessories strike back: pediatric injuries from plush toys, toy figurines, and doll and toy accessories. Pediatric Emergency Care [Internet]. 2022 Fev;38(2):714-18. Disponível em: 10.1097/PEC.0000000000002389. Acesso em: 18 jul. 2023.
8. Koukourikos K, Tzeha L, Pantelidou P, Tsaloglidou A. The importance of play during hospitalization of children. Mater Sociomed. [Internet]. 2015 Dec;27(6):438-41. Disponível em: 10.5455/msm.2015.27.438-441. pmid: 26889107; pmcid: pmc4733554. doi: 10.5455/msm.2015.27.438-441. Acesso em: 18 jul. 2023.
9. Zamataro T. Segurança de brinquedos e atividades de lazer. *In*: Sociedade Brasileira de Pediatria. Tratado de Pediatria. 5. ed. v. 1. Barueri: Manole. p. 380-84.
10. Waksman RD, Harada MJCS. Escolha de brinquedos seguros e o desenvolvimento infantil. Rev Paul Pediatr. [Internet]. 2005;23(1):36-48. Disponível em: https://www.redalyc.org/pdf/4060/406038909008.pdf. Acesso em: 18 jul. 2023.
11. American Academy of Pediatrics. Parent's guide to toy safety. Pediatric Patient Education. [Internet]. 2021. Disponível em: https://publications.aap.org/patiented/article-abstract/doi/10.1542/peo_document222/80102/Parent-s-Guide-to-Toy-Safety-A?redirectedFrom=fulltext10.1542/peo_document222. Acesso em: 18 jul. 2023.
12. Healey A, Mendelsohn A. Council on early childhood. Selecting appropriate toys for young children in the digital era. Pediatrics January. [Internet]. 2019; p. 143. Disponível em: https://pubmed.ncbi.nlm.nih.gov/30509931/. Acesso em: 18 jul. 2023.
13. Sethia R, Gibbs H, Jacobs IN, Reilly JS, Rhoades K, Jatana KR. Current management of button battery injuries. Laryngoscope Investig Otolaryngol. 2021 Apr 15;6(3):549-563. doi: 10.1002/lio2.535. PMID: 34195377; PMCID: PMC8223456.
14. Orsagh-Yentis D, McAdams RJ, Roberts KJ, McKenzie LB. Foreign-body ingestions of young children treated. *In*: US Emergency Departments: p. 1995-2015. Pediatrics May. [Internet]. 2019;143(5):e20181988. Disponível em: https://pubmed.ncbi.nlm.nih.gov/30979810/. Acesso em: 18 jul. 2023.
15. Ministério da Economia. Instituto Nacional de Metrologia, Qualidade e Tecnologia. Inmetro. Portaria n. 302, de 12 de julho de 2021. Disponível em: http://sistema-sil.inmetro.gov.br/rtac/RTAC002801.pdf. Acesso em: 18 jul. 2023.
16. Kulak S, Stein RE. Toy age-labeling: an overview for pediatricians of how toys receive their age safety and developmental designations. Pediatrics. [Internet]. 2016 Jul;138(1):e20151803. Disponível em: https://pubmed.ncbi.nlm.nih.gov/27273747/. doi: 10.1542/peds.2015-1803. Epub 2016 Jun 7. PMID: 27273747. Acesso em: 18 jul. 2023.
17. Pandolfi P, Sammartino MP, Visco G, Avino P, Stillittano V. Release of heavy metals from plastic statuettes used as souvenirs and/or toys handled by children. Int J Environ Res Public Health. [Internet]. 2021 Dec 26;19(1):236. Disponível em: https://pubmed.ncbi.nlm.nih.gov/35010495/. doi: 10.3390/ijerph19010236. pmid: 35010495; pmcid: pmc8744555. Acesso em: 18 jul. 2023.
18. Praveena SM, Fong CS, Amaruddin AF. Phthalates in children toys available in Malaysian market: quantification and potential human health risk. The Journal of Steroid Biochemistry and Molecular Biology. [Internet]. 2021; v. 213, 105955, ISSN 0960-0760. Disponível em: https://www.sciencedirect.com/science/article/pii/S0960076021001485. Acesso em: 18 jul. 2023.

Capítulo 17

Playgrounds mais seguros

Bianca Seixas Soares Sgambatti

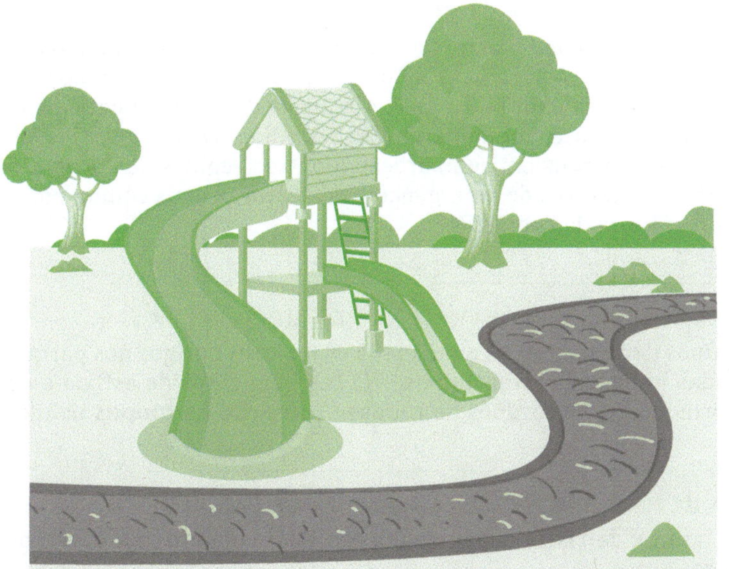

- **Piso:** o *playground* não deve ser colocado sobre asfalto, concreto ou superfícies finas. Estas devem amortecer as quedas (como os emborrachados) e ser antiderrapantes, mesmo em dias chuvosos.
- **Brinquedos:** devem ser feitos de material resistente e atóxico (geralmente ferro/aço, plástico ou madeira); sua superfície não deve conter pontas ou cantos onde a criança possa se machucar (cobrir rebites etc.). Devem conter equipamentos de segurança, como corrimão nas escadas e barras de segurança em plataformas elevadas.
- **Altura:** depende da idade da criança que usará o brinquedo. Para crianças menores de 2 anos, os brinquedos devem ter menos que 0,6 m de altura; para as de 2 a 5 anos, deverão ter até 1,2 m; e para crianças maiores, até 2,1 m.
- **Espaço entre os brinquedos:** estruturas de mais de 76 cm de altura devem estar a 2,75 cm de distância umas das outras.

Figura 17.1. Brinquedos convencionais em *playground.*

Fonte: Desenvolvida pela autoria do capítulo.

Qual a importância de saber mais sobre acidentes em parques infantis?

Por um lado, parques infantis são locais importantes e benéficos para o desenvolvimento infantil. Por outro, é onde acontecem muitos acidentes com crianças e considerado o principal local de lesões recreativas não intencionais em crianças com idades entre 1 e 10 anos.[1]

Como o Brasil se situa, quanto às estatísticas, em relação a esse tipo de acidente?

No Brasil, no ano de 2022, 67.415 crianças entre 0 e 19 anos foram internadas por quedas. Entre essas quedas, 549 ocorreram em parquinhos.[3] A grande maioria das crianças tinha até 9 anos de idade (79%), 51% tinham de 5 a 9 anos e os meninos representavam a maioria (60%).[3] Nesse ano de 2022, houve um óbito de um escolar decorrente de queda em parque infantil.[3] Nessa casuística, não estão computados os atendimentos hospitalares que foram liberados do pronto-socorro.

Ao redor do mundo, os números seguem a mesma proporção. Nos Estados Unidos, apesar de esforços, os dados estão estagnados há décadas e ainda há grande número de crianças que se machucam em *playgrounds*.[1] Por isso, há a necessidade contínua de estudos para aprimorar o conhecimento sobre os tipos de lesão, os equipamentos que mais causam lesões e de maior gravidade, visando diminuir o impacto desses eventos que são preveníveis em sua grande maioria.

Quais os locais mais atingidos do corpo?

A região cabeça/pescoço e as extremidades superiores são as partes mais comumente lesionadas nesse ambiente.[1] As crianças menores de 5 anos tendem a apresentar lesões na cabeça (como traumatismo craniano) e na face. A maioria desses traumatismos cranianos é leve.[1,4] À medida que a criança cresce, aumentam as lesões em extremidades:[1] lesões em extremidades superiores são as mais comuns em comparação a outras regiões do corpo e chegam a um terço de todas as tratadas em setores de emergências. As fraturas mais comumente observadas são as de pulso, as de braços e as de cotovelos.[1]

Quais os tipos de acidentes mais prevalentes em parques infantis?

Entre os tipos de acidentes, as quedas são os maiores perigos nos parques infantis, responsáveis por 75% das lesões não intencionais.[2] Há também casos de asfixia e de estrangulamento em cordas dos brinquedos ou cordões de roupas.[1,5] **Atenção às roupas usadas nos parques.**

Quais os fatores de risco relacionados a acidentes em parques?

Entre os fatores de risco relacionados aos equipamentos na ocorrência de lesões mais graves, destaca-se:

1. **Tipo de equipamento:** os brinquedos que mais causam quedas são os balanços, brinquedos para escalar, trepa-trepas e escorregadores (Figura 17.2).[2,4,6]
2. **Altura do equipamento:** quedas de brinquedos de 1,5 a 1,8 m apresentam maior gravidade.[7]
3. **Superfície do chão:** o impacto da queda pode ser absorvido dependendo do material da composição do chão. Estudos mostram que crianças que caem em superfícies que não absorvem muito bem o impacto da queda, como asfalto ou grama, têm maior chance de apresentar lesão na cabeça ou fratura comparadas àquelas que caem em superfície de areia.[5,7]

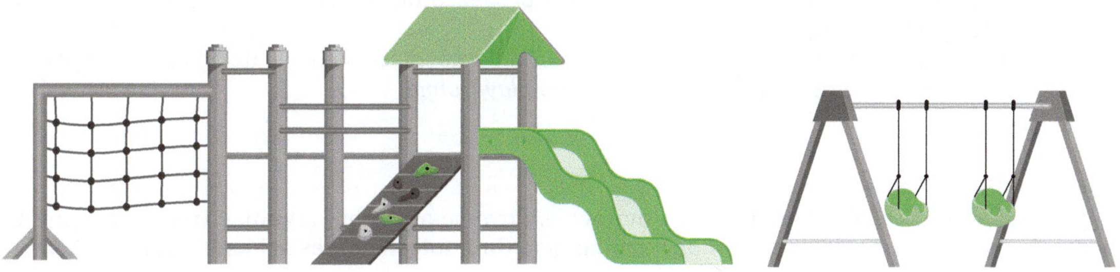

Figura 17.2. Equipamentos que mais causam lesões: balanços, "trepa-trepa", escaladas e escorregadores.
Fonte: Desenvolvida pela autoria do capítulo.

Quais ações podem melhorar esses números?

A supervisão inadequada é responsável por 45%[2] das lesões. Porém, é necessário mais do que melhorar a supervisão: modificações no ambiente, materiais das superfícies adequados, padrões de construção de brinquedos também são importantes na prevenção desses acidentes. Nos Estados Unidos, em 1995, criou-se uma norma, ASTM F1292 (que especifica o desempenho de segurança do consumidor padrão para equipamentos de *playground* para uso público), estabelecendo padrões para os brinquedos, ambientes e materiais para a superfície. Nos anos seguintes a essa normatização, houve queda na mortalidade por trauma cranioencefálico (TCE) grave relacionado com queda em parquinho.[4] Porém, as lesões como TCE leves e fraturas continuaram ocorrendo uma vez que a referida normatização se baseou em estudos para diminuir TCE grave, não levando em conta outros tipos de lesões como TCE leve e fraturas de extremidades, que são prevalentes e acarretam prejuízos físicos, psicológicos e financeiros.

No Brasil, os parquinhos devem estar de acordo com as normas de segurança da Associação Brasileira de Normas Técnicas (ABNT) que, em 2021, decidiu aprimorar a antiga norma de segurança (NBR 14350) que regulamenta as instalações de *playgrounds*, orienta a avaliação da qualidade das instalações e fornece parâmetros para avaliar os itens de segurança em todos os ambientes recreativos infantis.[8]

A NBR 16071 foi, então, elaborada com os temas de instalação de piso efetivo de segurança; brinquedos seguros e sua distribuição espacial adequada; revisão periódica dos brinquedos e do piso de segurança e acompanhamento e orientação dos pais ou responsáveis.[8] Contém os seguintes capítulos:

- **Capítulo 1:** Terminologia. Definição da nomenclatura - termos usados para o espaço recreativo infantil ou *playground*.
- **Capítulo 2:** Requisitos de segurança. Especificação das condições de segurança necessárias para os equipamentos de *playground*.
- **Capítulo 3:** Requisitos de segurança para pisos absorventes de impacto parâmetros para escolha de um piso de segurança adequado para absorção de impacto em *playgrounds*. Critérios para escolha do revestimento ideal com base em testes de absorção de impacto.
- **Capítulo 4:** Métodos de ensaio. Metodologia de ensaios para determinação do nível adequado de proteção para o piso do *playground*.
- **Capítulo 5:** Projeto da área de lazer. Especificação de um projeto global que inclui o uso de equipamentos em uma área recreativa infantil.

- **Capítulo 6:** Instalação. Normas para o processo de instalação de equipamentos em uma área de *playground*.
- **Capítulo 7:** Inspeção, manutenção e uso. Guia normativo com critérios para inspeção, conservação e uso dos equipamentos do *playground*.

Quais medidas preventivas podem ser adotadas?

Sabendo que esses acidentes são evitáveis, deve-se atuar em algumas frentes conjuntamente, já que nenhuma delas responde sozinha pela diminuição desses acidentes (Figura 17.3).

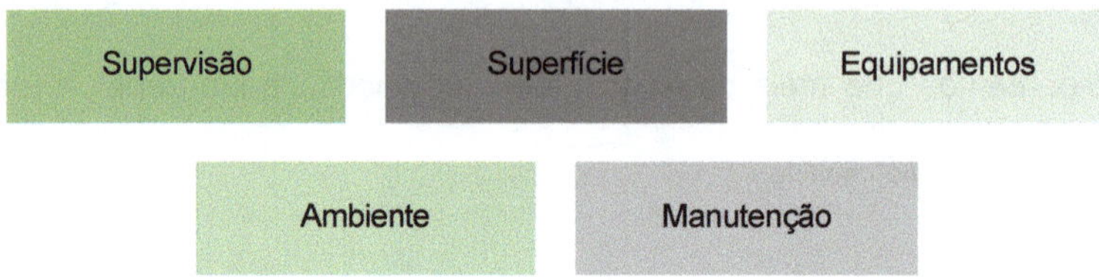

Figura 17.3. Medidas preventivas para evitar acidentes.
Fonte: Desenvolvida pela autoria do capítulo.

Supervisão adequada e contínua

Estudos mostram que a grande maioria dos pais não tem consciência que acidentes são evitáveis.[2,4,9] Pensando nesse fato, campanhas de educação para conscientizar pais, professores e cuidadores sobre a importância na prevenção de acidentes são necessárias; especialmente no que se refere a cuidadores em escolas, já que grande parte desses acidentes ocorre na escola, nos dias de semana.[1]

Materiais que absorvam os impactos das quedas nas superfícies

O piso merece atenção especial na prevenção de lesões graves e até fatais. Está comprovado estatisticamente que a maioria das lesões ocorridas em *playgrounds* resulta da queda de uma criança em um piso inadequado. As recomendações fundamentais apontam para material absorvente de impacto, não abrasivo, antiderrapante, resistente a rachaduras e não inflamável. Essas especificações foram inspiradas por rigorosas normas europeias de segurança, que utilizam o método *Head Injury Criterion* (HIC), ou análise do risco de trauma craniano em caso de queda. Mediante o teste laboratorial no qual um manequim simula a queda de determinada altura, é designado o nível necessário de absorção de impacto do piso examinado para diferentes alturas dos brinquedos. O HIC é, então, aplicado à altura crítica de cada playground – o ponto mais alto do brinquedo – e são determinadas as especificações do piso adequado. Em resumo, seguindo-se os parâmetros HIC para o piso, é garantido risco zero de lesão grave ou permanente na parte mais delicada do corpo da criança – a cabeça.[5,8]

Além do tipo de material, a espessura adequada do piso também é um fator importante de proteção contra lesão grave. Dependendo da altura do brinquedo, há uma recomendação para uma espessura de superfície. Quanto maior a altura de queda potencial, maior deve ser a espessura da superfície para garantir uma absorção adequada do impacto. A norma NBR 16071-3 estabelece critérios específicos para essa espessura com base na altura dos brinquedos. A altura crítica de queda é a altura máxima da qual uma criança pode cair de um brinquedo sem risco de apresentar lesão grave na cabeça. A norma geralmente define uma série de categorias de altura crítica de queda e, para cada categoria, há uma espessura mínima recomendada para o piso de segurança. Essas espessuras podem variar de acordo com a idade do público-alvo e o tipo de brinquedo.[8] Nos Estados Unidos, a superfície deve ter uma profundidade de 30,5 cm e deve se estender no mínimo por 1,8 m ao redor de todos os equipamentos. Estruturas de mais de 76 cm de altura devem estar a 2,75 cm de distância umas das outras.[5]

De todas as modalidades existentes no mercado, aqueles que atendem plenamente aos requisitos da norma são os tapetes emborrachados, fornecidos em espessuras compatíveis com a altura crítica do *playground*. Deve-se evitar uso de chão de asfalto, concreto ou grama. Materiais soltos devem ser reinstalados.[5]

Equipamentos adequados

Os brinquedos do *playground* diferem basicamente quanto ao material de sua fabricação. Devem ser fabricados com produtos não tóxicos e com demais materiais seguros à saúde da criança. Tintas e revestimentos devem ser isentos de substâncias prejudiciais.[5,8]

O *design* deve ser ergonômico e adequado aos diferentes tamanhos e idades, evitando lesões por estrangulamento, pontos de beliscão e outros riscos. As bordas e os cantos devem ser arredondados. Atenção especial deve ser dada às cordas penduradas para evitar risco de estrangulamento.[5,8]

A superfície dos equipamentos deve ser antiderrapante, especialmente em degraus e rampas. Equipamentos elevados devem respeitar a altura segura para cada idade, além de observarem outras medidas de proteção como corrimões e guarda-corpo (muretas). Caso haja abertura entre as ripas presentes nessas muretas, esta deve medir menos de 9 cm para evitar prender os membros inferiores. Nas escadas, a distância entre os degraus deve ser de pelo menos 23 cm para evitar lesão por aprisionamento dos pés. Esta distância pode ser maior ou menor na dependência do tamanho/idade da criança, (por consequência do tamanho dos pés) que for usar o equipamento.[8]

Com relação à altura dos brinquedos:[5]

a) **Equipamentos para crianças pequenas de até 2 anos:** devem ser baixos, com uma altura de queda mínima. Isso significa que plataformas e superfícies de escalada devem estar próximas ao solo, a uma altura aproximadamente de até 0,6 m.[5]
b) **Equipamentos para crianças de 2 a 5 anos:** a altura pode ser maior do que a dos equipamentos para crianças de até 2 anos, mas ainda deve ser projetada para minimizar o risco de ferimentos em caso de queda. Geralmente, a altura máxima recomendada para a faixa etária de 2 a 5 anos é de cerca de 1,2 m.[5]
c) **Equipamentos para crianças de 5 anos a 12 anos:** a altura segura pode variar dependendo do tipo de equipamento, mas é comum encontrar equipamentos que atinjam até 2,4 m.[5]

Todos os equipamentos devem ser fixados de forma segura ao solo ou à estrutura de suporte para evitar tombamentos ou movimentos não intencionais.

Produtos feitos de plástico polietileno de alta resistência têm características interessantes, como *design* atraente, facilidade de instalação e de manutenção. Porém, deve-se ter atenção especial à temperatura do brinquedo para evitar lesões por queimadura, aos plásticos de boa qualidade (sem materiais tóxicos como BPA) e às superfícies escorregadias.

Alguns equipamentos de *playground* não são recomendados para uso em parques infantis públicos, incluindo:[5]

- Trampolins.
- Portões giratórios.
- Cordas de escalada que não estejam seguras em ambas as extremidades.
- Balanços de metal pesado (p. ex., figuras de animais) - estes não são recomendados porque sua estrutura de metal rígido e pesado apresenta risco de lesão por impacto.
- Balanços destinados a mais de um usuário com maior massa, em comparação a balanços de ocupação individual, apresentam risco de lesões por impacto.
- Balanços de corda - cordas que balançam livremente e que podem se desgastar ou formar um laço não são recomendadas porque apresentam um risco potencial de estrangulamento.

O Quadro 17.1 exemplifica brinquedos adequados para cada idade.

Quadro 17.1 – Exemplos de brinquedos adequados por idade.

Criança pequena de 6 a 23 meses

- Equipamento de escalada com menos de 0,6 m de altura
- Escorregadores curtos e em espiral com menos de 360 graus
- Balancins de mola
- Escadas com proteção de arquivo único
- Balanços com assentos completos

Crianças de 2 a 5 anos

- Equipamentos de escaladas com até 1,2 m de altura
- "Trepa-trepa" com menos de 1,2 m de altura para idades de 4 a 5 anos
- Carrosséis
- Rampas
- Escadas de degraus
- Escadas de arquivo único
- Escorregadores curtos e em espiral de até 360 graus
- Balancins de mola
- Balanços com assentos completos até 4 anos

Crianças de 5 a 12 anos

- Escaladores
- Gangorra
- "Trepa-trepa" com menos de 2,10 m de altura
- Anéis suspensos com menos de 2,10 m de altura
- Carrosséis

Fonte: Desenvolvido pela autoria do capítulo.

Ambiente adequado em que o parquinho está inserido

O ambiente deve ter acessibilidade e normas de orientações de uso para os equipamentos. Os equipamentos devem ser divididos por idades e por modo de brincadeira. Por exemplo: brinquedos que exigem uma atividade mais intensa devem ser separados daqueles para atividade mais moderada.

O ambiente em que o parque está inserido deve ter total visibilidade para que os cuidadores possam realizar a supervisão adequada.[5]

Manutenção regular

Deve-se manter a inspeção regular por pessoas qualificadas para essa função. A NBR sugere que para cada parque, dependendo do número de usuários por dia e, portanto, do desgaste dos equipamentos, há uma regularidade diferente para inspeções. Um sistema de checagem padronizada pode ajudar como o mencionado a seguir, disponibilizado pela organização não governamental National Program for Playground Safety.[10] Ver *checklist* a seguir.

Por fim, um *playground* deve oferecer desafios que permitam às crianças desenvolver suas habilidades de forma gradual. Esses desafios devem ser adequados à idade e à capacidade das crianças para que elas possam perceber e decidir enfrentá-los. Crianças pequenas, pré-escolares e em idade escolar têm diferenças significativas em termos de tamanho e habilidades física, intelectual e social. Portanto, os projetos de *playgrounds* devem levar em conta essas diferenças em relação ao tipo, à escala e à disposição dos equipamentos sempre de acordo com as normas vigentes.[5]

Checklist manutenção (Quadro 17.2)

Quadro 17.2 – *Checklist* manutenção.

Playground seguro	***Sim***	***Não***
Supervisão		
Adultos presentes quando as crianças estão no equipamento**		
As crianças podem ser facilmente vistas no equipamento		
As crianças podem ser vistas nos espaços de rastejo		
Regras postadas sobre o comportamento esperado		
Projeto adequado para a idade		
Os *playgrounds* têm áreas separadas para idades de 2 a 5 anos e de 5 a 12 anos**		
Plataformas têm guarda-corpos apropriados**		
Plataformas permitem a mudança de direção para entrar/sair da estrutura		
Sinalização indicando o grupo etário para o equipamento fornecido		
O *design* do equipamento impede a escalada fora da estrutura		
A estrutura de suporte impede a escalada nela		
Superfície antiqueda		
Materiais de superfície adequados fornecidos**		
A altura de todo o equipamento é de 2,44 m ou menos**		
Profundidade apropriada**		
A zona de uso de 1,83 m apresenta uma superfície apropriada**		
Os apoios de concreto estão cobertos**		
Superfície livre de objetos estranhos		
Manutenção do equipamento		
O equipamento está livre de lacunas visíveis**		
O equipamento está livre de aprisionamentos de cabeça**		
O equipamento está livre de partes quebradas**		
O equipamento está livre de partes faltantes**		
O equipamento está livre de parafusos salientes		
O equipamento está livre de ferrugem		
O equipamento está livre de lascas		
O equipamento está livre de rachaduras/buracos		

Total pontos:

Score:

Nota A: 24 a 20 pontos. O *playground* está seguro.

Nota B: 19 a 17 pontos. O *playground* está na direção certo de ser seguro para as crianças. Trabalhar os pontos negativos.

Nota C: 16 a 13 pontos. O *playground* é potencialmente perigoso para as crianças. Fazer ajustes corretivos.

Nota D: 12 a 8 pontos. As crianças estão em risco neste *playground.* Fazer melhorias.

Nota E: 7 ou menos pontos. Não deixar as crianças neste ambiente. Fazer mudanças imediatamente.

****Se algum desses requisitos estiver assinalado com um "não", há um risco aumentado de lesão.** Contatar imediatamente o responsável pelo *playground.*

Fonte: National Program for Playground Safety.[10]

Referências bibliográficas

1. Kennedy EA, Filchner DA, Patterson ZD, Olsen HM. Epidemiological characteristics of school playground injuries. Clinical Pediatrics. 2023;0(0). doi:10.1177/00099228231172482.
2. Safe Kids Worldwide. Disponível em: https://www.safekids.org/playgroundsafety. Acesso em: 30 set. 2023.
3. Ministério da Saúde. Datasus. Informações de Saúde. Tabnet. Morbidade Hospitalar do SUS (SIH/SUS). Disponível em: http://tabnet.datasus.gov.br/cgi/tabcgi.exe?sih/cnv/fibr.def. Acesso em: 30 set. 2023.
4. Cheng TA, Bell JM, Haileyesus T, Gilchrist J, Sugerman DE, Coronado VG. Nonfatal playground-related traumatic brain injuries among children, 2001-2013. Pediatrics. 2016 Jun;137(6):e20152721. doi: 10.1542/peds.2015-2721. Epub 2016 May 2. pmid: 27244845; pmcid: pmc5599106.
5. United States Consumer Product Safety Commission. Public playground safety handbook. December 29, 2015. Disponível em: https://www.cpsc.gov/safety-education/safety-guides/playgrounds/public-playground-safety-handbook. Acesso em: 30 set. 2023.
6. Centers of Desease Control. Home and recreational safety. Playground injuries. Disponível em: www.cdc.gov/HomeandRecreationalSafety/Playground-Injuries. Acesso em: 30 set. 2023.
7. Laforest S, Robitaille Y, Lesage D, Dorval D (2001). Surface characteristics, equipment height, and the occurrence and severity of playground injuries. Injury prevention: Journal of the International Society for Child and Adolescent Injury Prevention, 7(1):35-40. Disponível em: https://doi.org/10.1136/ip.7.1.35. Acesso em: 30 set. 2023.
8. Associação Brasileira de Normas Técnicas – NBR 1671 – 3:2021.
9. Liu WY, Tung TH, Zhou Y, Gu DT, Chen HY (2022). The relationship between knowledge, attitude, practice, and fall prevention for childhood in Shanghai, China. Frontiers in Public Health, 10, 848122. Disponível em: https://doi.org/10.3389/fpubh.2022.848122. Acesso em: 30 set. 2023.
10. National Program Playground Safety. Disponível em: https://playgroundsafety.org/sites/default/files/2020-08/blank-report-card.pdf. Acesso em: 30 set. 2023.

Capítulo 18

Ambiente de sono mais seguro

Andréa de Melo Alexandre Fraga

A morte repentina e inesperada de crianças é um evento raro, mas quando acontece, é sempre trágico.[1] Desde a campanha *back to sleep*, iniciada na década de 1990, muitas vidas foram salvas com o reposicionamento dos bebês para dormirem com as costas em uma superfície firme ("barriga para cima").[2,3] São fatores de risco: sexo masculino; filhos de mães com menos de 18 anos de idade; filhos de mães que fumaram, ingeriram álcool ou usaram drogas na gestação; mães que fizeram pré-natal tardiamente ou não o fizeram; bebês com baixo peso ao nascimento; pré-termos.[1,2]

Diminuir fatores por meio de um ambiente de sono seguro e disseminar esse conceito é fundamental como estratégia de prevenção para esse triste e inesperado evento (Figura 18.1).[1-3]

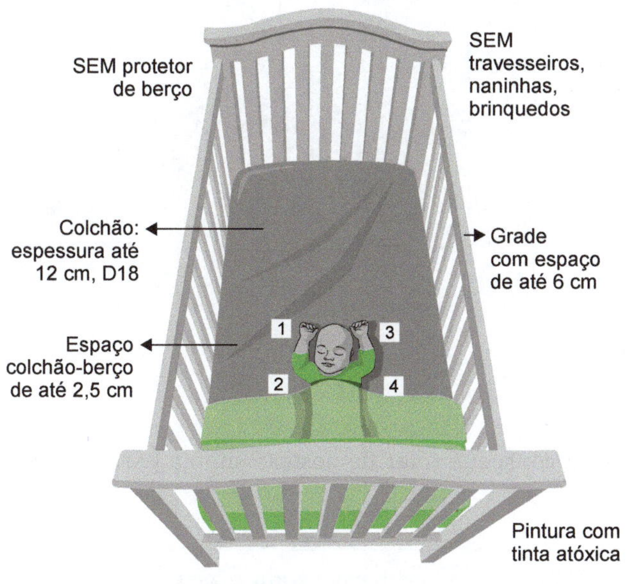

Figura 18.1. Especificações para segurança do bebê durante o sono.
Fonte: Desenvolvida pela autoria do capítulo.

Não fumar em nenhum ambiente da casa, principalmente no quarto do bebê.

Se o bebê chorar ou emitir sons diferentes dos habituais, ir vê-lo.

Não existe consenso sobre a temperatura ideal do quarto e o uso de ventiladores não previne a síndrome da morte súbita do lactente (SMSL).

Quando o bebê tem refluxo gastroesofágico, pode dormir de barriga para cima (posição supina)?[4-7]

Todos os bebês em qualquer ocasião, independentemente de peso ou idade gestacional ao nascimento, devem dormir de barriga para cima. As posições "em decúbito lateral" e "decúbito ventral" não são seguras. Mesmo as crianças com doença do refluxo gastroesofágico (RGE) devem assumir a posição supina, pois o risco de morte relacionada ao sono é maior do que o risco de broncoaspiração secundária ao RGE.[4-7]

Quando o bebê está em decúbito dorsal, a traqueia fica na parte superior, dificultando, assim, que substâncias vindas do estômago a atinjam; quando na posição prona, além da posição inferior da traqueia, há uma abertura na porção posterior que facilita a entrada do material regurgitado diretamente para a traqueia, aumentando o risco de aspiração. A Figura 18.2 demonstra a relação do esôfago e da traqueia.[4-7]

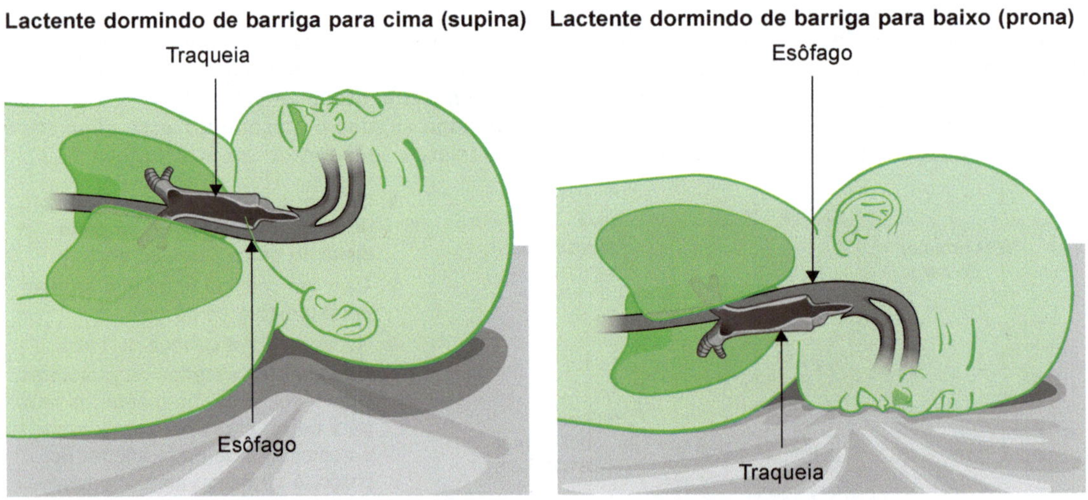

Figura 18.2. Relação do esôfago e traqueia.
Fonte: Desenvolvida pela autoria do capítulo.

A partir do momento em que a criança consegue rolar da posição supina para a prona, pode assumir essa posição durante o sono.

Mas e o *tummy time* tão recomendado para estimular as crianças, como fazer?

O *tummy time* (momento em que a criança fica de bruços) é recomendado para diminuir deformidades cranianas e estimular o desenvolvimento neurológico. Essa prática só pode ser realizada com a criança acordada, sob supervisão e durante 15 a 30 minutos por dia.[8,9]

Caso o bebê adormeça no "bebê conforto", carrinho, cadeirinha de balanço, cadeirinha de carro ou no colo, como proceder?[9-11]

O bebê deve sempre dormir em superfície não reclinada, firme e plana de preferência no berço. É de suma importância que o berço tenha o selo de conformidade, regulamentado no Brasil pelo Instituto Nacional de Metrologia, Qualidade e Tecnologia (Inmetro).[12,13]

Não colocar nessa superfície objetos como travesseiros, colchas, edredons, protetores de berço, dispositivos de posicionamento, pois todos eles podem causar sufocamento. Não usar ninhos ou "naninhas". Para aquecer o bebê nos dias frios, deve-se vesti-lo com várias camadas de roupa ou usar o saco de dormir para bebês durante o período de sono. Não usar gorros e luvas. Considerar a temperatura ambiente ao vestir o bebê. Geralmente uma camada de roupa a mais do que a usada pelo adulto é suficiente.[9,10,14,15]

Vale lembrar que o superaquecimento do bebê também está associado à morte súbita do lactente. Avaliar sinais como suor, pele avermelhada ou bebê quente ao toque. Não há evidência de que o uso de ventiladores reduza o risco de morte súbita.[9,10]

Pode haver compartilhamento de cama e de quarto com os bebês?

Recomenda-se compartilhar o quarto com o bebê, mas não a cama. Compartilhar o quarto com os pais, sem compartilhar a cama, reduz em 50% o risco de morte súbita. O bebê pode ser levado até a cama dos pais para serem amamentados e acalantados e, quando voltarem a dormir, devem ser recolocados no berço. É recomendado que as crianças durmam até pelo menos os 6 meses de idade no quarto dos pais, próximo à cama, porém em seu próprio berço.[9-11,14,15] Os bebês que dormem em quarto separado têm 2,75 a 11,5 vezes mais probabilidade de morrer repentina e inesperadamente do que os que partilham o quarto (sem partilhar a cama).[14,15]

Quais os riscos da cama compartilhada?

A Academia Americana de Pediatria, com base em evidências, não recomenda o compartilhamento da cama com o bebê em nenhuma situação. Estudos sugerem que se o ocupante da cama dividida com o bebê tiver qualquer alteração do estado de alerta, se for fumante atual ou se a cama for muito macia (o ideal é que tenha densidade 18), o risco de óbito aumenta em 10 vezes. Dividir outros locais de sono como sofás e poltronas com o bebê pode aumentar o risco de morte em até 67 vezes. Também não é recomendado o uso do mesmo berço simultaneamente por irmãos, mesmo sendo gêmeos.[9-11,14,15]

As evidências sugerem que é relativamente menos perigoso (mas ainda assim não recomendado) adormecer com o bebê na cama de adulto do que num sofá ou poltrona, caso os pais adormeçam. É importante notar que uma grande percentagem de crianças que morrem de síndrome da morte súbita infantil inesperada (SUIDS) é encontrada com a cabeça coberta pela roupa de cama. Portanto, é aconselhável não colocar na cama travesseiros, lençóis, cobertores, animais de estimação ou quaisquer itens macios ou soltos que possam obstruir a respiração do bebê ou causar superaquecimento.[9,11,14-16]

Qual a melhor maneira de vestir o bebê para dormir?

O bebê, ao dormir, deve estar confortável com roupas adequadas ao meio ambiente e à temperatura. Uma camada de roupa a mais do que um adulto estiver usando é suficiente. A ideia é sempre evitar o superaquecimento. Em temperaturas frias, dar preferência ao uso de mais camadas de roupa para manter o bebê aquecido em vez de usar cobertores. Em países de clima frio, os "cobertores vestimentas" podem ser usados.[12,14,16]

Existe uma temperatura ambiente ideal para o local de sono do bebê?

Estudos mostram que tanto o superaquecimento do ambiente como o superaquecimento da criança estão associados a um risco aumentado de síndrome da morte súbita do lactente (SMSL). Porém a determinação de uma temperatura que leve ao superaquecimento é controversa na literatura. Um estudo europeu sugere como segura a temperatura ambiente entre 20 e 22 °C, além de evitar roupas excessivas principalmente se o bebê estiver com febre. Também não existem evidências em se recomendar o uso de ventilador no quarto do bebê como forma de reduzir a SMSL.[12,14,16]

Consenso existe de que os bebês devem estar adequadamente vestidos para o ambiente e que os pais e cuidadores devem avaliar sinais de superaquecimento como suor ou sensação de calor ao toque no tórax, abdome e extremidades da criança.[12,14,16]

Qual o papel da amamentação em relação à SMSL?

Os benefícios do aleitamento materno são inúmeros, mas especificamente em relação à SMSL tem efeito protetor, sobretudo se for exclusivo até os 6 meses de idade. Porém, qualquer tempo de amamentação implica proteção. O cuidado nessa situação é o de sempre retornar a criança para o berço após o término da mamada.[9,10,14,17]

A chupeta pode ser oferecida nos momentos de sono da criança?

Na língua inglesa, a chupeta é chamada de *pacifier* na tentativa de transmitir uma conotação de melhora dos momentos de irritabilidade do bebê, trazendo uma maior calma para os períodos que antecedem o sono. Em algumas crianças, isso é evidente, mas em outras não.[9,10,14,18]

Deve-se considere dar chupeta para o bebê na hora do sono diurno ou noturno, pois existem estudos mostrando que isso diminui o risco de SMSL. A amamentação tem de estar bem estabelecida para que essa rotina do uso da chupeta seja iniciada. Caso a chupeta caia da boca da criança, não é necessário recolocá-la. Nunca pendurar a chupeta no pescoço do bebê nem prendê-la à sua roupa.[9,10,14,18]

Existe algum equipamento que previna a SMSL?

Não. Deve-se evitar o uso de equipamentos que dizem proteger o bebê de morte súbita já que nenhum equipamento se mostrou capaz disso. O uso de monitores cardíacos não é recomendado para a rotina de sono da criança.

Os esforços em relação à prevenção da SMSL têm de ser concentrados em desestimular o uso de tabaco, álcool e drogas durante a gestação. Deve-se estimular a presença nas consultas de pré-natal e incentivar o aleitamento materno e a imunização das crianças.[10,14,19]

Como os profissionais de Saúde podem contribuir para disseminar os hábitos saudáveis do sono?

É essencial que todos os profissionais de Saúde, principalmente os que prestam assistência a bebês, crianças, gestantes e lactantes se familiarizem com as orientações sobre o sono seguro. Essas orientações devem ser fornecidas durantes as consultas de pré-natal, logo após o nascimento ainda no intra-hospitalar e nas consultas de puericultura até 1 ano de idade.[14,20-22]

Os hospitais devem garantir que seu *staff* esteja alinhado com as recomendações atualizadas sobre o sono seguro, bem como os equipamentos estejam de acordo com as orientações dos órgãos regulamentadores.[14,20]

Qual o papel das mídias quanto à prevenção da SMSL?

As mídias têm forte influência sobre o comportamento das pessoas, influenciando suas crenças, atitudes e comportamento social. Assim sendo, é de fundamental importância que todos os produtos veiculados estejam em conformidade com as normas de segurança para a promoção de um sono seguro.[14,20-22] Além disso, as campanhas que remetem ao *safe to sleep* devem continuar a ser veiculadas a fim de atingir o maior número de pessoas possível. Elas devem incluir estratégias para promover e apoiar a amamentação, desencorajar o compartilhamento da cama, eliminar a exposição das crianças ao tabaco, além de ressaltar as circunstâncias que potencializam o risco das mortes relacionadas ao sono.[14,20-23]

Quais orientações relacionadas ao ambiente de sono para a prevenção de outros agravos à saúde das crianças, além da SMSL, devem ser consideradas?[22,23]

O berço deve ser verificado periodicamente para se detectarem parafusos ou peças mal encaixadas.

As superfícies pontiagudas, devem ser protegidas.

Cuidado com estantes que simulem "escadas" ou mesas de cabeceira com gavetas, pois elas podem contribuir para a imaginação das crianças na hora de brincar de "super-heróis" (Figura 18.3).

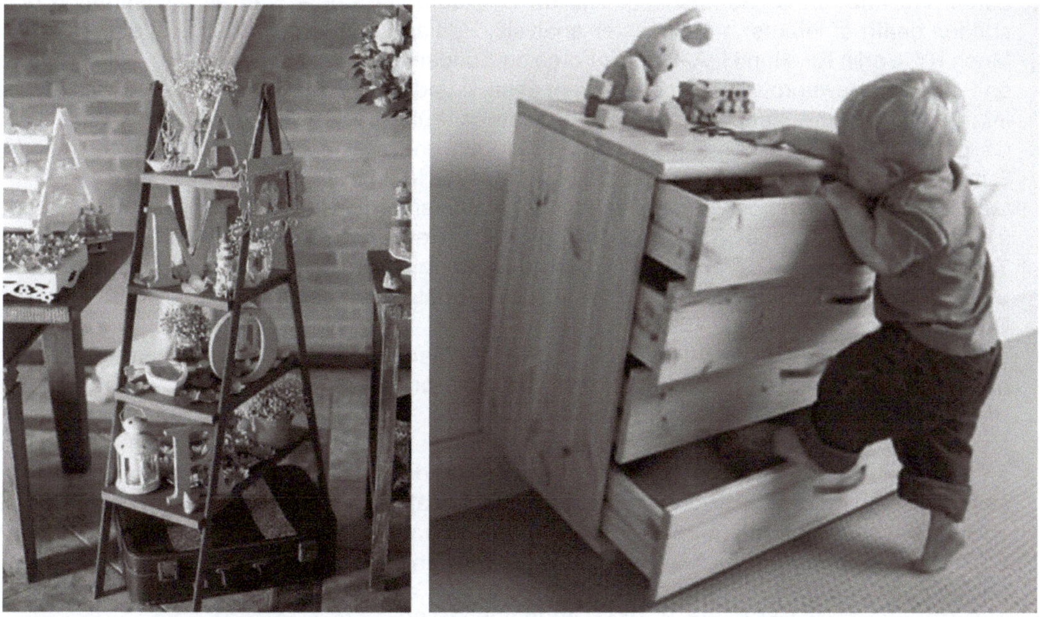

Figura 18.3. Exemplos de estantes que simulam escadas.
Fonte: Acervo da autoria do capítulo.

Tapetes devem ser de borracha antiderrapantes e antialérgicos; as cortinas, removíveis e laváveis; e o piso revestido, de vinil ou laminado plástico para evitar poeira.

Uso de telas protetoras em janelas e sacadas.

Substituir os bichos de pelúcia pelos de pano, que têm o mesmo apelo visual e podem ser lavados.

Usar protetor de tomadas (Figura 18.4).

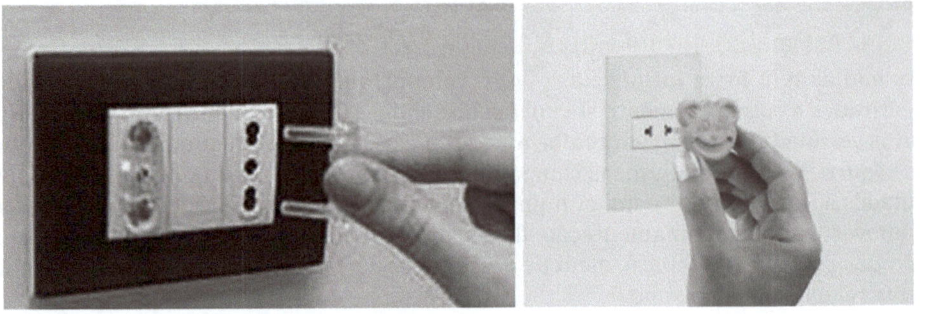

Figura 18.4. Exemplos de protetores de tomadas.
Fonte: Acervo da autoria do capítulo.

Referências bibliográficas

1. Beckwith JB. Defining the sudden infant death syndrome. Arch Pediatr Adolesc Med. 2003;157(3):286-90.
2. Krous HF, Beckwith JB, Byard RW, Rognum TO, Bajanowski T, Corey T et al. Sudden infant death syndrome and unclassified sudden infant deaths: a definitional and diagnostic approach. Pediatrics. 2004;114(1):234-8.
3. Landi K, Gutierrez C, Sampson B, Harruff R, Rubio I, Balbela B et al. Investigation of the sudden death of infants: a multicenter analysis. Pediatr Dev Pathol. 2005;8(6):630-8.
4. Moon RY, Carlin RF, Hand I. AAP Task Force on Sudden Infant Death Syndrome; AAP Committee on Fetus and Newborn. Sleep-related infant deaths: updated 2022 recommendations for reducing infant deaths in the sleep environment. Pediatrics. 2022;150(1):e2022057990.
5. Carpenter RG, Irgens LM, Blair PS et al. Sudden unexplained infant death in 20 regions in Europe: case control study. Lancet. 2004;363(9404):185-191.
6. Malloy MH. Trends in postneonatal aspiration deaths and reclassification of sudden infant death syndrome: impact of the "Back to Sleep" program. Pediatrics. 2002;109(4):661-5.
7. Tablizo MA, Jacinto P, Parsley D, Chen ML, Ramanathan R, Keens TG. Supine sleeping position does not cause clinical aspiration in neonates in hospital newborn nurseries. Arch Pediatr Adolesc Med. 2007;161(5):507-510.
8. Tremblay MS, Chaput JP, Adamo KB et al. Canadian 24-hour movement guidelines for the early years (0-4 years): an integration of physical activity, sedentary behaviour, and sleep. BMC Public Health. 2017;17(suppl 5):874.
9. Moon RY, Carlin RF, Hand I. AAP Task Force on Sudden Infant Death; AAP Committee on Fetus and Newborn. Evidence base for 2022 updated recommendations for a safe infant sleeping environment to reduce the risk of sleep-related infant deaths. Pediatrics. 2022;150(1):e2022057991.
10. Jullien BMC. Sudden infant death syndrome prevention. Pediatrics. 2021;21(Suppl 1):320.
11. Blair PS, Sidebotham P, Evason-Coombe C, Edmonds M, Heckstall-Smith EM, Fleming P. Hazardous cosleeping environments and risk factors amenable to change: case-control study of SIDS in South West England. BMJ. 2009;339:b3666.
12. U.S. Consumer Product Safety Commission, CPSC Document #5030. Crib safety tips: use your crib safely. Washington DC.
13. Moon RY, Carlin RF, Hand I. AAP Task Force on Sudden Infant Death; AAP Committee on fetus and newborn. Evidence base for 2022 updated recommendations for a safe infant sleeping environment to reduce the risk of sleep-related infant deaths. Pediatrics. 2022;150(1):e2022057991.
14. Person TL, Lavezzi WA, Wolf BC. Cosleeping and sudden unexpected death in infancy. Arch Pathol Lab Med. 2002;126(3):343-5.
15. Sánchez RCJ. Prevención del síndrome de la muerte súbita del lactante [Internet]. Recomendaciones PrevInfad/PAPPS. 2016. p. 1-14. Disponível em: http://previnfad.aepap.org/monografia/muerte-subita-lactante. Acesso em: 25 jul. 2019.

16. Hauck FR, Thompson JM, Tanabe KO, Moon RY, Vennemann MM. Breastfeeding and reduced risk of sudden infant death syndrome: a meta-analysis. Pediatrics. 2011;128(1):103-10.
17. Psaila K, Foster JP, Pulbrook N, Jeffery HE. Infant pacifiers for reduction in risk of sudden infant death syndrome. Cochrane Database of Systematic Reviews 2017; Issue 4. Art. n. CD011147.
18. Polanska K, Hanke W, Ronchetti R, van den HP, Zuurbier M, Koppe JG et al. Environmental tobacco smoke exposure and children's health. Acta Paediatr Suppl. 2006;95(453):86-92.
19. Pretorius KA, Mackert M, Wilcox GB. Sudden infant death syndrome and safe sleep on Twitter: analysis of influences and themes to guide health promotion efforts. JMIR Pediatr Parent. 2018.
20. Moon RY, Mathews A, Oden R, Carlin R. Mother's perceptions of the Internet and social media as sources of parenting and health information: qualitative study. J Med Internet Res. 2019;21(7):e14289.
21. Krous HF, Haas EA, Manning JM, Deeds A, Silva PD, Chadwick AE et al. Child protective services referrals in cases of sudden infant death: a 10-year, population-based analysis in San Diego County, California. Child Maltreat. 2006;11(3):247-56.
22. Smithson J, Garside R, Pearson M. Barriers to, and facilitators of, the prevention of unintentional injury in children in the home: a systematic review and synthesis of qualitative research. Inj Prev. 2011;17(2):119-26. doi: http://dx.doi.org/10.1136/ip.2010.026989. Acesso em: 29 set. 2023.
23. Renata DW, Danilo B. Accident prevention: an essential component of the pediatric visit. Residência Pediátrica. 2014;4(3)(Suppl 1).

Capítulo 19

Ambiente aquático mais seguro

Tania M. R. Zamataro

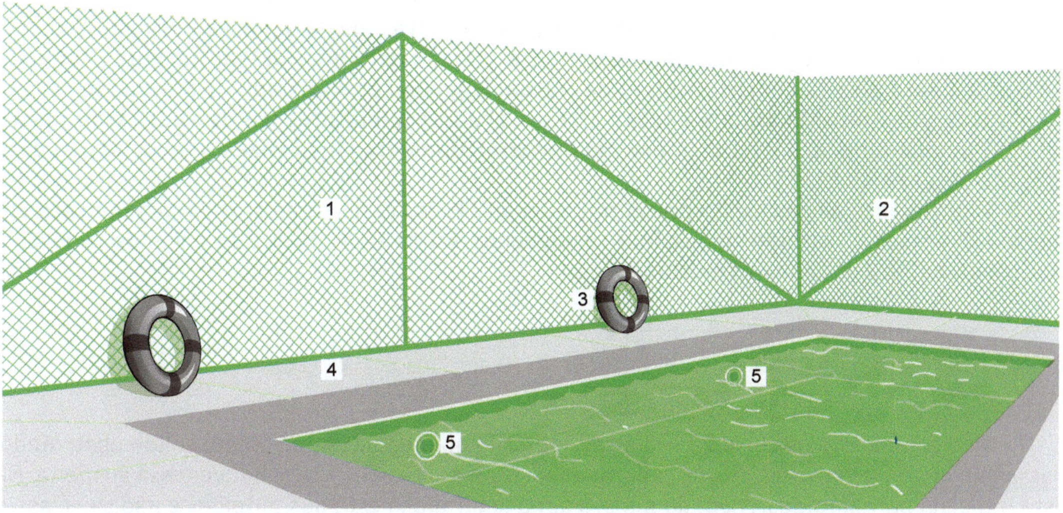

1 e 2. A piscina deve ter cerca nos quatro lados, com altura de no mínimo 1,5 m e com espaço de até 12 cm se vazada (idealmente, deve permitir a visualização da piscina). Se houver espaço entre o chão e a borda da cerca que seja no máximo de 8 cm (para que não se passe por baixo) e que não possa ser escalada. Deve ter um portão com fechamento e travamento automáticos, impedindo o acesso não autorizado ao local.

3. Manter dispositivos no local que auxiliem um resgate seguro, em caso de afogamento.

4. O piso adequado não deve ser escorregadio, mesmo molhado para evitar acidentes (piso antiderrapante).

5. Tampas antiaprisionamento nos ralos de sucção (pelo menos dois ralos). Desligar a bomba durante o uso.

Figura 19.1. Piscina mais segura.
Fonte: Adaptada de Designed by Freepik.

Procure nadar onde há guarda vidas. Não nade sozinho.

Boias de braço ou flutuadores não são seguros. Use colete salva vidas.

Atenção 100% no seu filho. Manter supervisão de toque a um braço de distância de crianças menores de 5 anos ou naquelas maiores que não saibam nadar.

Não entre na água após consumo de bebidas alcoólicas/uso de drogas ou após refeição que não tenha sido leve.

Não mergulhe ou permita mergulhos de cabeça em locais de profundidade < 1,8 m – coloque aviso.

Não hiperventile para aumentar o fôlego sem supervisão.

Saia imediatamente da piscina se houver relâmpagos.

Molhe a face e a nuca antes de entrar na água, evitando choque térmico.

O que fazer ao avistar alguém se afogando em uma piscina?[1-4]

Ao reconhecer que alguém está se afogando, deve-se pedir para um terceiro ligar para 193 (Corpo de Bombeiros) ou 192 (Samu) e avisar onde é o incidente, quantas pessoas estão envolvidas e o que está sendo feito. Se não houver outra pessoa que possa fazer a ligação, o próprio socorrista deve fazer e depois realizar o resgate. O passo seguinte é o de fornecer flutuação. Mais importante do que retirar a vítima da água é interromper o processo do afogamento: fornecer flutuação com boias salva-vidas ou, na ausência destas, usar objetos como garrafas plásticas vazias, pranchas de surfe, pedaços de isopor etc. Após isso, tentar tirar a vítima da água, se for seguro para o socorrista. Para o afogado consciente, o socorrista pode tentar puxá-lo com corda, por exemplo, ou orientá-lo para sair da água, se possível. Caso isso não seja possível ou a vítima esteja inconsciente, o socorrista deve entrar na água (sempre se for seguro para ele e com algum objeto de flutuação); colocar o afogado de barriga para cima, com a face para fora da água e checar a respiração. O início precoce de ventilação boca-a-boca (ou boca-a-boca/nariz) melhora em aproximadamente cinco vezes o prognóstico desse afogado (Figura 19.2).[5,9]

Globalmente, as piscinas representam apenas 2% dos casos de mortes por afogamento, com metade dos casos ocorrendo em piscinas residenciais. Entre as crianças de 1 a 9 anos, as piscinas representam 53% de todas as mortes.[2]

Há sentido em utilizar manobra de desobstrução de vias aéreas (como *Heimlich*) para tentar "retirar a água aspirada do afogado"?[1,5,9]

Não. A manobra de desobstrução está indicada quando há algum objeto sólido obstruindo a passagem do ar na via aérea. No afogado, apenas deverá ser realizada se houver essa suspeita. Não está indicada para líquidos. Além do mais, a água aspirada já está nos pulmões e não sairá assim. A manobra atrasaria a instituição da ventilação (p. ex., boca-a-boca), que é o melhor tratamento. E, ainda, existe a chance de causar vômito no afogado, uma vez que este está com o estômago cheio de água (a deglutição de água ocorre no processo).[1]

Por que colete salva-vidas é melhor e mais indicado do que boias de braço ou de cintura em uma criança?

O melhor dispositivo de flutuação para qualquer pessoa na água é do tipo "colete salva-vidas", principalmente para aquelas pessoas que não sabem nadar. Os coletes proporcionam

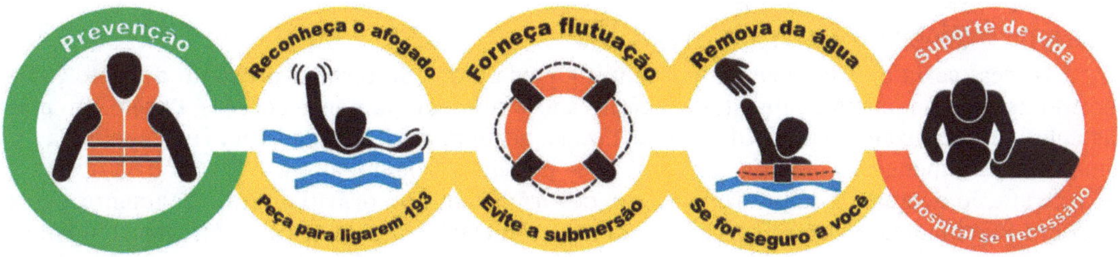
Prevenção
Reconheça o afogado
Peça para ligarem 193
Forneça flutuação
Evite a submersão
Remova da água
Se for seguro a você
Suporte de vida
Hospital se necessário

1. Crianças à distância de um braço mesmo que saibam nadar.
2. Nadar onde haja guarda-vidas.
3. Restringir o acesso a piscinas e tanques com uso de cercas.
4. Sempre utilizar colete salva-vidas em barcos e esportes com pranchas.
5. Aprender natação, medidas de segurança na água e primeiros socorros.

Ajudar alguém em período na água.

1. Reconhecer o afogamento: banhistas incapazes de se deslocarem ou em posição vertical na água com natação errática.
2. Pedir a alguém que chame socorro (193).
3. Parar o afogamento: fornecer flutuador.
4. Tentar ajudar sem entrar na água: manter a própria segurança.
5. Usar uma vara ou corda para alcançar o afogado.
6. O socorrista só deve entrar na água para socorrer se for seguro para ele e usar algum material flutuante para seu próprio auxílio.
7. O indivíduo que estiver se afogando não entre em pânico, mas acenar pedindo socorro e flutuar.

1. Se o afogado não estiver respirando, iniciar a RCP com ventilação imediatamente.
2. Se houver respiração, permanecer junto ao afogado até a ambulância chegar.
3. Procurar um hospital se houver qualquer sintoma.

Figura 19.2. Cadeia de sobrevivência do afogamento.
Fonte: Adaptada de Szpilman D, Webber J, Quan L, Bierens J, Morizot-Leite L, Langendorfer SJ et al., 2014.

flutuabilidade, e sua espuma é colocada para garantir que a cabeça do usuário permaneça acima do nível da água. Além do mais, seja pelo uso dos arnês, seja pelos zíperes, os coletes permanecem presos ao corpo do banhista. Isso não ocorre com outros tipos de "boias", como as de braço, que podem escapar ou murchar. ou as de cintura, que também podem emborcar e colocar o indivíduo com a cabeça dentro d'água.

É necessário cercar piscinas infláveis?[4,6]

Sim. Como qualquer reservatório de água que não pode ser completamente esvaziado e emborcado ou impedido que acumule água, as piscinas portáteis também deverão ser isoladas por cercas de pelo menos 1,5 m de altura, que não possam ser escaladas, não permitam que se passe por baixo delas ou entre frestas e que tenham um portão com fechamento automático (de preferência) que possa ser trancado, da mesma forma que as piscinas fixas. Mesmo que se trate de uma piscina com paredes acima do solo, pois um estudo com essas piscinas mostrou que crianças entre 3 a 6 meses a 4 a 6 meses de idade foram capazes de subir em uma de suas paredes de 122 cm de altura.[4] Deve-se retirar sempre a escada de acesso quando a piscina não estiver em uso. O mesmo deve-se fazer para espelhos de água, ou qualquer reservatório que não possa ser esvaziado e impedido de coletar água. Nenhuma camada única de proteção é 100% eficaz. Recomenda-se que se associem várias camadas de proteção como coberturas de segurança, alarmes de movimentação de água, por exemplo, associados à supervisão rigorosa das crianças por um adulto responsável, treinamento em resgate seguro e ressuscitação cardiopulmonar (RCP).[3,4]

Piscina de condomínio deve ter guarda-vidas?[8,9,11]

O ideal seria que sempre houvesse um guarda-vidas de piscina presente durante todo o período de funcionamento, capacitado, certificado e com equipamento correto. Porém, em piscinas coletivas localizadas em condomínios, hotéis, academias e escolas com área espelhada cuja somatória de dimensões seja inferior a 100 m^2 e profundidade inferior a 1,4 m, não há obrigação de contratação de guarda-vidas. Nesse caso, deverá haver, no horário de funcionamento, no mínimo um funcionário por piscina com o curso de emergências aquáticas e informativo com os seguintes dizeres: "Não há guarda-vidas presente nesta piscina - é proibida a entrada de crianças menores de 12 anos desacompanhadas dos pais ou responsáveis" (*Manual Certificador "Piscina + Segura" - Sobrasa*).

Por que é "arriscado" supervisionar à distância uma criança com boia na piscina?[1,3,5]

Primeiro, o ideal é que criança que não saiba nadar use boias do tipo colete salva-vidas, que, entre outras coisas, não sai do corpo (ver item "Por que colete salva-vidas é melhor e mais indicado do que boias de braço ou de cintura em uma criança?"). Crianças se afogam rápida e silenciosamente. Um adulto fora da água pode se distrair ou não perceber que está ela está se afogando e demorar para socorrê-la. Por isso, a orientação é que o responsável fique na água, a uma distância de "um braço" de crianças menores de 5 anos ou até das maiores que não saibam nadar.

Quais são os riscos do sistema de drenagem de piscina?[9]

Drenos que não estão em acordo com as normas da Associação Brasileira de Normas Técnicas (ABNT) podem funcionar como uma armadilha, exercendo força de sucção suficiente para prender um banhista pelos cabelos, partes da roupa, colares, pulseiras ou partes do corpo. No Brasil, a ABNT, por meio da NBR n. 10.339, publicada em setembro de 2018, determina que os sistemas de sucção da piscina precisam ser projetados, instalados e utilizados visando à segurança do usuário na área de lazer. Devem ser montados com no mínimo dois drenos de fundo, equipados com grelha antiaprisionamento interligados entre si (no mínimo dois); distantes no mínimo de 1,5 m de centro a centro, equilibrados com tanque intermediário de sucção indireta. Os ralos de fundo também podem ser instalados na parede da piscina, e não somente no fundo (desde que o fabricante informe isso no produto). Os ralos de fundo devem ter um poço com distância de uma vez e meia a da tubulação utilizada, entre o seu fundo e a tampa antiaprisionamento, para equalizar a sucção.

As piscinas devem manter visíveis os alertas de advertência, inclusive com marcações da respectiva profundidade. As crianças devem ser ensinadas a nadar longe dos ralos.

Qual é a melhor idade para ensinar uma criança a nadar?[4,7,12]

Há evidências de que, acima de 1 ano de idade, a criança já é capaz de aprender algumas habilidades na água. É claro que é importante respeitar seu ritmo de desenvolvimento, mas geralmente, ao completar 4 anos, a maioria delas está pronta para aulas de natação, para aprender habilidades básicas de sobrevivência na água, assim como começar para aprender o que se denomina "competência na água", que engloba a identificação de perigos e como evitá-los. Outra característica importante a partir dessa idade é que a criança gradativamente diminui a desproporção entre os segmentos superior e inferior do corpo (o segmento superior é mais pesado nessa fase de crescimento), o que facilita a movimentação e coordenação. Salienta-se que as aulas deverão ser ministradas por instrutores qualificados e que tanto as crianças como seus pais ou cuidadores deverão aprender a nadar para segurança de todos (Figura 19.3).

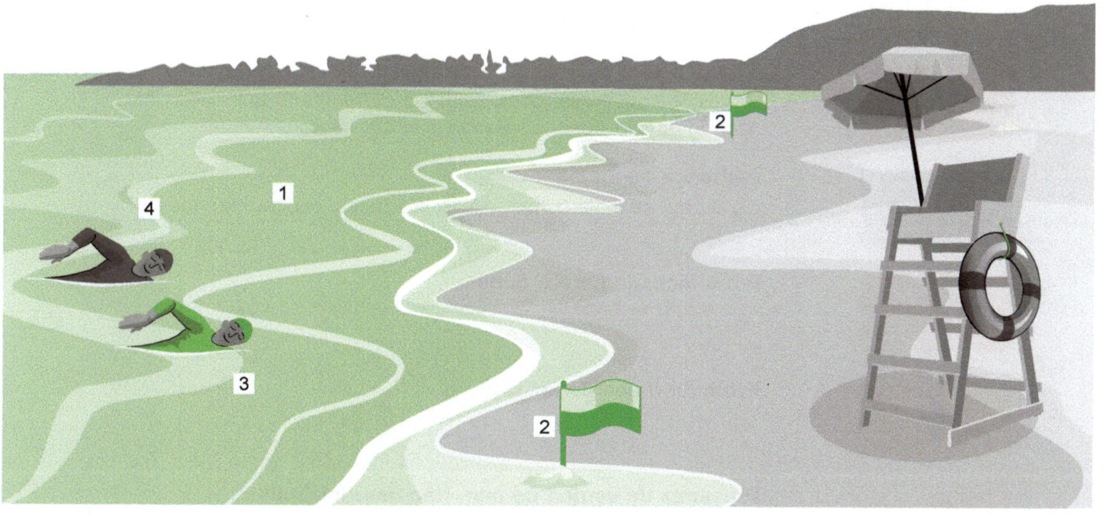

1 e 2. Respeite as bandeiras de sinalização nas praias. Nade no espaço demarcado pelas bandeiras vermelhas + amarelas.

3. Procure nadar em áreas onde haja guarda-vidas e na presença destes.

4. Não nade sozinho.

Figura 19.3. Praia mais segura.
Fonte: Adaptada de Designed by Freepik.

Atenção 100% no seu filho. Supervisão de toque, a um braço de distância de crianças menores de 5 anos ou naquelas maiores que não saibam nadar.

Não entre na água após o consumo de bebidas alcoólicas/uso de drogas ou após refeição que não tenha sido leve.

Confira a previsão do tempo e as condições do mar.

Conheça o local onde você vai nadar ou surfar. Cada praia tem características próprias relacionadas a correntes, condições climáticas, tipos de ondas, profundidade, períodos de pesca e até à presença de animais marinhos, como tubarões e águas-vivas.

Evite nadar em locais que haja prática de *surf*, uso de *jet sky*, presença de barcos...

Quadro 19.1 – Bandeiras de avisos e significados.

Sinalização com bandeiras	*Significado*
	**Menor risco possível** Águas calmas, sem risco para banhistas e navegadores. Não há correntes de retorno no local
	Perigo médio Ondas e correntes moderadas. Nadadores fracos são desencorajados a entrar na água. Demais nadadores devem ser cautelosos
	**Alto perigo** Condições adversas, como ondas e correntes fortes. Todos os nadadores são desencorajados a entrar na água
	**Presença de águas vivas** Ou outros animais como arraias, medusas, cobras marinhas
	**Praia fechada para o público**
	**Proibido o uso de *jet sky***
	**Presença de ventos no mar. Não usar infláveis** ▼ Indica a direção de vento no mar

Fonte: Desenvolvida pela autoria do capítulo, baseado nas normas da Sobrasa.

O que é e como identificar a corrente de retorno?[15,16]

É uma área de deslocamento de massa d'água em sentido contrário às ondas (ou seja, em direção ao alto mar), formando um corredor de água que se move em alta velocidade. Varia de tamanho, largura, profundidade, forma, velocidade e potência. Observa-se no mar, uma área com menor frequência ou ausência de quebras de ondas, com coloração da água diferenciada, mais clara ou mais escura que o restante, em virtude de sua profundidade ou agitação da areia no fundo. Frequentemente, correntes de retorno estão presentes próximo a obstáculos rígidos como pedras e rochedos ou estruturas construídas pelo homem como piers. Em muitas praias, há sinalização quanto a essas correntes.

O que uma pessoa deve fazer caso entre numa corrente de retorno?[15,16]

Ter calma, tentar boiar e sinalizar para alguém, preferencialmente, um guarda-vidas. Nadar lateralmente, em sentido paralelo à areia da praia, até sair da corrente. Se estiver com prancha, traçar uma linha diagonal em relação à praia e procurar o local que tenha mais ondas, usando a força do mar a seu favor para retornar à margem. Nunca nadar contra a correnteza.

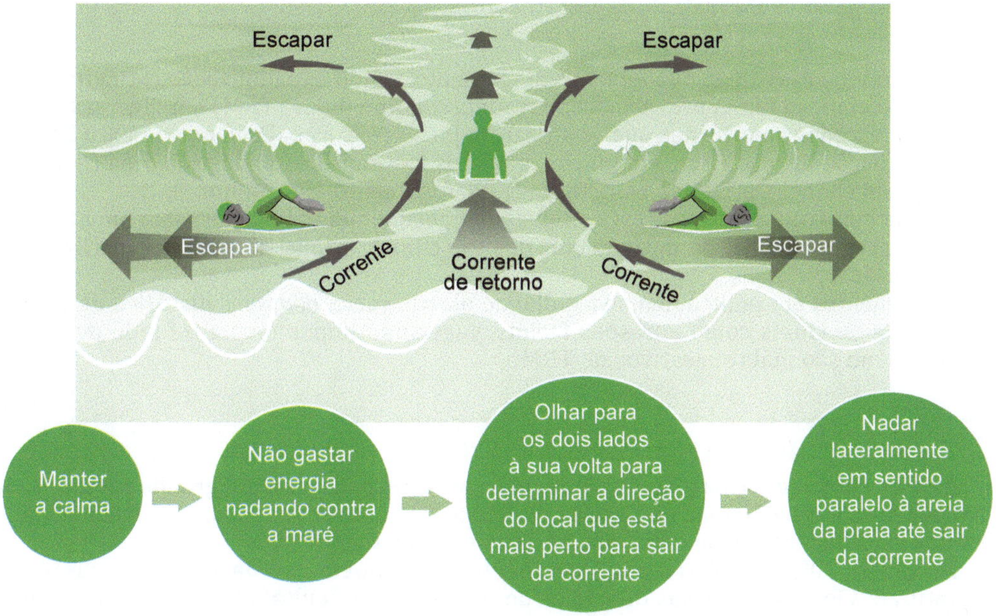

Figura 19.4. O que fazer se cair em uma corrente de retorno?
Fonte: Desenvolvida pela autoria do capítulo.

Por que é perigoso nadar em locais onde há pedras?[15-17]

Normalmente nessas áreas, o fundo é bastante irregular, o que propicia que o movimento da maré gere turbulência sem um sentido único. Também há maior formação de corrente de retorno. Deve-se evitar nadar nessa região e jamais pular, principalmente de cabeça, nessas áreas.

É seguro permanecer no mar durante uma tempestade de verão?

Segundo o Instituto Nacional de Pesquisas Espaciais (Inpe), o Brasil é um dos países onde mais se morre por raios. São em média 110 casos letais por ano. Ao ser surpreendido por uma tempestade, deve-se sair imediatamente da água e procurar abrigo. Além dos raios, há também o risco de formação de ondas gigantes e perigosas. Portanto, não é seguro.

É melhor se afogar em água salgada ou em água doce?[1,2,4]

É melhor **não se afogar**, claro. Mas hoje se sabe que tanto a aspiração de água doce como a de água salgada causará graus semelhantes de lesão pulmonar, com alteração do surfactante. Mesmo quantidades de 1 a 3 mL/kg de água aspirada provocarão alterações na permeabilidade dos capilares pulmonares, com extravasamento de líquidos para os alvéolos e espaço intersticial: *shunt*; edema pulmonar não cardiogênico; alveolite; broncoespasmo; atelectasias; e diminuição da complacência pulmonar caracterizam o quadro que pode evoluir para síndrome da angústia respiratória aguda. A água doce (hiposmolar) é diretamente citotóxica para os pneumócitos tipo 2 (que produzem o surfactante); a água salgada (hiperosmolar), por sua vez, atrai fluxo para o espaço alveolar, ocasionando a "lavagem" do surfactante.[1]

É comum ocorrer trauma raquimedular no afogado?[3,13,14]

É incomum em vítimas não fatais de afogamento, sendo a imobilização rotineira da coluna cervical não recomendada. A prevalência de trauma raquimedular (TRM) em diversas coortes de pacientes em estudos americanos que se afogaram girou em torno de menos de 1% a 5%. Mesmo em uma população de alto risco, em que os impactos forçados das ondas são uma causa comum de quedas, com chance de TRM, a associação com afogamento é incomum.

Um paciente consciente que está se afogando normalmente pode fornecer um histórico das circunstâncias do incidente, permitindo uma decisão clínica apropriada em relação à imobilização da coluna cervical.

Afogamentos em politrauma, mergulho de altura, surfe, *bodysurf*, histórico de carga axial testemunhada ou sinais como abrasões faciais, sugerindo impacto com o fundo do oceano ou trauma craniano são mais sugestivos de TRM.

Quais os riscos de nadar em rios, represas e lagoas?[17]

Rios, riachos, lagos e barragens são regularmente responsáveis por grande parte das mortes por afogamento, em particular nos países de baixa e média renda, onde, com frequência, estão associados a atividades do dia a dia, não só às atividades recreativas.

No Brasil, 70% dos óbitos por afogamento ocorrem em rios, lagos e represas. As águas doces naturais são menos densas do que as do mar, o que dificulta a flutuabilidade, o que faz a vítima afundar mais rapidamente. Quase nunca há guarda-vidas nessas áreas. Além disso, as águas turvas impedem a visualização de pedras, lodos, detritos e galhos que podem prender o banhista, além de a eventual presença de animais também se configurar em um perigo.

Alguns rios, sobretudo aqueles localizados na base das regiões de serra, estão sujeitos ao fenômeno de "cabeça d'água" – aumento súbito do volume, da velocidade e do nível do rio. Essas alterações, na maioria dos casos, são provocadas por fortes chuvas nas montanhas "rio acima", mesmo com tempo bom e sol "rio abaixo" no local de banho, pegando o banhista desprevenido, arrastando-o e causando afogamento. Outro risco é o de ser pego em um "rebojo", redemoinho causado pela densidade da água e do tipo de relevo do fundo do rio.

Se o rio tiver correnteza, nunca se deve entrar na água quando esta estiver acima do joelho (recomendação Sobrasa) ou na altura da cintura (recomendação do Corpo de Bombeiros).

Referências bibliográficas

1. Zamataro TMR. Semiologia dos acidentes – afogamento. *In*: Luciana S, Dirceu S (orgs.). Diagnóstico em pediatria. 2. ed. Barueri: Manole, 2022, v. 1, p. 573-610.
2. Szpilman D, Mello DB, Queiroga AC, Emygdio RF (2020). Association of drowning mortality with preventive interventions: a quarter of a million deaths evaluation in Brazil. International Journal of Aquatic Research and Education: v. 12, n. 2, art. 3.
3. Szpilman D, Orlowski JP. Sports related to drowning. Eur Respir Rev. 2016 Sep;25(141):348-59.
4. Zamataro TMR. Acidentes de submersão/seção segurança da criança e do adolescente. *In*: Sociedade Brasileira de Pediatria (org.). Tratado de Pediatria. 5. ed. Barueri: Manole, 2021, v. 1, p. 344-348.
5. Schmidt AC, Sempsrott JR, Hawkins SC, Arastu A, Cushing TA, Auerbach OS. Wilderness Medical Society Practice Guidelines for the Prevention and Treatment of Drowning. Wilderness & Environmental Medicine, 2016;27:236-251.
6. Denny SA, Quan L, Gilchrist J, McCallin T, Shenoi R, Yusuf S et al. Prevention of drowning – council on injury, violence, and poison prevention. Pediatrics v. 148, n. 2, August 2021:e2021052227.
7. Szpilman D, Orlowski JP, Bierens J. Drowning. *In*: Vincent JL, Abraham E, Moore AF, Kochanek P, Fink M (eds.). Textbook of Critical Care. 6th ed. Chapter 71. Elsevier Science; 2011. p. 498-503.
8. Sobrasa. Manual certificador e instalador de segurança do proprietário "piscina+segura". SOBRASA, setembro 2005. Disponível em: https://www.sobrasa.org/programa-de-qualidade-em-seguranca-aquatica-piscinas/. Acesso em: 5 jul. 2023.

9. Szpilman D. Afogamento. *In*: Pronto-socorro. 2. ed. Diagnóstico e tratamento em emergências. Martins HS, Damasceno MCT, Awada SB. Capítulo 33. Barueri: Manole, 2008, p. 275-283.
10. Austin S, Macintosh I. Management of drowning in children. Symposium: accidents and poisoning. Pediatrics and Child Health, v. 23, Issue 9, September 2013, p. 397-401.
11. ABNT. NBR n. 10339 de 09/2018. Piscina – projeto, execução e manutenção; versão corrigida em 25/10/2019. Disponível em: https://www.abnt.org.br/. Acesso em: 5 jul. 2023.
12. Santibañez-Gutierrez A, Fernández-Landa J, Calleja-González J, Todorovi´c N, Ranisavljev M, Štajer V et al. Epidemiology of children's swimming competence and water safety. Front. Public Health (2022)10:961342.
13. Hwang V, Shofer FS, Durbin DR, Baren JM. Prevalence of traumatic injuries in drowning and near drowning in children and adolescents. Arch Pediatr Adolesc Med. 2003 Jan;157(1):50-3.
14. Watson RS, Cummings P, Quan L, Bratton S, Weiss NS. Cervical spine injuries among submersion victims. J Trauma. 2001 Oct;51(4):658-62.
15. Leatherman SP, 2013. "Rip currents." *In*: Coastal Hazards by Finkl CW (ed.). Springer, p. 811-831.
16. Criado-Sudau FF. Dinâmica das correntes de retorno em uma praia intermediária de micromaré dominada por ondas. Dissertação de Mestrado em Engenharia Oceânica. Universidade Federal do Rio de Janeiro, 2016:1-80.
17. Szpilman D & diretoria Sobrasa 2018-2022. Afogamento – boletim epidemiológico no Brasil 2021. Sociedade Brasileira de Salvamento Aquático SOBRASA [Publicado on-line]. Disponível em: http://www.sobrasa.org Julho 2021. Acesso em: 5 jul. 2023.

Capítulo 20

Web mais segura

Tania M. R. Zamataro

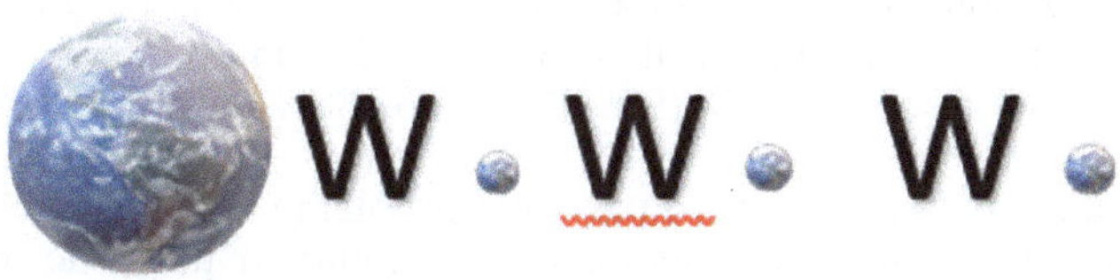

Figura 20.1. *Web* mais segura.
Fonte: Desenvolvida pela autoria do capítulo.

Conceitos importantes[1-5]

- A internet é insegura. Não existe nenhum esquema de segurança nativo do TCP/IP que permita transmitir dados de forma que ninguém saiba o que está sendo transmitido; (TCP/IP - é um conjunto de protocolos que possibilita a comunicação entre computadores e servidores).
- A internet não tem nada de virtual - há os mesmos riscos de problemas similares aos que ocorrem no mundo fora dela.
- A internet não é controlada de forma central por nenhuma pessoa ou organização. Sua estruturação é feita a partir dos administradores das redes que a compõem e dos próprios usuários, sendo supervisionada por alguns órgãos internacionais.
- *Netiquette* refere-se à ética que se deve obedecer ao usar o correio eletrônico, especialmente aquele enviado à *UseNet* ou às listas de discussões. Por exemplo: DIGITAR UMA SENTEÇA EM MAIÚSCULAS É ENTENDIDO COMO ESTAR GRITANDO.
- Uma vez postado e espalhado, não há como voltar atrás.
- Há motivos para a limitação de idade em redes sociais. Devem ser respeitados.
- O tempo de utilização da mídia dependerá da faixa etária da criança e do motivo.
- Filtros de conteúdos ajudam.
- Cuidado onde você clica!

- Um *cracker* é alguém que tenta entrar sem autorização em computadores. *Hacker* é um programador viciado em computadores que fica programando por longos períodos. A maioria não é *cracker*, mas têm má fama em razão das atividades antiéticas deste.
- Vírus não são transmitidos em arquivos textos. Entretanto, podem ser transmitidos via protocolo de transferência de arquivos (FTP) ou em arquivos atachados ao seu *e-mail*: antes de utilizar o arquivo convêm passar um antivírus.
- Cuidado com senhas; usar autenticação extra.
- Por segurança, deve-se cobrir a *webcam* em qualquer dispositivo, como *laptop*, sistema de jogos ou telefone celular, quando não estiver em uso.
- Manter *softwares* e aplicativos atualizados; usar *softwares* de segurança.
- Não postar fotos das crianças vestidas com o uniforme escolar para que não sejam facilmente identificadas.
- Não marcar as fotos com a localização de casa, da escola dos filhos e de lugares de frequência habitual para fins de segurança pessoal e de toda a família.
- Comprar sempre em *sites* seguros com "https".
- Usar *wi-fi* segura.

Em 50 anos de existência, a internet tornou-se o principal meio de comunicação entre as pessoas, além de influenciar diversos setores sociais como educação, divertimento, negócios.[1]

Segundo a União Internacional de Telecomunicações, em 2022, cerca de 5,3 bilhões de pessoas (66% da população mundial) utilizaram a internet.[1,2] Pesquisa sobre o seu uso por crianças e adolescentes no Brasil, no mesmo ano, da TIC Kids Online Brasil, demonstrou que aproximadamente 60 milhões de domicílios tinham acesso à internet (80% do total), 24,4 milhões de crianças e adolescentes entre 9 e 17 anos utilizavam-na (92% da população nessa faixa etária), sendo o celular o dispositivo mais utilizado (99%) e apenas 38% de uso de computador (91% na classe A e 68% na B).[2-4]

A disseminação do uso da internet trouxe como problema a globalização dos cibercrimes, atos ilícitos/infracionais, cujos autores podem estar em qualquer parte do mundo, usando seu computador como arma de crime.

A segurança digital é a prática de proteger sistemas, redes e programas de ataques virtuais, que objetivam acessar, alterar ou destruir informações confidenciais, extorquir dinheiro de usuários ou interromper a continuidade de negócios. O acesso *online* também traz outros riscos, mais marcantes para crianças e adolescentes como exposição a conteúdos impróprios, a predadores *online* e o *cyberbullying*.[2-5]

Quais são as ameaças mais comuns?[4,5]

- ***Phishing***: ataque virtual envolvendo mensagens eletrônicas com o intuito de enganar o remetente para que forneça dados pessoais ou faça *download* de *malware*. As formas mais comuns são:
    - ***Clone phishing***: ao se clicar em um *link*, há o direcionamento para uma página falsa de comércio eletrônico ou de *internet banking* em que se solicitam dados pessoais e financeiros.
    - ***Scam***: mensagem contendo um *link* que, ao ser acessado, direciona para uma página falsa, porém semelhante à original, em que se solicita o *username* e senha. Os golpistas passam a ter os dados de acesso de redes sociais, *sites* de companhias aéreas etc.
    - **Mensagens com formulários, solicitação de recadastramento:** a vítima preenche os dados e, ao clicar para envio, encaminha o formulário para o golpista.
    - ***E-mails* com *links* para *malware***: induzem a vítima a clicar em um *link*. Aparece uma mensagem de erro para salvar o arquivo. Ao clicá-lo, instala-se o *malware*.
- ***Pharming***: tipo específico de *phishing* que envolve o redirecionamento da navegação do usuário em um *site* legítimo para *sites* falsos, alterando o *domain name system* (DNS).

- ***Smishing***: tipo de *phishing* realizado mediante disparos de SMS para celulares, geralmente com informações de que a vítima está endividada ou ganhou um sorteio inesperado.
- **"Hackeamento" e acesso remoto:** os *softwares* de acesso remoto permitem que os usuários acessem e controlem um computador remotamente.
- ***Malware***: termo amplo relacionado a vírus, *worms*, "cavalos de Troia" e outros programas danosos que os *hackers* usam para causar estragos e roubar informações confidenciais. Qualquer *software* criado para danificar um computador, servidor ou rede pode ser descrito como *malware*.
- ***Ransomware***: tipo de *malware* que impede o indivíduo de usar seu computador ou acessar arquivos específicos no dispositivo caso um resgate não seja pago. As variantes mais conhecidas de *ransomware* são: *Maze*; *Conti*; *GoldenEye*; *Bad Rabbit*; *Jigsaw*, *Locky*; e *WannaCry*.
- ***Botnet***: rede de computadores intencionalmente infectados por *malware*, de forma que possam realizar tarefas automatizadas na internet sem a permissão ou o conhecimento dos proprietários dos computadores. Podem gerar tráfego falso na internet em *sites* de terceiros para ganho financeiro; usar o poder da máquina para auxiliar ataques de negação de serviço distribuído (DDoS, *Distributed Denial of Service*) para derrubar *sites*; enviar *e-mails* de *spam* a milhões de usuários da internet; cometer fraudes e roubos de identidade; atacar computadores e servidores.
- **Ameaças ao *wi-fi*, público ou doméstico:** o *wi-fi* público apresenta riscos porque a segurança dessas redes, em cafeterias, *shoppings*, aeroportos, hotéis, restaurantes, entre outros, costuma ser relaxada ou inexistente. Falta de segurança significa que criminosos virtuais e ladrões de identidade podem monitorar o que o usuário está fazendo *online* e roubar suas senhas e informações pessoais. Outros perigos do *wi-fi* incluem:
  - ***Packet sniffing***: os invasores monitoram e interceptam dados descriptografados enquanto transitam em uma rede desprotegida.
  - **Ataques *man-in-the-middle***: os invasores comprometem um *hotspot wi-fi* de modo a se inserirem nas comunicações entre a vítima e o *hotspot* para interceptar e modificar os dados em trânsito.
  - **Redes de *wi-fi* criminosas:** os invasores estabelecem um *honeypot* na forma de *wi-fi* gratuito para colher dados valiosos. O *hotspot* do invasor torna-se o veículo para todos os dados trocados na rede.

As vulnerabilidades das aplicações da *web* permitem que *hackers* tenham controle não autorizado sobre o código-fonte, manipulem informações privadas ou interrompam o bom funcionamento da aplicação.

Como se proteger de vazamentos de dados, falhas de sistemas e *links* maliciosos?[4-6]

- Manter o antivírus atualizado.
- Manter os *softwares* atualizados para que haja compatibilidade com o sistema operacional.
- Manter o *firewall* ativado para segurança da rede.
- Cuidado ao fazer *downloads*: instalar apenas aplicativos e *softwares* de fontes confiáveis.
- Usar senhas fortes e seguras (mais longas, caracteres especiais, letras maiúsculas); trocá-las periodicamente; não as repetir nem as compartilhar.
- Não acessar *links* ou anexos de *e-mails* de desconhecidos; ter atenção aos anexos de *e-mails*, redes sociais e SMS.
- Desativar contas em *sites* que o usuário não acessa mais.
- Usar a autenticação em duas etapas.
- Fazer *backup* de dados pessoais ou de acesso regularmente. Se for vítima de *ransomware* (sequestro de dados), o usuário pode não conseguir recuperar seus dados.
- Evitar usar *wi-fi* público e inseguro. Se não puder evitar, ter muito cuidado para não inserir dados pessoais, financeiros, senhas etc.

Quais as maiores vulnerabilidades para crianças e adolescentes?[4-6]

Além dos já citados no item "Quais são as ameaças mais comuns?", os seguintes eventos têm grandes consequências para crianças e adolescentes:

- Acesso a conteúdos impróprios ou ofensivos, como pornografia, *sites* que atentem contra a honra ou que incitem o ódio e o racismo.
- Contato com pessoas mal-intencionadas, que praticam estelionato, pornografia infantil, sequestro etc.
- Invasão de privacidade, com a divulgação de informações pessoais de amigos e familiares.
- Divulgação de boatos, *fake news*. Podem ser tanto vítimas como perpetuadores.
- Furto e perda de dados.
- Plágio e violação de direitos autorais: a cópia, a alteração ou a distribuição não autorizada de conteúdos e materiais protegidos podem contrariar a lei de direitos autorais e resultar em problemas jurídicos e em perdas financeiras.
- *Cyberbullying*.

Observações importantes referentes à imaturidade de crianças e adolescentes:

- Apresentam dificuldade em detectar e expressar sentimentos, o que pode dificultar a percepção dos riscos, gerar mal-entendidos e interpretações dúbias.
- São impulsivos e postam sem medir consequências: aquilo que é postado nem sempre pode ser totalmente excluído ou ter o acesso controlado.

O que caracteriza o *overuse* ou o excesso de uso de internet por crianças e adolescentes e quais as consequências?[6-11]

O excesso de uso pode estar associado à dependência (ou adição) da internet. O termo "vício em internet" é comumente usado para referir "preocupações, impulsos ou comportamentos excessivos ou mal controlados em relação ao uso do computador e ao acesso à internet que levam a prejuízo ou sofrimento". Com o aumento do uso de *smartphones*, o uso patológico da internet tornou-se um fenômeno global e a prevalência é comparável entre as nações. O termo "nomofobia" (derivado de *no-mobile-phone-phobia*) é usado para nomear desconforto, medo ou ansiedade pela falta do uso do celular. As consequências são múltiplas como diminuição do sono e da libido, aumento da impulsividade, ansiedade, depressão, agressividade e violência; autocuidado deficiente, diminuição da produtividade acadêmica e no trabalho, síndrome do túnel do carpo, maior incidência de obesidade e de depressão, uso de substâncias psicotrópicas, automutilação e morte.

Crianças e adolescentes são mais suscetíveis a desenvolver dependência da internet em razão da imaturidade dos sistemas cerebrais e da falta de controle decisório do tempo de uso. Ao apresentarem retraimento social e preferência à solidão, comportamentos estranhos, mau desempenho acadêmico ou uso excessivo da internet, devem ser avaliados quanto ao uso patológico desta. Aqueles com cortes ou gravuras autoinfligidos, devem ser avaliados quanto à participação nos jogos de desafio *online* que acarretem risco de vida.

O vício em internet não está atualmente incluído como diagnóstico na 5ª edição do *Manual Diagnóstico e Estatístico de Transtornos Mentais* (DSM-5). Segundo dados de 2018 da Sociedade Brasileira de Pediatria (SBP), na nova versão da *Classificação Estatística Internacional de Doenças e Problemas Relacionados à Saúde* (CID-11), consta a inclusão do uso abusivo da tecnologia de jogos eletrônicos (a denominada *gaming disorder*) na seção de transtornos que podem causar vício. Ou seja, a dependência tecnológica dos jogos de *videogames online* e *off-line* passa a ser entendida como doença. É diagnosticada principalmente em adolescentes e adultos jovens do sexo masculino, que vivenciam consequências negativas extremas como resultado de seu jogo, a exemplo de exaustão e perda de relacionamentos. Há também evidências de que os cérebros desses pacientes se assemelham aos cérebros dos usuários de substâncias.

Quais são os crimes cometidos na internet mais comuns no Brasil?[12,13]

Dezenas de milhares de pessoas em todo o mundo são vítimas de vários crimes cibernéticos e violações da lei todos os dias, ainda mais do que o número de pessoas que cometem crimes no mundo real. Esses crimes são definidos como toda conduta típica, antijurídica, e culpável dirigida contra ou pela utilização de processamento eletrônico ou transmissão de dados. No Brasil, os crimes cibernéticos podem ser classificados como próprios ou impróprios; os próprios seriam aqueles praticados com o objetivo de atingir o próprio sistema computacional, no caso de o *site* se tornar indisponível após o ataque. Já os crimes impróprios são aqueles que utilizam a internet como uma ferramenta para a realização do ilícito, a exemplo dos crimes de falsificação de documentos, furto e estelionato.

Uma vez que as regras do Código Penal e do Código Civil também são aplicadas na internet, são considerados crimes:

- Crimes contra a honra (difamação, calúnia e injúria).
- Discursos de ódio, *cyberbullying*.
- Racismo e injúria racial, homofobia e transfobia.
- Apologia ao estupro e ao estupro de vulnerável.
- Divulgação de cena de estupro, de sexo ou de pornografia.
- Pornografia infantil - pedofilia.
- Furto de dados financeiros.
- Ciberextorsão.
- *Criptojacking* (criptografia maliciosa de um dispositivo informático).
- Falsidade ideológica.
- Usurpação de identidade e invasão de dispositivo.
- *Catfishing* (criação de uma identidade virtual falsa para envolver outra pessoa emocionalmente).
- *Stalking* (perseguição).
- *Ransomware* (sequestro de dados).

Com a explosão da globalização do ambiente cibernético e o crescimento do cibercrime, criou-se a Convenção de Budapeste ou Convenção do Cibercrime, em 23 de novembro de 2001, acordo este promulgado pelo Brasil em 12 de abril de 2023. A Convenção já foi assinada por mais de 60 países e é utilizada por cerca de 160 outros como orientação para as legislações locais.

O que fazer se for vítima de um crime de internet?[4,11-14]

1. Coletar evidências do crime. As informações podem ser armazenadas por *print* de tela, *backup* de conversas, *e-mail*, URL completa da ofensa ou ID do ofensor, fotos, comentários, tuites, curtidas, compartilhamentos, áudios, vídeos etc.
2. Registrar uma ata notarial em cartório, com todas as provas reunidas.
3. Fazer um boletim de ocorrência. Em alguns estados, há delegacias especializadas na repressão de crimes informáticos, como o Departamento de Recuperação de Ativos e Cooperação Jurídica Internacional (DRCI), ou procurar a delegacia mais próxima da sua casa. Em caso de aliciamento com chantagem de crianças, deve-se fazer a respectiva denúncia ao órgão competente, Polícia Federal ou Ministério Público. Em caso de aliciamento *online*, a vítima também pode denunciar em www.denunciar.org.br ou pelo Disque Denúncia (100) ou denúncia *online* em: https://new.safernet.org.br/denuncie.

O que é *cyberbullying*?[15-16]

O *cyberbullying* é definido como ato que causa danos intencionais e repetidos, infligidos por intermédio do uso de computadores, telefones celulares e outros dispositivos eletrônicos, realizado por um grupo ou indivíduo, contra uma vítima que não consegue se defender facilmente. Pode acontecer a qualquer hora, em qualquer lugar e em qualquer situação. As formas comuns de *cyberbullying* incluem o envio de mensagens de texto ameaçadoras, a publicação de mensagens difamatórias, maliciosas ou depreciativas em *site* ou redes sociais ou fazer *upload* de fotos ou vídeos pouco lisonjeiros ou humilhantes para a(as) vítimas, sem a permissão desta. Formas menores seriam ser ignorado, desrespeitado, perseguido ou incomodado de outra forma. Fatores sugerem que o *cyberbullying* pode ser mais complexo e mais insidioso do que o *bullying* tradicional, com efeitos mais devastadores nos jovens do que outros tipos de agressão por apresentar as seguintes características:

- **Ser persistente:** as vítimas dificilmente conseguem encontrar algum alívio, uma vez que a internet é contínua, podendo a repetição da agressão ocorrer a qualquer hora e em qualquer lugar.
- **Ser permanente:** a maioria das informações postadas é permanente e pública. Isso é conhecido como "pegada digital" ou "sombra digital", conjunto de atividades, ações, contribuições e comunicações digitais rastreáveis
- **Ser "invisível":** pais, professores ou responsáveis podem não perceber o *cyberbullying*. Além disso, os adolescentes, muitas vezes, não contam aos pais ou aos responsáveis.

Têm ocorrido vários casos de grande repercussão envolvendo adolescentes que cometem suicídio. Uma diferença marcante entre o *bullying* e o *cyberbullying* é que as vítimas deste último, muitas vezes, não sabem quem é o agressor ou por que estão sendo seu alvo. Há diferenças também quanto ao método de agressão, pois o *cyberbullying* dispensa a repetição das agressões, pelo ilimitado poder de alcance do que é postado em redes sociais, reforçado pela ausência de confronto direto com a vítima. É um problema grave no Brasil, em 2º lugar em casos dessa prática no *ranking* mundial. Segundo a Pesquisa Nacional da Saúde do Escolar (PeNSE), de 2019, aproximadamente 1 em cada 10 adolescentes (13,2%) já se sentiu ameaçado, ofendido e humilhado em redes sociais ou aplicativos. Consideradas apenas as meninas, esse percentual é ainda maior, 16,2%, e entre meninos, 10,2%.

Os jovens que sofrem *cyberbullying* correm risco maior de automutilação e de comportamentos suicidas. Estudos relataram níveis mais elevados de sintomas depressivos, ansiedade, baixa autoestima, somatização e hostilidade tanto em cibervítimas como em ciberbullies. Os indivíduos que são cibervítimas e *ciberbullies* ao mesmo tempo são os mais suscetíveis a desenvolver doenças mentais, como ansiedade e depressão.

Como evitar que crianças e adolescentes tenham más experiências ou corram perigos *online*?[11-14]

A prevenção é ainda a melhor forma de ajudar.

É preciso prestar atenção ao comportamento das crianças e dos adolescentes, que costumam ficar mais introspectivos, agressivos, evitando o uso da internet, quando em algum sofrimento, como no *cyberbullying*.

É necessário educar-se sobre a internet, redes sociais e os riscos associados a elas. Muitas famílias não conseguem servir de referência no processo de mediação e orientação.

O ideal é que computadores, *laptops* e *tablets* não estejam nos quartos de crianças ou adolescentes, e sim em local de convivência comum da casa, onde possam ser supervisionados. Deve-se restringir o uso de *smartphones* por parte de crianças e adolescentes e estabelecer horários de uso da internet.

Algumas das ferramentas mais populares (*e-mail*, redes sociais - *Instagram, Facebook, TikTok* etc.) não foram desenvolvidas para o uso de crianças e, portanto, podem não ser adequadas para menores de 13 anos. Além disso, a **lei para proteção de privacidade das crianças** obriga as empresas a definirem cláusulas na sua política de privacidade e obter o consentimento dos pais para coletar informações dos menores.

Os pais ou responsáveis devem buscar acompanhar os conteúdos que o adolescente está acessando, como jogos, aplicativos variados e, principalmente, redes sociais, que são ambientes em que ele pode interagir com outras pessoas, muitas vezes desconhecidas.

A utilização do controle parental, disponível em vários dispositivos e em aplicativos gratuitos ou pagos, auxilia na restrição a acessos indevidos. A ativação da "busca segura", presente em algumas plataformas virtuais e dispositivos, também restringe.

Pais e responsáveis devem manter as linhas de comunicação sempre abertas para discutir os vários aspectos da segurança na internet.

O que é gamificação? Qual o seu impacto no uso da mídia pelas crianças?[17-18]

Gamificação tem como significado o uso de mecanismos dos jogos em contextos de não entretenimento, como treinamento corporativo, *marketing* e processos de aprendizagem. É uma estratégia criada com o objetivo de gerar motivação e engajamento dos participantes. Parte do conceito de estímulo à ação de se pensar sistematicamente como em jogo, com o intuito de se resolverem problemas, melhorar processos, objetos e ambientes com foco na motivação e no engajamento de um público determinado. O jogo, sendo uma forma de narração, explora experiências, e estas são fundamentais para a construção do conhecimento. Há divergência entre estudos mostrando que a gamificação afeta os participantes de forma diferente dependendo de suas características A mistura de resultados controversos relacionados aos efeitos da gamificação em ambientes de aprendizagem suscita dúvidas quanto às vantagens de sua utilização em ambiente educacional. Muito há que se avaliar, incluindo se há perda de eficácia do método com o tempo.

Por que é aconselhável manter crianças pequenas (menores de 2 anos) longe das telas?[6]

As evidências continuam a mostrar benefícios educacionais limitados da mídia para crianças menores de 2 anos. Antes dos 2 anos de idade, as crianças ainda estão desenvolvendo habilidades cognitivas, de linguagem, sensório-motoras e socioemocionais, que exigem exploração prática e interação social com cuidadores de confiança para uma maturação bem-sucedida. Portanto, a interação dos adultos continua a ser crucial para que as crianças aprendam eficazmente por intermédio dos meios digitais. Uma idade mais precoce de início do uso da mídia, mais horas cumulativas de uso da mídia e conteúdo que não é de alta qualidade são preditores independentes significativos de mau funcionamento executivo (controle de impulsos, autorregulação, flexibilidade mental), bem como a "teoria dos déficits mentais" (ou seja, a capacidade de compreender os pensamentos e sentimentos dos outros) em crianças em idade pré-escolar.

Que dicas passar para o usuário da internet, principalmente adolescente?[19]

- Procurar ser educado e cordial na hora de publicar ou comentar algo na internet.
- Evitar colocar seus dados, como endereço, telefone, nome da escola, nome completo.
- Ter muito cuidado com fotos postadas. Elas poderão ser modificadas e usadas contra ele ou contra a pessoa retratada.
- Jamais aceitar convite de desconhecidos para encontro presencial. "Conviver" *online* há um bom tempo com uma pessoa não significa que as informações dadas por ela sejam verdadeiras.
- Evitar acessar bancos ou fazer compras *online* em computadores alheios, como em *lan houses*.
- Lembrar-se de clicar em sair ao fechar páginas, programas ou jogos. Não deixar suas senhas gravadas.
- Cuidado ao abrir *e-mails* de estranhos. Não abrir programas de desconhecidos com a extensão ".exe". Não adicionar pessoas desconhecidas nas redes sociais.
- Evitar dar detalhes de lugares onde esteve ou estará.
- Fazer uso consciente da *webcam*.
- Procurar saber a origem e a veracidade de uma informação antes de repassá-la.
- Ao receber mensagens ou imagens agressivas, bloquear, denunciar e pedir ajuda.
- Se perceber que alguém está sendo vítima de *cyberbullying*, denunciar. Se for um conhecido, encorajá-lo a denunciar e buscar apoio.
- Denunciar se visualizar conteúdo de violência contra crianças, racismo, intolerâncias de gênero ou religiosa.
- Distribuir seu tempo entre a internet, atividades físicas, convívio social presencial, de forma salutar.

Referências bibliográficas

1. International Telecommunication Union. The affordability of ICT services 2022. ITU. April 2023. Disponível em: https://www.itu.int/en/ITUD/Statistics/Documents/publications/prices2022/ITU_Price_Brief_2022.pdf. Acesso em: 18 set. 2023.
2. Measuring digital development – facts and figures. ITU Publications, 2022 (ISBN 978-92-61-37011-5 – Electronic version). Disponível em: https://www.itu.int/itu-d/reports/statistics/2022/11/24/ff22-internet-use/. Acesso em: 18 set. 2023.
3. Pesquisa sobre o uso das tecnologias de informação e comunicação nos domicílios brasileiros: TIC Domicílios 2022 [livro eletrônico] – Survey on the use of information and communication technologies in Brazilian households: ICT Households 2022 [editor] Núcleo de Informação e Coordenação do Ponto BR. São Paulo: Comitê Gestor da Internet no Brasil, 2023.
4. Cartilha cidadania digital. Ana EL, Wanderley C et al. São Paulo: Faculdades Metropolitanas Unidas, 2021.
5. Segurança da Internet: o que é e como você pode se proteger on-line? Disponível em: https://www.kaspersky.com.br/resource-center/definitions/what-is-internet-security. Acesso em: 18 set. 2023.
6. Reid CY et al. Council on communications and media; children and adolescents and digital media. Pediatrics. 2016;138(5).
7. Nebhinanin N, Kuppili PP. Pathological internet use in children and adolescents: problem statement and preventive strategies. J. Indian Assoc. Child Adolesc. Ment. Health. 2018;14(3):1-8.
8. Felt LJ, Robb MB. Technology addiction: concern, controversy, and finding balance. A common sense research brief. ©Common Sense Media Inc. 2016. All Rights Reserved. Disponível em: https://www.commonsensemedia.org/sites/default/files/research/report/csm_2016_technology_addiction_research_brief_0.pdf. Acesso em: 18 set. 2023.
9. Uslu O. Causes and consequences of technology addiction: a review of information systems and information technology studies. International Journal of Social Sciences and Education Researchal Journal of Social Sciences and Education Research. Volume: 8(3), 2022. Disponível em: https://dergipark.org.tr/tr/pub/ijsser. Acesso em: 23 set. 2023.
10. Melo DGS et al. Dependência tecnológica: a doença da contemporaneidade no contexto familiar. Psicologia.pt, 2019. Disponível em: https://www.psicologia.pt/artigos/textos/A1276.pdf. Acesso em: 18 set. 2023.
11. Cunha ABP, Resende ILS, Silva JGM. A relação entre o uso das redes sociais e a saúde mental dos adolescentes. Trabalho de Conclusão de Curso apresentado ao Centro Universitário UMA. Belo Horizonte. 2022. Disponível em: https://repositorio.animaeducacao.com.br. Acesso em: 18 set. 2023.
12. Otsu DP. Crimes cibernéticos e os limites da liberdade de expressão nas redes. Trabalho de Conclusão de Curso apresentado como exigência para obtenção do título de bacharel em Direito, do Centro Universitário São Judas Tadeu – São Paulo, 2023. Disponível em: https://repositorio.animaeducacao.com.br. Acesso em: 23 set. 2023.
13. O que fazer e como agir em casos de crimes digitais e na internet? (2019). Disponível em: https://www.jusbrasil.com.br/artigos/o-que-fazer-e-como-agir-em-casos-de-crimes-digitais-e-na-internet-2019/698174837. Acesso em: 20 set. 2023.
14. Bruna V, Larissa F. Segurança Web: o que é, como funciona e quais os melhores serviços. Disponível em: https://www.hostinger.com.br/tutoriais/seguranca-web. Acesso em: 23 set. 2023.
15. Hinduja S, Patchin JW. Bullying, cyberbullying and suicide. Archives of Suicide Research, 14:206-221, 2010.
16. Patchin JW, Hinduja S. Cyberbullying and self-esteem. Journal of School Health. December 2010, v. 80, n. 12.
17. Gamificação: o que é e quais os benefícios na aprendizagem? Disponível em: https://www.ludospro.com.br/blog/o-que-e-gamificacao. Acesso em: 23 set. 2023.
18. Fadel LM, Ulbricht VR, Batista CR, Vanzin T. Gamificação na educação. São Paulo: Pimenta Cultural, 2014. 300 p.
19. Saferdicas: Brincar, estudar e navegar com segurança na Internet! Salvador, Safernet Brasil, 2012. Disponível em: www.safernet.org.br/cartilha. Acesso em: 23 set. 2023.

Seção 3

Conheça

Capítulo 21

Pout pourri de perguntas e respostas – Legislação Brasileira – Direitos da Criança e do Adolescente

Mário Roberto Hirschheimer
Muriel Waksman
Yves Alessandro Russo Zamataro

Introdução

Para finalizar, trataremos agora dos principais questionamentos legais envolvendo "acidentes" com crianças e adolescentes. Este capítulo tem como objetivo orientar e esclarecer sobre o encaminhamento jurídico. É um grande desafio, pois requer a integração de conhecimentos médico-científicos (como os apresentados nos capítulos anteriores deste livro), jurídicos com a gestão da sensibilidade ética e humanitária numa única abordagem.

A seguir, abordaremos os seguintes tópicos:

- caracterização de crianças e adolescentes conforme a lei;
- responsabilização no caso de acidentes (civil e criminal);
- comportamento ético médico em casos de acidentes; e
- visão consumerista (referente ao Direito do Consumidor) quando se trata de acidentes envolvendo crianças e adolescentes.

Quem pode ser considerado criança ou adolescente, de acordo com a atual Legislação Brasileira?

De acordo com o Estatuto da Criança e do Adolescente (ECA), em seu art. 2º, considera-se criança a pessoa até 12 anos de idade incompletos, e adolescente aquela entre 12 e 18 anos de idade",[1] fundando o início da responsabilidade penal aos 18 anos de idade.[1]

Acidentes são sempre não intencionais?

Há uma tênue diferença entre agravo acidental (não intencional) e agravo por negligência, ainda que não consciente, ou seja, que poderia ter sido evitado, como o que é abordado neste livro na Seção 2 – Proteja.

Conceitua-se negligência como uma forma de violência por omissão, pelo não atendimento de necessidades básicas da criança. Nos serviços de Saúde, deve chamar atenção que a falta de proteção contra "acidentes" e "acidentes" repetitivos são sugestivos de negligência.

Nem sempre os pais ou responsáveis têm consciência de que estão praticando essa forma de violência, que se dá pela pouca valorização aos cuidados essenciais de proteção.[2]

A negligência contra crianças e adolescentes pode ser física, emocional ou educacional:[3]

- **Física:** caracterizada pela falta de alimentação, higiene ou cuidados básicos de saúde.

- **Emocional:** ocorre quando a criança ou adolescente não tem o suporte nem o afeto necessário para seu pleno desenvolvimento.
- **Educacional:** é aquela na qual os cuidadores não proporcionam o necessário para a formação intelectual.

Em que situações pode-se suspeitar de eventos não acidentais?

- Quando a criança não tem acompanhamento médico adequado e regular e só visita um pediatra quando vai ao pronto-socorro por conta de alguma emergência (negligência física).
- Quando a criança não recebe proteção contra possíveis traumas ou acidentes, como ao ser transportada no carro sem o dispositivo de retenção adequado (negligência física).
- Quando a criança é deixada para ser cuidada por terceiros, sem a preocupação de que estes tenham competência para a tarefa, ou mesmo deixada sozinha o dia inteiro (negligência emocional).
- Quando a criança não recebe nenhum tipo de supervisão sobre seu desempenho escolar se estiver frequentando a escola (negligência educacional).[3]

Cada tipo de negligência afeta as vítimas de uma maneira, todas com impacto de grande magnitude. Os danos podem ser físicos, como desnutrição, atraso no crescimento, traumas por acidentes domésticos; emocionais, que podem incluir agressividade, impulsividade, dificuldade de interação, tendência ao isolamento, depressão, baixa autoestima e até formas de sociopatia e tentativa de suicídio; intelectuais, como atraso neuropsicomotor, dificuldade de aprendizado e fracasso escolar, que acabam por reduzir a chance de sucesso profissional daquela criança ou adolescente no futuro.[3]

Crianças e adolescentes que sofrem de negligência também são mais vulneráveis às consequências do *bullying*, tanto como vítimas como agressores: vítimas por não ter quem os defenda ou os oriente a lidar e escapar dessa situação; agressores por conta do comportamento agressivo que frequentemente resulta da negligência. O risco de criminalidade também aumenta.[3]

A negligência física raramente vem sozinha. Em geral, quem sofre negligência física, também sofre negligência dos tipos educacional e emocional.[3]

Crianças e adolescentes podem ser responsabilizados pelos acidentes?

É importante conceituar a responsabilização e a autonomia dos adolescentes, cujos conceitos médico e jurídico diferem.

A Organização Mundial da Saúde (OMS) define adolescência como o período da vida que começa aos 10 anos e termina aos 19 anos completos,[4] já o art. 2º do ECA diz: "Considera-se criança, para os efeitos desta Lei, a pessoa até 12 anos de idade incompletos, e adolescente aquela entre 12 e 18 anos de idade".

O art. 112 do mesmo Estatuto determina que somente pessoas na faixa etária de 12 a 18 anos que praticam ato infracional estão sujeitas às medidas socioeducativas. Estão previstas, nesse artigo, as medidas a serem aplicadas, de forma gradativa, desde a advertência até a privação de liberdade.

A Lei nº 12.594/2012 institui o Sistema Nacional de Atendimento Socioeducativo (Sinase), regulamenta a execução das medidas socioeducativas destinadas a adolescente que pratique ato infracional.

Já o Código Civil define que:[5]

> Art. 3º São absolutamente incapazes de exercer pessoalmente os atos da vida civil: I – os menores de 16 anos; (...)
> Art. 4º São incapazes, relativamente a certos atos, ou à maneira de os exercer: I – os maiores de 16 e menores de 18 anos; (...)
> Art. 5º A menoridade cessa aos 18 anos completos, quando a pessoa fica habilitada à prática de todos os atos da vida civil.[5]

Independentemente da idade e da classificação, médica ou jurídica, crianças e adolescentes são responsabilizados pelos atos praticados. Contudo, em vista da incapacidade jurídica até os 18 anos, são representados por seus genitores ou responsáveis diretos. Em suma, conforme explicitado na questão a seguir, caso uma criança ou um adolescente estejam envolvidos em um acidente, quem responderá perante a sociedade civil serão seus pais ou responsáveis legais.

O que dispõe a atual legislação quanto à segurança e à responsabilidade civil e criminal das crianças e dos adolescentes?

O art. 227 da Constituição Federal dispõe que:

> "É dever da família, da sociedade e do Estado assegurar à criança e ao adolescente, com absoluta prioridade, o direito à vida, à saúde, à alimentação, à educação, ao lazer, à profissionalização, à cultura, à dignidade, ao respeito, à liberdade e à convivência familiar e comunitária, além de colocá-los a salvo de toda forma de negligência, discriminação, exploração, violência, crueldade e opressão."[6]

Por meio desse artigo, a Constituição consagra o Princípio da Proteção Integral que coloca a criança como prioridade absoluta, estendendo o dever de protegê-las à família, ao Estado e à sociedade. No art. 228 da Constituição Federal, ficou ainda estabelecido que "são penalmente inimputáveis os menores de 18 anos, sujeitos às normas da legislação especial".[6]

O art. 4º, também do ECA, estabelece que:

> "**é dever da família, da comunidade, da sociedade em geral e do poder público** assegurar, com absoluta prioridade, a efetivação dos direitos referentes à vida, à saúde, à alimentação, à educação, ao esporte, ao lazer, à profissionalização, à cultura, à dignidade, ao respeito, à liberdade e à convivência familiar e comunitária."[1]

Dessa forma, a legislação impõe a todos o **dever** de zelar pelos direitos das crianças e adolescentes – em termos práticos, quando ocorre o descumprimento desse tipo de dever, naturalmente, o Judiciário pode se envolver, assim como organizações públicas de amparo à criança e ao adolescente, para questionamento do poder parental e/ou mudança de guarda.

Esse Estatuto estabelece ainda que o menor não pratica crime, mas sim ato infracional, uma vez que suas características mentais, físicas, sociais e psicológicas o diferem de uma pessoa adulta. Sendo assim, seus atos devem ser apurados de maneira diferenciada, assim como as medidas devem ser aplicadas como forma de correção ao ato praticado, de maneira especial.[1]

O ato infracional é, portanto, o ato praticado por um menor de idade, o qual é equiparado a crime ou contravenção penal. Se o ato infracional for praticado por uma criança, esta será encaminhada para o Conselho Tutelar, onde estará sujeita às medidas de proteção descritas nos arts. 99 ao 102 do ECA.

Se o ato infracional for praticado por adolescente, ou seja, maior de 12 anos e menor de 18 anos, a infração será apurada pela Delegacia da Criança e do Adolescente e, posteriormente, o caso será encaminhado ao Promotor de Justiça, que fará os pedidos de medida socioeducativas que achar competentes em relação ao ato infracional.[7] Inicia-se a ação judicial, envolvendo o juiz da vara da infância e da adolescência, que determinará a punição (ou não) do adolescente.

Por fim, o Código Civil Brasileiro, em seus artigos iniciais, trata dos menores de 16 anos e de sua absoluta incapacidade de exercer pessoalmente atos da vida civil. Sendo assim, a menoridade se encerra aos 18 anos completos, ocasião em que o adolescente já se tornará apto para todas as práticas da vida civil.

É possível responsabilizar civilmente os pais por danos causados por seus filhos menores de idade?

Com a vigência do Código Civil de 2002, os pais de filhos menores de idade passam a ficar responsáveis pelos atos danosos praticados por estes quando estiverem sob sua guarda, companhia, orientação, comando etc., não sendo mais necessária a obtenção de culpa (por parte dos pais) para que respondam pelos atos praticados por seus descendentes. É o que dispõe o art. 932, inciso I:

> Art. 932. São também responsáveis pela reparação civil:
> I – os pais, pelos filhos menores que estiverem sob sua autoridade e em sua companhia;[9]

Sendo assim, basta apenas concretizar o dano causado pelo menor, para que seja imposto aos seus genitores o dever de reparação à vítima.

Considerando-se que "acidentes" podem ocorrer por omissão do cuidar, ou seja, a prevenção foi negligenciada, como o médico deve conduzir esses casos?

O art. 245 do ECA atribui ao médico e/ou responsável por estabelecimento de atenção à saúde o dever de comunicar à autoridade competente os casos de que tenha conhecimento envolvendo suspeita de maus-tratos contra criança ou adolescente.[3] A autoridade competente é, a princípio, o Conselho Tutelar da região de moradia da criança ou adolescente. Na omissão deste, deve-se acionar a Delegacia, o Ministério Público ou a Vara da Infância e da Juventude da região de moradia da suposta vítima.

É importante observar que acionar esses agentes visa o benefício, a segurança e a proteção do paciente estendida ao seu entorno familiar. É, portanto, um dever legal, mesmo que se trate apenas de caso suspeito; o momento oportuno de fazê-lo deve ser criteriosamente julgado por equipe multiprofissional, quando viável.[6]

É recomendável que todo Serviço de Saúde tenha (e aplique) um protocolo institucional de atendimento a vítimas de acidentes e violências, que funcione em equipe transdisciplinar (médico e profissionais de Enfermagem, de Serviço Social e de saúde mental), relacionada a outras instituições (Conselho Tutelar, escola, delegacia, Vara da Infância e Juventude) e com clareza do papel de cada profissional e instituição.[7]

Se o acidente for consequente a desafio perigoso na internet, o que fazer quanto à responsabilização?

Os desafios perigosos na internet correspondem à instigação à prática de comportamentos revestidos da falsa impressão de serem brincadeiras inofensivas divulgadas *online*, em diferentes plataformas. Esses desafios podem ocasionar acidentes graves e até mortes.[8]

Os genitores são responsáveis legais e morais pelos cuidados de seus filhos e precisam estar presentes na supervisão de suas atividades nas redes digitais, com regras claras sobre segurança, privacidade, bloqueio de mensagens inapropriadas, violentas ou discriminatórias que possam causar danos físicos ou mentais e devem orientar os filhos a não praticarem desafios perigosos.

Existe um esforço legislativo para definir a idade mínima para acesso a determinados *sites* da internet – por exemplo, o Projeto de Lei n. 2.628/2022, atualmente em trâmite no Senado. Esse Projeto afirma que as redes sociais devem proibir a criação de contas a menores de 12 anos, devendo monitorar e vedar conteúdos que visem atrair esse público, como publicidade infantil. Devem estabelecer mecanismos de verificação de idade, podendo, inclusive, requerer dos usuários documento de identidade válido. Além disso, os provedores desses serviços devem ter regras específicas para o tratamento de dados de crianças e adolescentes, definidas de forma concreta e documentada. Todavia, atualmente, não existe, de fato, impedimentos efetivos para que crianças e adolescentes não utilizem determinados *sites* inapropriados – existem o controle parental e a confirmação de maioridade antes do acesso aos *sites*.

É importante denunciar e alertar sobre esses desafios perigosos para que possam ser bloqueados e excluídos da internet tão logo sejam postados. As empresas de tecnologia têm recursos e competência profissional para aplicar algoritmos e inteligência artificial para redesenhar o ambiente digital, como proteção social da infância e da adolescência e como um direito universal à saúde de todos.

A responsabilidade civil do provedor de internet pelos danos decorrentes do conteúdo gerado por terceiro é subsidiária e estará configurada em caso de descumprimento de ordem judicial que determine a indisponibilização do conteúdo ilícito ou da permanência destes desafios perigosos após a ciência do ocorrido.[9]

Em se tratando de segurança infantil, qual o papel dos Poderes Executivo, Legislativo e Judiciário para a diminuição de eventuais "acidentes" e, por consequência, lesões em crianças?

O Brasil conta com um sistema democrático de organização política que coloca em prática o princípio da separação de poderes. O processo de elaboração das leis segue uma estrutura específica com base em três princípios: iniciativa parlamentar; regulamentação pelo Executivo; e fiscalização pelo Judiciário.

A iniciativa parlamentar, que significa a legitimação das leis pelas Câmaras, é a primeira etapa do processo de elaboração das leis no País. Um projeto de lei é criado a partir dos interesses coletivos, defendidos pelos parlamentares e submetido à análise, discussão e aprovação ou não pelos membros do Congresso Nacional. O Executivo, por sua vez, é responsável por regulamentar as leis e supervisionar seu cumprimento.

Por fim, o Judiciário acompanha se os decretos estão sendo observados e aplicados, bem como analisa os conflitos entre as partes.[10]

O uso do dispositivo de retenção adequado ao transporte da criança (a cadeirinha, o bebê conforto) por exemplo, pode reduzir em até 60% a chance de morte de crianças em acidentes de trânsito, segundo a OMS. Desde que seu uso se tornou obrigatório no Brasil, houve uma redução de 12,5% no número de mortes de crianças de 0 a 9 anos no trânsito.[11]

A legislação estabelece uma multa (atualmente no valor de R$ 293,47) e mais sete pontos na Carteira Nacional de Habilitação (CNH) do motorista que não transportar crianças de até 10 anos (com menos de 1,45 m de altura) no dispositivo de retenção apropriado ou de maneira inadequada. Essas penalidades estão previstas no art. 168 do CTB (Código de Trânsito Brasileiro).[12]

Órgãos representativos de classes profissionais podem sugerir leis?

Sim. De acordo com o art. 61 da Constituição Federal, um projeto de lei pode ser proposto por qualquer parlamentar (deputado ou senador), de forma individual ou coletiva, por qualquer comissão da Câmara dos Deputados, do Senado Federal ou do Congresso Nacional, pelo Presidente da República, pelo Supremo Tribunal Federal, pelos Tribunais Superiores e pelo Procurador-Geral da República. A Constituição ainda prevê a iniciativa popular de leis, permitindo aos cidadãos apresentarem à Câmara dos Deputados um projeto de lei, desde que cumpram as exigências estabelecidas na Constituição:

> Art. 61. A iniciativa das leis complementares e ordinárias cabe a qualquer membro ou Comissão da Câmara dos Deputados, do Senado Federal ou do Congresso Nacional, ao Presidente da República, ao Supremo Tribunal Federal, aos Tribunais Superiores, ao Procurador-Geral da República e aos cidadãos, na forma e nos casos previstos nesta Constituição.
> § 2º A iniciativa popular pode ser exercida pela apresentação à Câmara dos Deputados de projeto de lei subscrito por, no mínimo, um por cento do eleitorado nacional, distribuído pelo menos por cinco Estados, com não menos de três décimos por cento dos eleitores de cada um deles.[6]

Outra forma de participação popular na proposição de projetos de lei é pela apresentação de sugestões legislativas (SUG) à Comissão de Legislação Participativa (CLP). Qualquer entidade civil organizada (ONG, sindicatos, associações, órgãos de classe etc.) pode apresentar sugestões legislativas por intermédio da Comissão de Legislação Participativa (CLP), reunindo um número suficiente de assinaturas para caracterizar o interesse da sociedade como um todo.

No Brasil, quais os trâmites necessários para a criação de uma lei?

O processo legislativo brasileiro é responsável por criar e aprovar leis dentro do território nacional. Para entender melhor esse processo complexo, analisaremos as etapas necessárias para a criação de uma lei.

Em primeiro lugar, existem as discussões que ocorrem entre o Executivo, o Legislativo e o Judiciário em busca do melhor interesse do país. Essas discussões são seguidas dos debates que ocorrem dentro do Congresso, onde os deputados e senadores argumentam, discutem e votam as propostas de lei.

Estabelecida a proposta, é encaminhada ao Presidente para que seja sancionada. Finalmente, a lei é publicada no *Diário Oficial da União*, tornando-se válida para todo o Brasil. Em resumo, as etapas do processo legislativo são: discussões; debates; votação; sanção; e publicação.

A aprovação de uma lei no Brasil costuma ser um processo demorado, dependente da complexidade do projeto, do sistema legislativo do País e da demanda popular: uma lei avaliada pelo Congresso e pelo Senado pode levar até 12 meses para ser aprovada, enquanto leis não tão complexas podem ser aprovadas mais rapidamente. O consenso entre os parlamentares ou o impacto que a lei terá na população também influenciam a velocidade de sua aprovação.

Crianças são consideradas consumidores?

Vimos, até aqui, os principais aspectos civis e criminais de responsabilização em casos de eventos não intencionais ("acidentes") envolvendo crianças e adolescentes. Faz-se mister, todavia, considerar ainda a lei consumerista, importante ferramenta jurídica na defesa dos direitos dos consumidores mirins.

De acordo com o Código de Defesa do Consumidor (CDC), consumidor é toda pessoa física que adquire ou utiliza um produto ou serviço como destinatário final.[13] Aqui, destinatário final significa a pessoa que, fática ou economicamente, utilizou o bem ou serviço comercializado ou prestado no mercado, caracterizado como consumidor em decorrência de sua vulnerabilidade (um dos princípios basilares do direito consumerista brasileiro).[13]

Quando falamos sobre vulnerabilidade, ela pode ser:

- técnica (ausência de conhecimento específico acerca do produto ou serviço, objeto de consumo);
- jurídica (falta de conhecimento jurídico, contábil ou econômico e de seus reflexos na relação de consumo);
- fática (situações em que a insuficiência econômica, física ou até mesmo psicológica do consumidor o coloca em pé de desigualdade frente ao fornecedor);
- informacional (dados insuficientes sobre o produto ou serviço capazes de influenciar no processo decisório de compra).[14]

Há diversas discussões no âmbito dos ramos do Direito que envolvem a classificação ou não de determinada pessoa ou empresa como consumidor (destinatário final). Todavia, quanto às crianças, não há dúvida: considerada destinatário final, é protegida pelo CDC e as demais legislações aplicáveis.

O CDC determina que é direito básico do consumidor a proteção da vida, da saúde e da segurança contra os riscos provocados por práticas no fornecimento de produtos e serviços, considerados perigosos ou nocivos. Em respeito à dignidade, saúde e segurança dos consumidores, muitos autores consideram os consumidores mirins hipervulneráveis, em vista de sua condição especial e da necessidade de proteção ainda maior de seus direitos.[5]

É possível até ir além: um grupo de crianças que sofra algum dano por um produto vendido no mercado pode se equiparar ao conceito de consumidor, sendo, igualmente, protegido pela lei brasileira.[13]

O CDC cita crianças propriamente ditas?

O CDC não relaciona a idade como um fator determinante para caracterizarmos um consumidor. Portanto, independentemente desta e da capacidade jurídica, um indivíduo é considerado consumidor desde que atenda aos requisitos legais.

Contudo, há um único artigo no CDC que menciona crianças: quando elenca as proibições de propaganda enganosa ou abusiva. Determina que é abusiva, entre outras, a publicidade discriminatória de qualquer natureza, a que incite à violência, explore o medo ou a superstição, que se aproveita da deficiência de julgamento e da inexperiência da criança, que desrespeita valores ambientais ou que seja capaz de induzir o consumidor a se comportar de forma prejudicial ou perigosa à sua saúde ou segurança.[13]

Parte-se sempre do pressuposto que todo consumidor é vulnerável e, portanto, precisa de proteção jurídica especial no mercado como um todo. Quando se trata de uma criança ou adolescente com *status* de consumidor, essa vulnerabilidade é, no mínimo, duplicada em vista da diferença de conscientização de um menor de idade e a de um adulto. Assim, a redação do artigo legal referido reforça, justamente, a ideia de que crianças (assim como idosos e deficientes) merecem uma proteção adicional ao consumidor comum – em vista de sua hipervulnerabilidade, decorrente da falta de experiência e, muitas vezes, da falta de discernimento de utilização de um bem de consumo.

O que determina a lei nos casos de produtos que apresentem defeitos?

Todo e qualquer consumidor tem direito de troca e devolução de produtos que apresentem defeitos ou que, simplesmente, não funcionem como esperado. A legislação prevê até casos de arrependimento de compra - algo que não é de conhecimento de muitas pessoas.

Os consumidores podem desistir de alguma compra, mesmo o produto não apresentando defeitos, sempre que a contratação ocorrer fora do estabelecimento comercial (por telefone ou internet). Para tanto, existe o prazo de 7 dias a contar da assinatura (caso existente) ou do ato de recebimento do produto ou serviço em questão. Naturalmente, todos os valores pagos, a qualquer título, devem ser devolvidos de imediato e, até mesmo, atualizados.[13]

Para os casos de produtos com defeitos, a lei é mais específica: os consumidores podem exigir que todo e qualquer vício de qualidade ou de quantidade (um defeito na funcionalidade do produto ou um produto que não tenha todas as suas peças incluídas) que os torne os produtos impróprios ou inadequados ao consumo ou que lhes diminua o valor seja sanado pelos fornecedores em até 30 dias. Não sendo o vício sanado nesse prazo, o consumidor pode exigir: i) a substituição do produto por outro da mesma espécie, em perfeitas condições de uso; ii) a restituição imediata da quantia paga, monetariamente atualizada, sem prejuízo de eventuais perdas e danos; ou iii) o abatimento proporcional do preço ao vício apresentado.[13]

O CDC, ainda, divide os tipos de vícios dos produtos entre aparentes e ocultos. Os aparentes são aqueles de fácil constatação (falha técnica que pode ser percebida facilmente, como um brinquedo que venha quebrado). Já os ocultos não são tão óbvios, como um assento de segurança que não fique fixo de forma correta ao cinto de segurança do veículo.

Tanto para vícios aparentes como para os ocultos, os consumidores têm até 30 dias para reclamá-los, nos casos de produtos não duráveis (brinquedos, alimentos etc.) ou, no caso de produtos duráveis, 90 dias (equipamentos de segurança para veículos, *karts* etc.). Os referidos prazos são iniciados quando da efetiva entrega do produto ou do término da execução dos serviços.[13]

Como funciona a devolução de produtos com defeitos?

A devolução pode partir do próprio consumidor, como já mencionado, ou da própria empresa fornecedora.

Existem diversos casos no mercado: por exemplo, uma empresa mundialmente conhecida de roupas de esporte realizou o *recall* de peças e produtos para banho voltados para crianças e adolescentes, pela possibilidade de as listras verticais que compõem a marca registrada se soltarem quando em contato prolongado com a água, podendo ficar presas a objetos ou a outras pessoas, dentro ou fora da água, com potencial risco à segurança dos consumidores.[16]

Segundo pesquisa da Associação Brasileira de Defesa do Consumidor (Proteste), em parceria com a Associação Médica Brasileira, nos três maiores hospitais da América Latina na cidade de São Paulo e no Centro de Controle de Intoxicações da Prefeitura de São Paulo, as crianças brasileiras de até 5 anos são as maiores vítimas de acidentes de consumo com produtos.[17]

O Superior Tribunal de Justiça (STJ) negou o pedido de uma empresa importadora e vendedora de berços, condenada a indenizar a família de um bebê de 6 meses que morreu por asfixia em um de seus produtos. De acordo com a decisão, a respiração do bebê teria sido bloqueada por ter a cabeça da criança ficado presa no vão entre o colchão e o forro lateral do berço. Os juízes entenderam que a empresa deveria ser responsabilizada em vista de falha no dever de informar o consumidor quanto à utilização adequada do produto.[18]

E quanto a acidentes em alguns locais com acesso para o público?

Quando há acidente com vítimas em local público, como parques e *shoppings*, as cortes brasileiras tendem a decidir em favor destas, que são classificadas automaticamente como consumidores.

Há diversas decisões em favor de crianças que sofreram acidentes nesse tipo de local e que receberam indenização por danos morais e materiais pelo ocorrido. Por exemplo, uma criança que sofreu um acidente em escada rolante de um *shopping* com a consequente amputação de dois dedos teve seu pedido de indenização provido. Concluiu-se que não bastaria a fixação de placas e avisos sobre os cuidados necessários para o uso da escada rolante: em vista da

> "tenra idade, o autor [a criança] não tem capacidade para assimilar esse tipo de informação escrita e visual (...) cabendo à ré [*shopping*], portanto, manter pessoal na entrada e na saída da escada para evitar o uso inadequado do equipamento, impedindo o acesso de qualquer pessoa que não obedecesse as regras de segurança. (...) Aliás, a argumentação da ré no sentido de ter havido culpa exclusiva da vítima sequer traz seriedade, pois tratando-se de uma criança, foge da lógica pretender que somente ela tivesse responsabilidade no evento".[19]

Portanto, percebe-se a argumentação das cortes a favor da hipervulnerabilidadedas crianças em casos de acidentes.

O que diz a legislação sobre publicidade voltada ao público infantil?

No âmbito do item "Órgãos representativos de classes profissionais podem sugerir leis?", é descrito um caso importante do STJ que determinou ser abusiva a publicidade de alimentos direcionada, de forma explícita ou implícita, a crianças.[20] Foi proposta ação civil pública pelo Ministério Público Estadual de São Paulo contra uma campanha publicitária que oferecia relógios inspirados em personagens infantis, caso o consumidor adquirisse cinco pacotes de bolachas e pagasse mais R$ 5,00.

A empresa de publicidade alegou que a campanha era dirigida aos pais. Todavia, o tribunal entendeu que se tratava de prática enganosa, abusiva e ilegal, pois seria voltada diretamente ao público infantil, valendo-se da vulnerabilidade e da ingenuidade das crianças, incentivando o consumo de alimentos excessivamente açucarados. Ainda, o STJ entendeu que estava qualificada a prática de venda casada (ao condicionar a aquisição dos relógios à compra dos produtos), o que é explicitamente proibido pelo CDC.

Em relação à responsabilidade dos pais, qual a visão consumerista das cortes no Brasil?

Vimos, no item "É possível responsabilizar civilmente os pais por danos causados por seus filhos menores de idade?", que os pais da criança ou do adolescente que tenha causado um dano são responsáveis civilmente por seus filhos.

Todavia, dependendo do caso, os pais acabam sendo isentos de culpa em acidentes de consumo. Por exemplo, no item "E quanto a acidentes em alguns locais com acesso para o público?", da criança cujos dedos foram amputados em um acidente em um *shopping*, os pais foram isentados de culpa, pois os julgadores do caso entenderam que o fato de que estavam de mãos dadas com a criança, na hora do acidente, seria suficiente para caracterizar sua vigilância.

Ainda, as cortes favorecem naturalmente produtos certificados comercializados no mercado. Por exemplo, produtos falsificados que causem acidentes com crianças favorecem a responsabilidade dos pais em vista da ausência de sua certificação e de testes de qualidade.

Há casos de produtos certificados que usados de forma inadequada para uma criança específica – por exemplo, os pais não respeitarem a faixa etária indicativa para a qual o brinquedo foi fabricado. Nesse tipo de situação, pode haver isenção de responsabilidade de fabricantes, pois o brinquedo que causara o acidente teria peças inadequadas ao manuseio da criança em questão. A conduta parental, por fim, poderia ser considerada negligente.

Portanto, a caracterização de responsabilidade de crianças e de adolescentes pela lei brasileira, assim como de seus genitores ou de fornecedores de produtos, não é tão simples. Caso a criança cause algum dano a bem de terceiros, poderá ser responsabilizada e, por consequência, seus genitores ou responsáveis responderão por ela. Todavia, caso a criança sofra algum tipo de dano em uma relação de consumo, a depender da conduta da criança e dos pais no caso prático, estes poderão ser isentados de indenização por danos que eventualmente tenham causado a bens de terceiros (p. ex., se a escada rolante em questão quebrou), fazendo jus à indenização por danos efetivamente sofridos.

A certificação de produtos para o consumo não é suficiente para prevenir acidentes?

A certificação de brinquedos, no Brasil, é obrigatória. Os produtos comercializados no mercado para crianças devem ter o selo de aprovação do Instituto Nacional de Metrologia, Qualidade e Tecnologia (Inmetro), evidenciando que foram submetidos a testes e aprovados para o uso dos consumidores mirins.[21]

Nesse sentido, há eventos abertos ao público para discussão da segurança de produtos colocados no mercado (p. ex., andadores infantis). São convocados *players* da indústria de produtos infantis, órgãos de defesa do consumidor e associações relacionadas à segurança infantil para debater o posicionamento de cada participante e o produto, além de se discutirem as possibilidades de melhorias na segurança.[22]

No caso de roupas e brinquedos, além do Inmetro, a própria Associação Brasileira de Normas Técnicas (ABNT) tem regras para fabricação e produção que garantem a segurança das crianças e dos adolescentes. Há regulamentação quanto a tamanhos de fitas e cordões, assim como à utilização de botões e de peças pequenas que passíveis de serem engolidos, zíperes etc.

No caso de importação de um bem de consumo, que não tenha selo do Inmetro, mas tenha avaliação de algum órgão competente equivalente de outro país, se acontecer um "acidente", quem é responsável?

Conforme já visto, o Brasil reconhece, basicamente, o selo do Inmetro no que tange ao direito do consumidor. Entretanto, com a globalização e a importação/exportação de produtos no mundo inteiro, os países encontram grande dificuldade em relação a selos e certificações de produtos em defesa dos consumidores. Há ainda os custos de uma barreira técnica: custos de testes para aprovação do produto. Segundo a Organização para a Cooperação e o Desenvolvimento Econômico (OCDE), a adaptação de produtos, a realização de testes e a obtenção de certificados para os diferentes países oneram a produção das empresas exportadoras em uma faixa entre 2% e 10% de seus custos totais. Todavia, os Acordos de Reconhecimento Mútuos (Mutual Recognition Agreement - MRA) dos procedimentos de avaliação da conformidade sustentam a ideia de que se o produto fora testado uma vez, deve ser aceito em qualquer lugar. Naturalmente, o nivelamento de testes, aqui, tem exigências bastante rigorosas para a liberação dos produtos.

Nesse sentido, o Inmetro persegue o reconhecimento de suas acreditações em fóruns internacionais de forma a facilitar o comércio internacional com o Brasil, único país da América Latina a receber diversos reconhecimentos e acreditações.[23]

Voltando à pergunta, existe, sim, o risco de que um produto que tem uma certificação (que não a do Inmetro) seja considerado, pelas cortes brasileiras, sem certificação (o país de onde veio o produto e sua "fama" no mercado de comércio internacional pesarão contra ou a favor). A decisão dependerá do entendimento do juiz e do reconhecimento da certificação em questão. Naturalmente, se a certificação foi feita em outro país, há a possibilidade de se acionar o fornecedor por perdas e danos no mercado de origem. Esse tipo de ação judicial pode ser de difícil proposição, na dependência da língua do país de origem, da facilidade ou não em se conseguir representação de advogado local.

O que é Direito Digital?

O Direito Digital é um ramo do Direito que tem como objetivo proporcionar as normatizações e regulamentações do uso dos ambientes digitais pelas pessoas, além de oferecer proteção de informações contidas nesses espaços e em aparelhos eletrônicos. A globalização das sociedades, o compartilhamento de tecnologias tanto pelos países como pelas pessoas e empresas, a coleta e a troca de informações que ocorrem a todo instante, com efeitos em todos os cantos do planeta, exigem também uma globalização do pensamento jurídico, para que seja possível delimitar critérios mínimos a serem observados pelos diversos países e pelas pessoas. Assim, cada vez mais estão a surgir Convenções e Tratados Internacionais a respeito.[24] O Brasil está "engatinhando" nessa área, com pouca legislação ainda. Ressaltam-se as seguintes:

- **Lei Carolina Dieckmann (Lei n. 12.737/2012):** traz penas para crimes como invasão de aparelhos eletrônicos, roubo de dados, interrupção de serviços digitais ou de conexão, falsificação de documentos ou de cartões de crédito ou de débito.

- **Marco Civil da Internet (Lei n. 12.965/2014):** defende a privacidade, a liberdade de expressão e a neutralidade no ambiente digital, assim como estabelece normas de como a internet deve ser usada no Brasil, além de estipular diretrizes para a ação do Estado dentro das redes.
- **Lei Geral de Proteção de Dados (LGPD – Lei n. 13.709/2018, de 14 de agosto de 2018):** protege os direitos fundamentais dos indivíduos no que se refere a dados pessoais coletados no Brasil.

O Governo Federal sancionou, em 29 de março de 2021, a Lei n. 14.129, que cria o Governo Digital. A legislação estabelece regras e instrumentos para a prestação digital de serviços públicos, para aumentar a eficiência da administração pública, a modernização e a simplificação da relação do Poder Público com a sociedade. As novas regras valem para toda a Administração Direta dos três Poderes (Executivo, Legislativo e Judiciário) das três esferas de governo (federal, estadual ou distrital e municipal), além dos tribunais de contas e do Ministério Público.[25]

Qual a importância do Direito Digital?

A grande maioria das informações de pessoas, organizações e governos do mundo inteiro está contida atualmente na internet.

A era digital é uma realidade que engloba a maior parte do mundo, em que continuidade da economia e das sociedades está intrinsicamente ligada à rede mundial de computadores.

A criação de normas e de regulamentos que protejam juridicamente essas informações e as relações que elas têm entre si e com outras pessoas cada vez mais se mostra cada vez fundamental para a segurança da sociedade e de suas organizações.

O Direito Digital, portanto, mostra-se como uma área não só fundamental para a continuidade da evolução tecnológica e sua coabitação com o desenvolvimento humano, mas também crítica para a proteção desses dados e informações valiosíssimos para esses grupos.[26]

Como garantir a proteção de crianças e adolescentes em ambientes digitais?

É importante salientar, primeiramente, que a proteção de crianças e adolescentes na internet deve ser integral, reconhecendo as vulnerabilidades desses indivíduos, principalmente no que se refere às suas limitações intelectuais, estando mais suscetíveis a se tornarem vítimas de crimes cibernéticos. No entanto, a proteção não deve se restringir questão dos crimes ou má conduta, mas também deve incluir outros pontos como a proteção de dados, o acesso a conteúdo adulto disponível na internet, bem como a publicidade no meio digital.

A LGPD, em seu art. 14, dispõe que:

> Art. 14. O tratamento de dados pessoais de crianças e de adolescentes deverá ser realizado em seu melhor interesse, nos termos deste artigo e da legislação pertinente.
> § 1º O tratamento de dados pessoais de crianças deverá ser realizado com o consentimento específico e em destaque dado por pelo menos um dos pais ou pelo responsável legal.
> § 2º No tratamento de dados de que trata o § 1º deste artigo, os controladores deverão manter pública a informação sobre os tipos de dados coletados, a forma de sua utilização e os procedimentos para o exercício dos direitos a que se refere o art. 18 desta Lei.
> § 3º Poderão ser coletados dados pessoais de crianças sem o consentimento a que se refere o § 1º deste artigo quando a coleta for necessária para contatar os pais ou o responsável legal, utilizados uma única vez e sem armazenamento, ou para sua proteção, e em nenhum caso poderão ser repassados a terceiro sem o consentimento de que trata o § 1º deste artigo.
> § 4º Os controladores não deverão condicionar a participação dos titulares de que trata o § 1º deste artigo em jogos, aplicações de internet ou outras atividades ao fornecimento de informações pessoais além das estritamente necessárias à atividade.
> § 5º O controlador deve realizar todos os esforços razoáveis para verificar que o consentimento a que se refere o § 1º deste artigo foi dado pelo responsável pela criança, consideradas as tecnologias disponíveis.
> § 6º As informações sobre o tratamento de dados referidas neste artigo deverão ser fornecidas de maneira simples, clara e acessível, consideradas as características físico-motoras,

perceptivas, sensoriais, intelectuais e mentais do usuário, com uso de recursos audiovisuais quando adequado, de forma a proporcionar a informação necessária aos pais ou ao responsável legal e adequada ao entendimento da criança.[27]

Embora não existam meios absolutamente eficazes de impedir que crianças e adolescentes acessem conteúdo adulto na internet, tampouco existam sistemas indicativos de classificação – já que o número de *sites* hospedados na internet é astronômico, atribui-se aos pais o exercício do controle de conteúdo que considerem inadequado. No entanto, cabe ao Poder Público, em conjunto com os fornecedores de internet, e à sociedade civil promover a educação e a informação sobre o uso de programas de computador e para a definição de boas práticas para a inclusão digital de crianças e adolescentes.[28]

Referências bibliográficas

1. Brasil. Estatuto da Criança e do Adolescente, Lei n. 8069, de 13 de julho de 1990. Disponível em: https://www.planalto.gov.br/ccivil_03/leis/l8069.htm. Acesso em: 19 set. 2023.
2. Pfeiffer L, Hirschheimer MR, Ferreira AL. Negligência ou omissão do cuidar. *In*: Waksman RD, Hirschheimer MR, Pfeiffer L (coords.). Manual de atendimento às crianças e adolescentes vítimas de violência, 2. ed. Brasília, DF: Conselho Federal de Medicina, 2018; p. 81-101.
3. Ribeiro M. Negligência é a forma de violência mais comum contra crianças e adolescentes. Disponível em: https://drauziovarella.uol.com.br/pediatria/negligencia-e-a-forma-de-violencia-mais-comum-contra-criancas-e-adolescentes. Acesso em: 19 set. 2023.
4. Brasil. Ministério da Saúde. Secretaria de Atenção à Saúde. Departamento de Ações Programáticas e Estratégicas. Proteger e cuidar da saúde de adolescentes na atenção básica/ Ministério da Saúde, Secretaria de Atenção à Saúde, Departamento de Ações Programáticas e Estratégicas, 2. ed. – Brasília: Ministério da Saúde, 2018. Disponível em: https://bvsms.saude.gov.br/bvs/publicacoes/proteger_cuidar_adolescentes_atencao_basica.pdf. Acesso em: 19 set. 2023.
5. Brasil. Código Civil, Lei n. 10.406, de 10 de janeiro de 2002. Disponível em: https://www.planalto.gov.br/ccivil_03/leis/2002/l10406compilada.htm. Acesso em: 19 set. 2023.
6. Brasil. Constituição da República Federativa do Brasil de 1988. Disponível em: https://www.planalto.gov.br/ccivil_03/constituicao/constituicao.htm. Acesso em: 19 set. 2023.
7. Lambert R. As medidas de proteção para a criança e o adolescente. Disponível em: https://www.jusbrasil.com.br/artigos/as-medidas-de-protecao-para-a-crianca-e-o-adolescente/254217814. Acesso em: 19 set. 2023.
8. Grupo de Trabalho Saúde na Era Digital da Sociedade Brasileira de Pediatria. #Menos Jogos Perigosos #Mais Saúde. Nota de Alerta n. 65, 09 de maio de 2023. Disponível em: https://www.sbp.com.br/imprensa/detalhe/nid/pediatras-alertam-pais-educadores-e-responsaveis-sobre-aumento-dos-chamados-desafios-perigosos-na-internet/. Acesso em: 19 set. 2023.
9. Tribunal de Justiça do Distrito Federal e dos Territórios. Responsabilidade do provedor pelo conteúdo publicado em redes sociais. Última modificação: 08/04/2022. Disponível em: https://www.tjdft.jus.br/consultas/jurisprudencia/jurisprudencia-em-temas/cdc-na-visao-do-tjdft-1/o-consumidor-na-internet/responsabilidade-do-provedor-pelo-conteudo-publicado-nas-redes-sociais#:~:text=A%20responsabilidade%20civil%20do%20provedor,ap%C3%B3s%20a%20ci%C3%AAncia%20do%20ocorrido. Acesso em: 19 set. 2023.
10. Silva TTS. Como são criadas as leis no Brasil. Disponível em: https://jus.com.br/artigos/101954/como-sao-criadas-as-leis-no-brasil. Acesso em: 19 set. 2023.
11. Transporte de crianças: veja o que mudou no novo Código de Trânsito. Disponível em: https://maternidademoderna.com.br/transporte-criancas-codigo-transito. Acesso em: 19 set. 2023.
12. Brasil. Código de Trânsito Brasileiro, Lei n. 9.503, de 23 de setembro de 1997. Disponível em: https://www.planalto.gov.br/ccivil_03/LEIS/L9503Compilado.htm. Acesso em: 19 set. 2023.
13. Brasil. Código de Defesa do Consumidor, Lei n. 8.078, de 11 de setembro de 1990. Art. 2º. Disponível em: https:// Brasil.planalto.gov.br/ccivil_03/leis/l8078compilado.htm. Acesso em: 19 set. 2023.

14. Informativo do Superior Tribunal de Justiça (STJ) n. 510, período: 18 de dezembro de 2012. Precedentes citados: REsp 1.196.951-PI, DJe 9/4/2012, e REsp 1.027.165-ES, DJe 14/6/2011. REsp 1.195.642-RJ, Rel. Min. Nancy Andrighi, julgado em 13/11/2012. Disponível em: https://processo.stj.jus.br/jurisprudencia/externo/informativo/?aplicacao=informativo&acao=pesquisar&livre=@cnot=013837. Acesso em: 19 set. 2023.
15. Azevedo FC. O núcleo familiar como coletividade hipervulnerável e a necessidade de sua proteção contra os abusos da publicidade dirigida ao público infantil. Revista de Direito do Consumidor, São Paulo, v. 28, n. 123, p. 17-35, maio/jun. 2019. p. 27-31.
16. Recall da Adidas. Disponível em: https://www.adidas.com.br/help-topics-swimwear.html. Acesso em: 19 set. 2023.
17. Resultados finais do projeto acidentes de consumo apontam crianças como principais vítimas. Disponível em: https://www.proteste.org.br/StopPage/StopPageCompleteForPublication?publicationUrlTitle=resultados-finais-do-projeto-acidentes-de-consumo-apontam-criancas-como-principais-vitimas&returnUrl=%2Fseus-direitos%2Ffamilia%2Fnoticia%2Fresultados-finais-do-projeto-acidentes-de-consumo-apontam-criancas-como-principais-vitimas%2Fdownload. Acesso em: 19 set. 2023.
18. STJ, AREsp n. 1682191, decisão publicada em 26/08/2020.
19. AgInt no REsp n. 1694769/GO 2011/0299589-7, decisão publicada em 03/08/2021.
20. REsp 1.613.561-SP, Rel. Min. Herman Benjamin, Segunda Turma, por unanimidade, julgado em 25/04/2017, DJe 01/09/2020. Informativo do Superior Tribunal de Justiça (STJ) n. Informativo n. 679, período: 9 de outubro de 2020. Disponível em: https://processo.stj.jus.br/jurisprudencia/externo/informativo/?aplicacao=informativo&acao=pesquisar&livre=@cnot=017804. Acesso em: 19 set. 2023.
21. Dia das Crianças: Inmetro alerta para a segurança infantil. Disponível em: http://www.inmetro.gov.br/imprensa/releases/Dia_das_Criancas_Inmetro_alerta_para_a_seguranca_infantil.pdf. Acesso em: 19 set. 2023.
22. Inmetro reprova todo os andadores infantis analisados. Disponível em: http://www.sitedoconsumidor.gov.br/imprensa/releases/inmetro_reprova_todos_os_andadores_infantis_analisados.pdf. Acesso em: 19 set. 2023.
23. Acordos de Reconhecimento Mútuo. Disponível em http://www.inmetro.gov.br/barreirastecnicas/recmutuo.asp. Acesso em: 19 set. 2023.
24. Terra CD, Camargo M, Baracat MK, Pinto BFG, Andrade IPBD, Neiva I et al. Cartilha do Direito Digital – Comissão de Direito Digital. Disponível em: https://oabniteroi.org/wp-content/uploads/2021/10/Cartilha-Direito-Digital-Pronta.pdf. Acesso em: 19 set. 2023.
25. Cavalcanti AELW, Desgualdo JLMNG, Cudzynowski AN, Santos UHB et al. Cartilha Cidadania Digital. Disponível em: https://justica.sp.gov.br/wp-content/uploads/2022/11/CartilhaCidadaniaDigital2022FMUSJC.pdf. Acesso em: 19 set. 2023.
26. Fachini T. Direito digital: o que é, importância e áreas de atuação. Disponível em: https://www.projuris.com.br/blog/direito-digital/#:~:text=Conclus%C3%A3o-,O%20que%20%C3%A9%20direito%20digital%3F,espa%C3%A7os%20e%20em%20aparelhos%20eletr%C3%B4nicos. Acesso em: 19 set. 2023.
27. Brasil. Lei Geral de Proteçâo de Dados Pessoais (LGPD), Lei n. 13.709, de 14 de agosto de 2018. Disponível em: http://www.planalto.gov.br/ccivil_03/_ato2015- 2018/2018/lei/L13709.html. Acesso em: 19 set. 2023.
28. Pureza L. A proteção de crianças e adolescentes no ambiente digital. Disponível em: https://www.jusbrasil.com.br/artigos/a-protecao-de-criancas-e-adolescentes-no-ambiente-digital/1499755566. Acesso em: 19 set. 2023.

Índice remissivo

A

B